临床医学专业规划教材/多媒体融合创新教材

供临床医学类、护理学类、相关医学技术类等专业使用

医学遗传学

YIXUE YICHUANXUE

主编 ⊙ 尚喜雨 田廷科

郑州大学出版社

郑 州

图书在版编目(CIP)数据

医学遗传学／尚喜雨，田廷科主编. —郑州：郑州大学出版社，2021. 9
ISBN 978-7-5645-6618-0

Ⅰ. ①医… Ⅱ. ①尚…②田… Ⅲ. ①医学遗传学-医学院校-教材
Ⅳ. ①R394

中国版本图书馆 CIP 数据核字(2019)第 168954 号

医学遗传学
YIXUE YICHUANXUE

策划编辑	李龙传	封面设计	曾耀东
责任编辑	刘　莉	版式设计	曾耀东
责任校对	李龙传	责任监制	凌　青　李瑞卿

出版发行	郑州大学出版社有限公司	地　　址	郑州市大学路 40 号(450052)
出 版 人	孙保营	网　　址	http://www.zzup.cn
经　　销	全国新华书店	发行电话	0371-66966070
印　　刷	新乡市豫北印务有限公司		
开　　本	787 mm×1 092 mm　1／16		
印　　张	16.5	字　　数	413 千字
版　　次	2021 年 9 月第 1 版	印　　次	2021 年 9 月第 1 次印刷

书　　号	ISBN 978-7-5645-6618-0	定　　价	43.00 元

作者名单

主　　编　尚喜雨　田廷科
副 主 编　辛利军　周玉金
编　　委　（按姓氏笔画排序）
　　　　　石晓卫　田廷科　冯志超
　　　　　李　旻　辛利军　张　冬
　　　　　尚喜雨　周　伟　周玉金

前言

医学遗传学是一门探讨疾病发生遗传学机制的学科，是连接基础医学与临床医学的桥梁课程，也是目前医学领域发展最为迅猛的前沿学科。医学遗传学不仅揭示了人类疾病与遗传的关系，帮助医生建立遗传学思维来认识人类的各种疾病，还可以为疾病的早期诊断、预防出生缺陷及疑难杂症的诊治提供更高效的新型医学服务，因此，医学遗传学是临床医学专业不可或缺的一门课程。

本教材顺应教育教学信息化发展趋势和医学教育教学规律，在教材编写体例、呈现形式和资源配置等方面进行了创新，主要有如下特点。①章前列出“学习目标”，为本章教学大纲要求的学习内容，使学生明确学习目标，带着任务开启新的章节学习。②正文笔记栏有“问题提示”。“问题提示”根据教材教学重难点或考点提出问题，引导学生思考解答，辅助学生更好地掌握有关知识点。每章后有“复习知识要点”，帮助学习复习巩固系统知识，疏理各知识要点的层次关系或逻辑关系。③章内插有“知识链接”，作为教材内容的拓展和延伸，升华补充教材内容，增强教材的可读性和趣味性。④章后附有“问题分析与能力提升”和“同步练习”。“问题分析与能力提升”通过真实的临床病例设疑解惑，有利于发挥学生主体作用，培养学生临床思维能力；“同步练习”便于学生巩固相关理论知识，提高分析问题、解决问题的能力。

本教材包括绪论共16章，计划54学时，其中，理论学习44学时，实验10学时，主要供高职高专临床医学专业使用，也可供护理、助产、药学及其他相关医药卫生类专业选用，不同专业在使用教材过程中可根据各自的培养目标和教学需要对教材内容做出取舍。编写人员均来自高等医学院校医学遗传学医、教、研工作一线，有着丰富的临床经验和教学经验。具体分工如下：绪论及第一、四章由尚喜雨老师编写；第二、五、十三章由周玉金老师编写；第三、十二章由张冬老师编写；第六、八、九章由周伟老师编写；第七章由辛利军老师编写；第十章由石晓卫老师编写；第十一章由田廷科老师编写；第十四章由田廷科、尚喜雨老师共同编写；第十五章由李旻老师编写；实验指导由冯志超老师编写；全书由尚喜雨、田廷科老师通稿并审核。

在教材编写过程中，参编教师参阅了高等医学院校教材及相关专著的研究成果，特向参考文献作者表示衷心感谢！囿于编者水平和学识有限，书中可能会有疏漏之处，还请广大师生提出宝贵意见，以便再版时修正和完善。

编者

目录

绪 论

学习目标

1. 掌握　医学遗传学的概念、遗传病的概念、特点。
2. 熟悉　遗传病的分类、常用研究方法。
3. 了解　医学遗传学的发展简史、分支学科及研究范围。

随着生命科学和医学科学的发展,人们在医学实践中所遇到的一些问题需要用遗传学的理论和方法才能得以解决。如为什么有原发性高血压家族史的人更易患高血压?为什么同一药物对患有同一疾病的不同患者的疗效不同(有人显效,有人无效,有人出现严重的不良反应)?随着国家生育政策的放开,出现不少高龄孕妇,高龄孕妇为什么要做唐氏综合征(21 三体综合征或先天愚型)的筛查?唐氏综合征是如何发生的?为什么随着母亲年龄的增大其发生率会增高?怎样才能预防这类疾病的发生?作为一名医学生,只有通过学习医学遗传学,理解人类疾病发生发展与遗传因素的关系,掌握诊断、治疗和预防遗传病的手段和技能,才能解决今后在医学实践中遇到的遗传学问题,更好地胜任医学工作,为提高人类健康水平做出贡献。

第一节　医学遗传学发展简史

关于遗传的概念,至少可追溯到古希腊 Hippocrates 时代之前,当时人们就已经认识到某些疾病可能在家庭中传递。大约在 1 500 年之前,犹太教法典就对"易出血者"的某些男性家属有免除割礼的规定,说明人们已经认识了血友病的遗传规律。18 世纪中期法国的 Maupertuis 通过研究白化病和多指的遗传现象,提出遗传粒子的看法。1814 年 Joseph Adems 出版了《论临床所见疾病的遗传可能性》一书,是近代有关遗传病最早的系统论述,内容涉及先天性疾病,家族性疾病同遗传病之间的差别,遗传病同发病年龄、环境促发因子、近亲结婚之间的关系等,全面触及了遗传病的一些基本问题。1865 年 Mendel 发表了他的豌豆杂交实验结果,揭示了生物性状的分离和独立分配这两大遗传基本规律,但以后的 30 多年中,一直未引起人们的注意。直到 1900 年,才被重新发现,并总结为孟德尔第一定律(分离律)和孟德尔第二定律(自由组合律)。

笔记栏

1910 年 Morgan 用果蝇作实验材料，发现了基因连锁和互换规律，被称作遗传学第三定律。这三大定律的发现，奠定了现代遗传学的基础。

1883 年英国科学家 Galton 对人类的智能遗传进行大量研究后，提出“优生学”这一概念。

1906 年数学家 Hardy 和医生 Weinberg 通过各自独立的研究提出遗传平衡定律，即 Hardy-Weinberg 定律，为群体遗传学的建立和发展奠定了基础。

1908 年 Garrod 根据对尿黑酸尿症的研究结果，在一次演讲会上作了题为《先天的代谢缺陷》的报告，暗示孟德尔因子很可能通过影响特定的代谢步骤而决定性状。1941 年，Beadle 和 Tatum 通过红色链孢霉的生化遗传学分析，提出了“一个基因一种酶”的概念。1949 年，Pauling 在研究镰状细胞贫血病时发现了电泳慢速的血红蛋白 S（hemoglobin S，HbS），推论这是分子结构改变造成的，提出了分子病的概念。1952 年 Cori 证实糖原贮积症 I 型患者肝细胞中缺乏葡萄糖-6-磷酸酶，1953 年 Jervis 发现苯丙酮尿症患者缺乏苯丙氨酸羟化酶，这类疾病现称为遗传性代谢缺陷，这些发现使人类生化遗传学得到进一步发展。

1924 年 Bernstein 提出了 ABO 血型遗传的复等位基因假说，标志着免疫遗传学的诞生。

1952 年徐道觉建立了低渗制片技术，标志着人类染色体研究进入了新的阶段。1956 年，Leven 使用秋水仙碱获得了更多中期分裂象，使得染色体制备技术得到了进一步发展。同年，蒋有兴等人确认了人的体细胞染色体数为 46 条。1970 年 Casperason 等应用特殊的处理技术使每条染色体显示出特征性的带型，不仅能够准确辨认每条染色体，而且能够观察到染色体上的细微变化，是细胞遗传学研究的一个重大突破。

1978 年 Kan 第一次将重组 DNA 技术应用于遗传病的研究，直接从 DNA 水平研究遗传病的发病机制，进行遗传病的基因诊断和基因治疗，从而开创了遗传病研究的新里程。DNA 聚合酶链反应、分子原位杂交和 DNA 测序等技术的出现和应用，为分子遗传学研究提供了必要的手段。现在，基因诊断、基因治疗已成为现代医学的热门课题，必将对人类健康和生物医学的发展产生重大影响。

1990 年，美国正式启动人类基因组计划（human genome project，HGP），目标是在 15 年内（1990—2005 年）完成人类全部 24 条染色体序列分析。随后，英国、法国、德国、意大利、日本及中国等国家相继开展了人类基因组计划研究。在短短几年中，人类基因组计划取得了重大进展，目前，已转向功能基因组研究。有关基因组多样性、基因组的表达及调控、基因组与环境、模式生物基因组等研究，将对医学、生物学、工业、农业等各个领域产生巨大的影响，为 21 世纪生命科学的发展和繁荣奠定基础。

第二节　医学遗传学的研究对象及其分支学科

(一) 医学遗传学的研究对象

你见过遗传病患者吗？有何症状？

遗传学（genetics）是研究生物遗传与变异的科学。医学遗传学是遗传学的一个分支学科，是遗传学与临床医学相结合的一门边缘学科，是遗传学原理在医学领域中的

笔记栏

运用，它研究人类遗传病的发生机制、传递方式、发展规律，为遗传病的诊断、预防、治疗提供科学依据的手段，以期控制遗传病在一个家庭中的复发和在人群中的危害，从而达到改善和提高人类健康素质的目的。

（二）医学遗传学的研究范围和分支学科

随着医学科学和生命科学的发展，从分子水平、细胞水平、个体水平、群体水平的各个不同层次研究医学遗传学的各种问题，使医学遗传学得到迅速发展，研究范围逐渐拓宽，与免疫学、生物化学、微生物学、病理学、药理学、流行病学等基础医学及放射科学、儿科学、眼科学、耳鼻咽喉科学、妇产科学、法医学、神经病学和精神病学等临床学科之间相互渗透，发展出许多分支学科。

1. 分子遗传学　分子遗传学（molecular genetics）是从分子水平研究基因的结构、表达、调控及基因突变的遗传学效应，为遗传病的分子机制研究、基因诊断、基因治疗等提供理论依据和技术手段。

2. 细胞遗传学　细胞遗传学（cytogenetics）是从细胞学水平研究染色体的形态结构、数目、畸变的发生机制和频率，及其与染色体病关系的学科。

3. 群体遗传学　群体遗传学（population genetics）又可分为群体细胞遗传学和遗传流行病学，主要通过调查人群中各种基因频率、基因型频率的分布，研究群体的遗传结构、规律及影响因素，为预防、监测遗传病提供必要的依据。

4. 体细胞遗传学　体细胞遗传学（somatic cell genetics）是用细胞体外培养的方法，研究基因突变和表达、细胞分化、肿瘤发生、基因治疗等；用细胞融合方法，研究基因定位、单克隆抗体的制备等，可以克服人类遗传学研究中存在的人类世代长、子代数目少、不能进行有目的婚配等困难。

5. 生化遗传学　生化遗传学（biochemical genetics）是以生物化学方法研究基因的表达与蛋白质（酶）的合成，以及基因突变导致蛋白质（酶）合成异常而产生的分子病和遗传性酶病的学科。

6. 药物遗传学　药物遗传学（pharmaco genetics）是研究药物代谢的遗传差异和不同个体对药物反应的遗传基础的学科。目的在于指导临床合理用药，减少药物的不良反应。

7. 免疫遗传学　免疫遗传学（immuno genetics）是研究免疫现象的遗传本质和免疫应答过程基因调控的学科。免疫遗传学已深入临床医学的许多领域。输血、器官移植及新生儿溶血症等都涉及免疫遗传学理论。

8. 肿瘤遗传学　肿瘤遗传学（cancer genetics）是研究肿瘤的发生与遗传关系的学科，研究肿瘤的遗传规律、肿瘤与染色体畸变的关系、癌基因和抑癌基因的作用等，阐明肿瘤的发生机制，为诊断、治疗和预防肿瘤提供科学依据。

9. 毒理遗传学　毒理遗传学（toxicological genetics）是用遗传学方法研究环境中导致遗传物质损伤的因素、作用机制和检出方法的学科，阐明遗传毒性和肿瘤、畸形、遗传病之间的关系。

10. 辐射遗传学　辐射遗传学（radiation genetics）是研究电离辐射对遗传物质的损伤及其检测和预防的学科。电离辐射可导致基因突变和染色体畸变。

11. 行为遗传学　行为遗传学（behavior genetics）是研究行为与遗传关系的学科。在医学遗传学中，当前行为遗传学的研究比较集中在人类的智力、智力低下的遗传基

英国女孩奥利维亚和伊莎贝拉是一对同卵双胞胎，拥有近乎完全一致的遗传信息。但奥利维亚1岁时患上了急性白血病，而伊莎贝拉的一切正常。既然是同卵双胞胎，为何奥利维亚不断生病，而伊莎贝拉却非常健康呢？

笔记栏

础、癫痫、精神分裂症、躁狂、抑郁症等异常行为的遗传基础。行为遗传学的研究为改善人类智力水平和防治精神疾病创造了有利条件。

12. 表观遗传学　表观遗传学(epigenetics)是研究基因的核苷酸序列不发生改变的情况下基因表达的可遗传的变化的一门学科，如 DNA 甲基化和染色质构象变化等。表观遗传学已成为生命科学领域的研究前沿，推动了遗传学新的发展，提供了评价遗传和进化的新观点。

13. 优生学　优生学(eugenics)是以遗传学和医学为基础，研究改善人类遗传素质的学科。优生学包括负优生学(negative eugenics)和正优生学(positive eugenics)。

14. 发育遗传学　发育遗传学(developmental genetics)是研究个体发育过程中的遗传调控机制的学科。

第三节　遗传病概述

(一)遗传病的概念和特点

什么是遗传病？遗传病有何特点？

细胞内遗传物质发生改变(染色体畸变或基因突变)所导致的疾病称为遗传病(genetic disease)。这类疾病的发生需要一定的遗传基础，并按一定方式向后代传递，主要有以下特点。

1. 垂直传递　遗传病在有亲缘关系的个体之间垂直传递，在没有亲缘关系的个体间(如夫妇)不发病。这和传染病、营养性疾病在人群中水平传播的方式不同。在显性遗传方式的病例中垂直传递的现象特别突出，但不是所有的遗传病家系都可以看到垂直传递的现象，因为有的患者是基因突变产生的病例，即家系中的首例，有的遗传病患者特别是染色体异常的患者不能生育或活不到生育年龄，隐性遗传病的携带者可连续几代不表现出来等，以致观察不到垂直传递的现象。体细胞内遗传物质突变所致的体细胞遗传病(如肿瘤)，只影响该个体，不会遗传给下一代。

遗传病和先天性疾病有什么不同？

2. 先天性　遗传病通常表现出先天性的特征，但先天性疾病不都是遗传病。先天性疾病又称为出生缺陷，是指个体出生时就表现出来的疾病或发育异常。现在已知的大多数先天性疾病是遗传病，如白化病、21 三体综合征、多指(趾)畸形等疾病。但是也有不少婴儿出生时就确诊的先天性疾病并不是遗传病，因为这些疾病不是由遗传物质改变引起，而是由于在胚胎发育过程中接触了某些环境因素而造成的。如母亲在孕早期感染风疹病毒，使婴儿出生时患先天性心脏病或先天性白内障；孕妇服用“反应停”导致的无肢体或短肢体症等。另外，有些遗传病患儿出生时并无临床症状，而是发育到一定年龄后才发病。如遗传性小脑共济失调症，临床表现为步态不稳、运动障碍，这类患者在幼儿期和青春期与正常人一样，一般在 35 ~ 40 岁才发病。

3. 家族性　遗传病多表现为家族性的特征，但家族性疾病不全是遗传病。家族性疾病是指表现出家族聚集现象的疾病，即在一个家族中有 2 个以上的成员罹患。许多遗传病，尤其是显性遗传病和多基因遗传病常表现出明显的家族聚集现象，这是因为家族成员从共同的祖辈继承了相同的致病基因，如短指、结直肠家族性腺瘤性息肉病、家族性低磷酸血症佝偻病、高血压等。同一家族的多个成员，由于共同的生活环境或

笔记栏

相互接触感染,也可能患有相同的疾病。如由于饮食中缺乏维生素 A,一个家庭多个成员都可以患夜盲症;肝炎、结核病等传染病也表现出家族性,但它们并非是遗传病。

另外,遗传病也不一定都有家族史。有些隐性遗传病(如白化病、苯丙酮尿症等),由于致病基因频率很低,并且致病基因只有纯合的状态下才发病,所以家族中的病例常常是散发的,难以表现出家族聚集倾向。正常亲代的生殖细胞如果发生新的基因突变或染色体畸变,受精后可导致子代患病,患者虽是散发病例,但却是遗传病。

遗传病是家族性疾病吗?请说明理由。

4. 患者人数在家族中有一定的比例　遗传病患者在家族中是以一定数量的比例出现的,通过特定的数量关系,如后面提到的系谱图,可以了解疾病的遗传特点和发病规律,并能预期再发病的风险。

5. 终生性　大多数遗传病虽然通过积极的治疗有可能防止发病或改善临床症状,但目前很难达到修复或纠正机体内突变遗传物质的水平。

(二)遗传病的分类

遗传病有哪些种类?

人类遗传病的种类繁多,而且每年都有新的遗传病种出现。

现代医学遗传学将人类的遗传病划分为 5 类。

1. 单基因遗传病　单基因遗传病(monogenic disease)是由单个基因突变所致,根据突变基因的位置不同又分为常染色体显性遗传病、常染色体隐性遗传病、X 连锁显性遗传病及 X 连锁隐性遗传病等。单基因遗传病除个别的病种(红绿色盲、先天性聋哑等)外,多数发病率低于 1/1 000。

2. 多基因遗传病　多基因遗传病(polygenic disease)是由 2 对以上基因和环境因素共同作用所导致的疾病,这类病有一定的家族史,但没有单基因性状遗传所见到的系谱特征。目前已确认的多基因遗传病已有近 100 种,如先天畸形、高血压、冠心病等。多数多基因遗传病发病率高于 1/1 000。

3. 染色体病　染色体病(chromosomal disease)是指染色体结构或数目异常引起的疾病。由于每条染色体或染色体的片段均含有很多基因,所以对个体的危害往往大于单基因遗传病和多基因遗传病,常表现为综合征,如唐氏综合征(21 三体综合征)、特纳综合征(45,X)。染色体病发病率高低不一,高的大于 1/1 000,低的小于 1/100 000。

4. 体细胞遗传病　体细胞遗传病(somatic cell genetic disease)是指体细胞遗传物质异常引起的疾病。由于遗传物质的异常只发生在特定的体细胞中,因此,不发生上下代之间的垂直传递。不像单基因遗传病和多基因遗传病那样,遗传物质异常发生在人体所有细胞包括生殖细胞并能传递给下一代。所以它不属于经典的遗传病。这类遗传病约有几十种,如恶性肿瘤、白血病等。发病率一般低于 1/1 000。

5. 线粒体病　线粒体是除细胞核之外唯一含有 DNA 的重要细胞器。线粒体病(mitochondrial disease)是指线粒体 DNA 发生突变引起的疾病。目前已发现 20 多种线粒体病。因为线粒体存在于细胞质中,而在形成受精卵时,精子几乎没有细胞质,所以线粒体病呈母系遗传。

(三)疾病的发生与遗传因素和环境因素的关系

在不同的疾病中,遗传因素和环境因素所起的作用大小不尽相同(图 0-1),大致

笔记栏

在疾病发生中是遗传因素还是环境因素起的作用大?

可以分为以下几类。

1. 完全由遗传因素决定发病　这类疾病并不一定与环境因素毫无关系,只是尚未发现其发病必须具有何种特定的环境因素。例如单基因遗传病中的先天性成骨发育不全症、白化病及染色体病。

2. 基本上由遗传因素决定发病但需要有环境因素的诱发　例如,蚕豆病[葡萄糖-6-磷酸脱氢酶(G-6-PD)缺乏症],除具有相关的基因有缺陷外,还必须在进食蚕豆或服用氧化性药物伯氨喹后,才能诱发溶血性贫血。苯丙酮尿症是常染色体隐性遗传病,但必须在进食含苯丙氨酸量高的食物情况下,才能诱发产生。

3. 遗传因素和环境因素对发病都有作用　例如,唇裂、消化性溃疡、冠心病等多基因遗传病。在这类疾病中,遗传因素对发病作用的大小是不同的,但二者共同发挥作用。

4. 发病完全取决于环境因素而与遗传因素基本无关　例如,物理、化学因素所造成的烧伤、冻伤等损伤性疾病。

除上述第4条外,其他3条涉及疾病的发病都需要有遗传基础,因此都是遗传病。

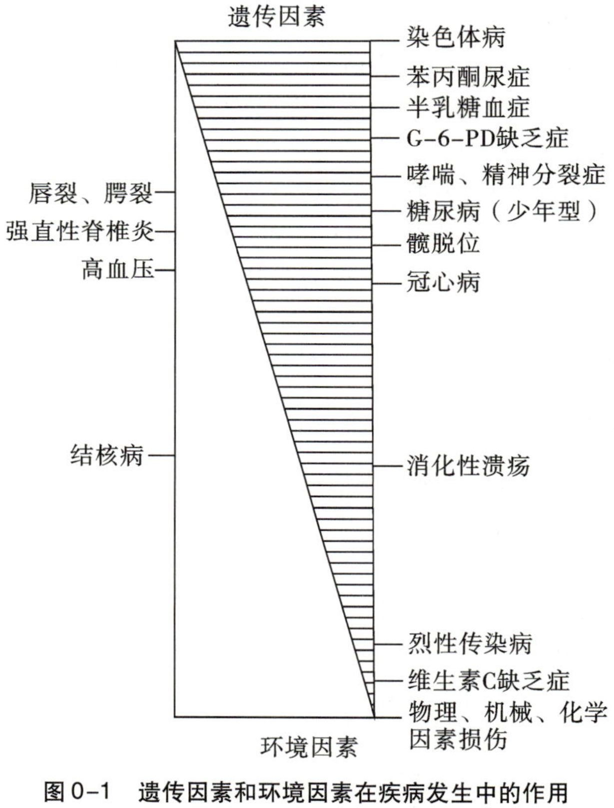

图0-1　遗传因素和环境因素在疾病发生中的作用

笔记栏

第四节　医学遗传学的研究现状和研究方法

(一) 医学遗传学的研究现状

当今,医学遗传学主要集中在基因水平的研究。在疾病的诊断方面,采用基因诊断方法,利用重组 DNA 技术作为工具直接从基因水平检测人类遗传病的基因缺陷,尤其是 1993 年获诺贝尔奖的聚合酶链反应的问世及 DNA 测序自动化的应用,为遗传病的诊断提供了准确、快速、经济的手段。

在疾病治疗方面,基因治疗是针对遗传病患者有缺陷的基因,通过载体导入正常基因,矫正有缺陷基因,降低突变基因的异常表达,现已应用于临床。

人类基因组计划是 1990 年 10 月 1 日美国科学家首先启动的一项宏伟计划。2000 年 6 月 26 日,美国、英国、法国、德国、日本和中国的科学家宣布“人类基因组框架草图”的绘制工作已全部完成。人类基因组计划对于人类基因理论的研究和各种疾病,尤其是遗传病的诊断、治疗具有划时代的意义。它的巨大成就将会给生命及医药等学科带来一场伟大而深刻的变革。

知识链接

基因导向的个体化用药

基因导向的个体化用药是利用先进的遗传学方法和技术(包括基因芯片技术)对不同个体的药物相关基因(药物代谢酶、转运体和受体基因)进行解读,临床医生可以根据患者的基因型资料实施给药方案,并“量体裁衣”式地对患者合理用药,以提高药物的疗效,减少药物的不良反应,同时减轻患者的痛苦和经济负担。基因组医学研究的深入促进了医学模式的改变,产生的预测性、预防性和个体化(predictive, preventive and personalized,3P)医学模式,对于促进个体化用药,为长期困扰人类的恶性肿瘤等体细胞遗传病、糖尿病、神经和精神疾病等多基因遗传病的早期预防、早期诊断和早期治疗开辟了新途径。

(二) 医学遗传学的研究方法

尽管人类遗传学是遗传学中的一个分支学科,但其研究方式和研究方法却与普通遗传学的方式显著不同,经典遗传学家的常规实验手段是设计和实施各种不同类型的杂交,根据杂交后代的统计分析,来揭示各种遗传方式和遗传规律。但普通遗传学研究的基本实验条件在研究人类遗传时都难以实现:其一,人类个体之间遗传背景差别往往较大,又不可能人为制造人类“无性繁殖系”和“纯系”作为实验材料;

笔记栏

分析单基因遗传病常用什么方法？

其二，不可能按照人为设计去对人类进行实验性婚配，显然这是违背人类法律和伦理道德的；其三，人类所生活的社会环境也不受遗传学家所控制和支配；其四，人类世代交替周期太长（约20年才一代），世代之间繁衍的后代数量也太少（一至十几个），难以满足统计上的数量要求。正因如此，医学遗传学研究常采用有别于普通遗传学的研究方法，来确定某种疾病是否与遗传有关，常用的方法如下。

1. 系谱分析法　如果怀疑某种病可能是遗传病，根据先证者（1个家系谱中最先被发现的患者）的线索，调查家庭成员发病情况，绘制成系谱图，按照单基因遗传病系谱特点进行分析，可确定其为某一种单基因遗传病，用以开展遗传咨询及产前断。

2. 群体筛查法与家系调查法　这是研究群体遗传学的一种基本方法。通过群体调查来确定某一种疾病是否与遗传有关。一般选定某一人群，采用一种或几种简便并有一定准确性的方法，对某种遗传病或性状进行普查。家系调查法即在同一疾病患者的各级亲属中进行发病率的调查分析。如果发现患者亲属发病率高于一般人群，而且发病率还表现为一级亲属>二级亲属>三级亲属>一般人群，则可判定该病与遗传因素有关。

3. 双生子法　双生子法是医学遗传学的重要研究方法。双生子即双胞胎，可分为两种情况：一种为单卵双生，另一种为双卵双生。单卵双生是受精卵在第一次分裂后，每个子细胞各发育成1个胚胎，它们的遗传物质基本相同，表型特征相似，性别相同。双卵双生是指由2个受精卵同时发育形成2个个体，二者的遗传物质不完全相同，故其遗传特性仅与同胞一样，性别可以相同，也可不同。通过比较单卵双生和双卵双生子某一疾病或性状的发生一致性差异，可以估计该疾病或性状发生中遗传因素所起作用的大小。一般用发病一致率来表示，公式如下。

发病一致率（%）= 同病双生子对数/总双生子（单卵或双卵）对数×100%

4. 种族差异比较法　不同种族，其基因库彼此不同。表型也有差异，如肤色、眼睛颜色、血型、组织相容性抗原等。如果某种疾病在不同种族中的发病率、临床表现、发病年龄、合并症等有显著差异，则有可能与遗传有关。

5. 伴随性状研究法　在疾病研究中，如果某一种疾病经常伴随另一种已经确定是由遗传决定的性状或疾病同时出现，则表明该病的发生与遗传有关。性状的伴随出现可能是因为基因的连锁或关联。连锁是致病基因与已知性状的基因在同一条染色体上。如椭圆形红细胞增多症常见于Rh阳性血型；关联是指致病基因和已知性状的基因非随机地同时出现，目前机制不明。例如，O型血者消化性溃疡发病率较其他血型者高30%～40%，胃癌多见于A型血个体。

除上述方法外，还有动物模型、疾病组分分析和离体细胞研究等方法。

笔记栏

复习知识要点

- 绪论
  - 医学遗传学发展简史
  - 医学遗传学
    - 研究对象：遗传病
    - 分支学科：分子遗传学、细胞遗传学、生化遗传学、药物遗传学等
  - 遗传病
    - 概念：遗传物质改变引起的疾病
    - 特点：垂直传递、先天性、家族性、终生性、患者人数在家族中有一定的比例
    - 分类：单基因遗传病（常染色体显性遗传病、常染色体隐性遗传病、X连锁显性遗传病、X连锁隐性遗传病、Y连锁遗传病）、多基因遗传病、染色体病、线粒体病、体细胞遗传病
  - 医学遗传学研究方法
    - 系谱分析法、群体筛查法、双生子法、种族差异比较法、伴随性状研究法等

问题分析与能力提升

聋哑患儿甲、乙、丙三人，他们致聋的原因：患儿甲2岁时因高热注射了链霉素；患儿乙的母亲妊娠期感染过风疹病毒；患儿丙的父母为同一聋哑基因的携带者。

问题：①他们三人的聋哑都属于遗传病吗？②谁能将致病基因传递给后代？

同步练习

一、单项选择题

1. 医学遗传学研究的对象是(　　)

A. 遗传病　　B. 基因病　　C. 分子病

D. 染色体病　　E. 先天性疾病

2. 遗传病是指(　　)

A. 遗传物质改变引起的疾病　　B. 家族性疾病　　C. 散发疾病

D. 先天性疾病　　E. 不可医治的疾病

笔记栏

3. 用比较发病一致性的差异来估计某种疾病是否具有遗传基础，应采用哪种研究方法(　　)
   A. 群体筛查法　　B. 系谱分析法　　C. 双生子法
   D. 疾病组分分析法　　E. 染色体分析法
4. 下列有关遗传病的说法，正确的是(　　)
   A. 没有家族史的疾病一定不是遗传病　　B. 家族性疾病就属于遗传病
   C. 遗传病是水平传递的　　D. 由遗传因素引起的疾病一定是遗传病
   E. 所有的遗传病都能看到垂直传递的现象
5. 如果某种疾病在不同种族具有不同的表现，就应该考虑这种病属于(　　)
   A. 遗传病　　B. 家族性疾病　　C. 先天性疾病
   D. 后天性疾病　　E. 传染病

二、简答题

1. 遗传病有哪些特点？可分为哪几类？
2. 简述遗传病与家族性疾病及先天性疾病的区别。

（南阳医学高等专科学校　尚喜雨）

第一章 遗传的细胞学基础

学习目标

1. 掌握　染色体的化学组成及基本单位，细胞增殖周期的概念及各期特点，减数分裂的过程及特点。
2. 熟悉　细胞的基本结构及功能，细胞器与疾病发生的关系，配子发生的过程。
3. 了解　细胞的分类，细胞膜的物质转运类型及特点。

细胞(cell)是生物体形态结构和功能的基本单位。除病毒外，所有生物有机体都是由细胞构成的。根据细胞的进化程度，细胞可分为原核细胞和真核细胞两类，两者的主要区别在于有无典型的细胞核。人体细胞为真核细胞，机体的新陈代谢、生理过程都是以细胞为结构单位进行的(图1-1)。

所有生物都是由细胞构成的吗？为什么？

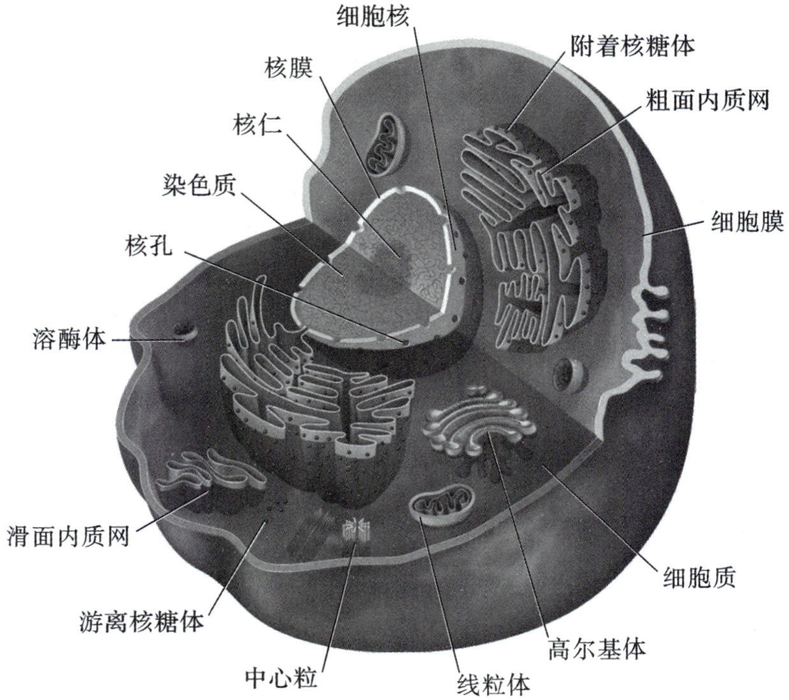

图 1-1　真核细胞结构

笔记栏

第一节　细胞的结构

虽然组成不同组织和器官的细胞大小、形态和功能不同，但细胞的基本结构是相似的。通过光学显微镜观察，真核细胞由细胞膜、细胞质和细胞核三部分组成。通过电子显微镜观察，细胞由膜相结构和非膜相结构两部分组成，其中膜相结构包括细胞膜、内质网、高尔基体、线粒体、溶酶体、过氧化物酶体和核膜等；非膜相结构包括核糖体、中心体、核仁、染色质、细胞骨架、细胞基质和核基质等。

一、细胞膜

细胞膜(cell membrane)又称为质膜，厚度约为 7.5 nm，为包围在细胞最外周的一层薄膜。在电镜下观察，细胞膜由内外两层深色的致密层和中间一层浅色的疏松层构成，人们把这三层结构称为单位膜。所有的生物膜都是由单位膜构成的。

(一)细胞膜的化学组成

细胞膜和细胞内膜的化学成分有脂类、蛋白质、糖类、水、无机盐和金属离子等，其中以脂类和蛋白质为主体。脂类占膜总含量的 30%～80%；蛋白质占 20%～70%；糖类占 2%～10%，以糖脂和糖蛋白的形式存在；膜上的水约有 20% 呈结合状态，其余为自由水。膜上的无机盐、金属离子与一些膜蛋白功能相关。

1. 膜脂　构成膜的脂类统称为膜脂。真核细胞中主要有 3 种膜脂：磷脂、胆固醇和糖脂，其中以磷脂最多，占整个膜脂的 50% 以上，分为甘油磷脂和鞘磷脂两类。膜脂类分子均为兼性分子，即它们都是由 1 个亲水的极性头部和 1 个疏水的非极性尾部组成。脂质双分子层是人细胞膜基本骨架的组成形式。糖脂广泛分布在细胞膜上，为含有 1 个或几个糖基的脂类，目前发现的糖脂有 40 多种。糖脂均位于膜的外面，并将糖基暴露在膜的表面，可作为某些大分子的受体，也与细胞识别和信息传导有关。

2. 膜蛋白　细胞膜上的蛋白质称为膜蛋白，是细胞膜最重要的组成成分，其含量和种类与膜的功能密切相关。大多数真核细胞膜中蛋白质含量约 50%，它们作为酶、泵、受体、载体等执行重要的生物学功能。根据蛋白质在膜中的位置及与脂类分离的难易，膜蛋白分为外在蛋白和内在蛋白两类。内在蛋白又称为镶嵌蛋白，是细胞膜功能的主要承担者，具有支持、物质运输、能量传递、神经传导、信息传送等功能。

3. 膜糖类　真核细胞表面都含有一定的糖类，主要以糖脂和糖蛋白的形式存在。膜糖类大多伸展在细胞外表面构成细胞外被。在膜性细胞器上，均分布在细胞膜的非胞质面。膜糖类与细胞的抗原结构、受体、细胞免疫、细胞识别、细胞癌变等有密切的关系。

(二)细胞膜的分子结构模型

迄今为止科学家们已提出数十种细胞膜分子结构模型假说，现被广泛采纳的有 4 种。

1. 单位膜模型　单位膜模型是由 Robertson 在 1959 提出来的，他通过透射电子显微镜观察到，细胞膜和细胞内的线粒体、内质网、高尔基体、核膜等的膜都呈现两暗夹

笔记栏

一明的三层结构,即内外两侧为电子密度高的暗线,中间为电子密度低的明线,这种结构称为单位膜。该模型认为,磷脂双分子层构成膜的主体,其亲水的头部向外,疏水的尾部向内;蛋白质分子在静电的作用下与磷脂分子的亲水端结合于膜的内外两侧。电子密度高的暗线相当于磷脂分子亲水端和蛋白质分子,电子密度低的明线相当于磷脂分子的疏水端。

2. 液态镶嵌模型　液态镶嵌模型是1972年由美国的Singer和Nicolson在单位膜的基础上提出的。该模型的主要观点:细胞膜的脂质分子亲水的头部位于细胞膜的内外表面,疏水的尾部位于细胞膜的中间构成基本骨架;脂质分子具有侧向流动性,脂肪酸链越短,不饱和程度越高,膜质的流动性越大;蛋白质分子附着或以不同的深度嵌入磷脂双分子层中;膜蛋白运动的方式有旋转运动和侧向运动两种。该模型学说强调了膜的结构不是静止的,而是动态的(图1-2)。

液态镶嵌模型怎样解释细胞膜的结构?

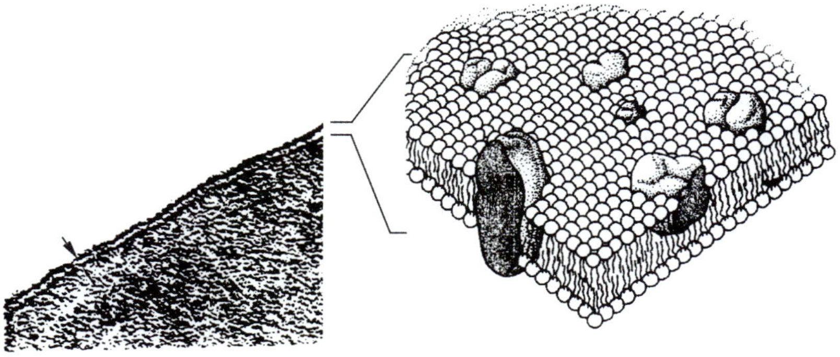

A　　B

A. 单位膜,人红细胞电镜照片,箭头指示三层结构;B. 液态镶嵌模型。

图1-2　细胞膜结构模型

3. 晶格镶嵌模型和板块镶嵌模型　晶格镶嵌模型和板块镶嵌模型是对液态镶嵌模型的补充。晶格镶嵌模型强调膜脂质处于无序(液态)和有序(晶态)之间的动态转变,膜蛋白对脂质分子的活动具有控制作用;板块镶嵌模型则强调生物膜是由刚性较大、流动性程度不同的板块镶嵌而成。

从以上细胞膜分子结构模型看,它们互相补充、逐渐发展,但由于细胞膜结构和功能的复杂性,目前有许多问题仍不清楚。

(三)细胞膜的功能

细胞膜的主要功能:参与构成细胞结构的边界,维持细胞形态;能选择性地进行物质跨膜转运;调控细胞内外离子的电化学平衡及渗透压平衡,维持内环境的相对稳定;抵御病原体的侵害,对细胞生命活动起保护作用;在信息的传导过程中发挥重要作用。

1. 细胞膜的物质转运　细胞膜是物质进出细胞的门户,它具有选择通透性,既能保障细胞对营养物质的摄取、代谢废物的排出,又能对细胞内离子浓度进行调节。物质通过细胞膜的转运方式,根据被运送的物质分子大小,可分为对小分子和离子的穿膜运输及对大分子和颗粒物质的膜泡运输。穿膜运输有3种基本形式:单纯扩散、协助扩散、主动运输。膜泡运输通过胞吞作用和胞吐作用来完成。

2. 细胞膜受体与信号传递　受体是指镶嵌在细胞膜上或细胞内的特异性生物大

笔记栏

分子，它能选择性地和周围环境中的活性物质结合，产生相应的信号，引起细胞内一系列生理、生化反应，最终表现为某种生物学效应。位于细胞膜上的受体称为膜受体，多数是功能性糖蛋白，少数由糖脂组成。能与受体特异性结合并产生效应的物质统称为配体或化学信号，如激素、药物、抗原和神经递质等。

3. 细胞膜抗原与免疫　抗原是指凡能刺激骨髓、胸腺、淋巴结、脾和淋巴细胞等免疫器官或细胞产生抗体或效应淋巴细胞，并能与相应抗体或效应淋巴细胞发生特异性结合而出现各种生理或病理过程的物质。细胞膜抗原多为镶嵌在膜上的糖蛋白或糖脂，许多超敏反应、自身免疫病、器官移植排斥反应、肿瘤等病理性疾病的发生与抗原引导的免疫应答有关。医学上重要的细胞膜抗原有 ABO 血型抗原、组织相容性抗原等。

二、细胞质和细胞器

细胞质（cytoplasm）是指细胞膜以内细胞核以外的所有部分。在电镜下观察，可见内有各种细胞器、细胞骨架和细胞基质。细胞器是指在细胞质中具有一定化学组成和形态并表现出某些特殊功能的结构，如内质网、高尔基体、溶酶体、线粒体、核糖体、过氧化物酶体等。

真核细胞中有哪些细胞器？

（一）内质网

内质网是真核细胞重要的细胞器，除人的成熟红细胞外，内质网普遍存在于动植物细胞中。电镜下内质网为一层单位膜构成的呈扁平囊状或管泡状的膜性结构，它们相互连接、内腔相互连通，形成一个连续的网状膜系统。

内质网可分成哪些种类？各有何功能？

根据内质网表面有无核糖体的附着，将内质网分为两种类型，即粗面内质网和滑面内质网。粗面内质网表面附着有许多颗粒状核糖体，其功能与这些核糖体的功能密切相关，一方面作为附着核糖体的支架，另一方面作为运输蛋白质的通道。滑面内质网表面光滑，无核糖体附着，具有多种功能，主要参与脂类的合成、糖原的合成与分解、Ca^{2+}的储存与释放、解毒功能等。

内质网作为一种比较敏感的细胞器，在缺氧、饥饿、感染、射线和化学药物等因素的作用下，会发生病理变化。如急性药物中毒性肝炎患者，其肝细胞中常见到粗面内质网上附着的核糖体解聚，从内质网上脱落下来，致使肝细胞合成的分泌蛋白量减少，引发血浆蛋白含量降低。

（二）高尔基体

电镜下观察，高尔基体是由扁平囊、小囊泡和大囊泡组成的膜性网状系统。扁平囊是高尔基体的主体部分，常有 3～8 个紧密叠加，扁平囊周围散布着许多小囊泡和大囊泡。整个高尔基体呈盘状，有凸凹两面，凸面朝向细胞核，称为未成熟面或形成面，凹面朝向细胞表面，称为成熟面或分泌面。小囊泡分布在形成面，数量较多，由附近的内质网芽生脱落而成。扁平囊是由小囊泡相互融合，伸展发育而成。大囊泡由扁平囊的末端或分泌面局部膨出脱落而成。高尔基体是一种动态结构，3 个组成部分不断形成、不断更新。

高尔基体的主要功能是将内质网合成并转运来的分泌蛋白质和脂类进行加工、浓缩、分选后运送到细胞外或细胞内特定的部位，它相当于工厂的“加工、包装车间”。

笔记栏

高尔基体在各种病理条件下会发生不同程度的改变。如肝中毒时，由于机体脂蛋白合成和分泌障碍，高尔基体会萎缩和消失；在代偿性肥大的甲状腺细胞中，高尔基体明显肥大。

（三）溶酶体

溶酶体是细胞内由一层单位膜包被形成的细胞器，在电子显微镜下观察为球状，直径为 25 ~ 800 nm，内含 60 多种酸性水解酶，如酸性磷酸酶等，最适 pH 值为 5.0。溶酶体能分解各种内源性或外源性物质，是细胞内的消化器，在细胞内具有消化、防御和保护作用。

研究表明，溶酶体的功能状态与某些疾病的发生密切相关。先天性溶酶体病是由于基因突变导致溶酶体缺乏某种水解酶，使得相应底物在溶酶体内不能被消化降解，造成细胞代谢障碍而引起的代谢性疾病。目前已知的先天性溶酶体病有 40 多种，如Ⅱ型糖原贮积症、脂质沉积病等。硅肺、类风湿关节炎、痛风等疾病的形成与溶酶体膜的破裂均有关联。

溶酶体异常可以引起哪些种类的疾病？

（四）线粒体

线粒体是存在于真核细胞中的细胞器。在光镜下线粒体呈线状、粒状和杆状。在电镜下线粒体是由两层单位膜套叠而成的封闭的囊状结构，其外膜表面平滑，膜上有孔。内膜向内腔折叠突出，形成片状或管状的嵴。两层膜间的空腔称为膜间腔或外腔，其中含有许多可溶性酶类及其他物质。嵴与嵴之间的腔即内膜围成的腔称为嵴间腔或内腔，其间充满线粒体基质，其中含有蛋白质、酶类、脂类、DNA、核糖体等。嵴上附着有许多排列规则、带柄的球形小体，称为基粒，基粒由头部、柄部、基片组成。

线粒体是细胞内重要的细胞器，是细胞进行有氧呼吸和供能的场所。生命活动所需能量 95% 来自线粒体中，因此被称为细胞的“动力工厂”。

细胞内的动力工厂、加工包装车间、消化器官分别是指哪种细胞器？

线粒体是一种结构功能复杂、敏感易变的细胞器。因此，线粒体是细胞病变、损伤时极为敏感的指标之一，是分子细胞病理学检查的重要依据。在病理状态下，线粒体数量和结构常见如下变化：①线粒体增生，如心瓣膜病、骨骼肌功能亢进，可见巨大线粒体；②线粒体数目减少，嵴被破坏，如中毒或缺氧等急性细胞损伤时，线粒体会崩解和自溶，结构变异，在基质和嵴内形成病理性的包含物；③线粒体肿胀，如射线、毒素等因素作用下，线粒体体积增加，变大变圆。根据线粒体病变部位的不同，线粒体病可分为线粒体肌病、线粒体脑肌病和线粒体脑病等。

（五）核糖体

核糖体为非膜相结构，是细胞中数量最多、体积最小的细胞器，由蛋白质和核糖体 RNA（ribosomal RNA，rRNA）组成。电镜下核糖体为椭圆形结构，由大、小亚基组成，但是大、小亚基仅在合成蛋白质时才组装在一起，由信使 RNA（messager RNA，mRNA）串联起来，形成多聚核糖体。核糖体分为游离核糖体和附着核糖体。游离在细胞质基质中的核糖体称为游离核糖体，附着在内质网膜表面的核糖体称为附着核糖体。

核糖体是蛋白质合成场所。游离核糖体主要合成细胞内所需的基础性蛋白，供细胞自身使用；附着核糖体主要合成细胞的分泌蛋白和膜蛋白，供机体的其他细胞或器官使用。

笔记栏

（六）中心粒

在电镜下，中心粒为圆筒状，由9组微管斜向环列而成。2个中心粒长轴互相垂直排列在细胞核旁边构成中心体。中心体与细胞的分裂和运动有关。

（七）细胞基质与细胞骨架

细胞基质是细胞质中均质而半透明的胶体部分，化学成分有水、无机离子、脂类、糖类、蛋白质、核苷酸及其衍生物等。细胞基质的主要功能是为细胞器提供维持其正常结构所需的离子环境，供给细胞器完成功能活动所需的一切底物，也是进行某些生化反应的场所。

细胞骨架是指真核细胞中的蛋白纤维网架体系，主要由微管、微丝和中间纤维组成。细胞的特定形态、物质的定向运输和细胞运动等均有赖于细胞骨架。

三、细胞核

所有细胞都只有一个细胞核吗？在细胞周期中细胞核的形态是一成不变的吗？

细胞核（nuclear）是真核细胞中非常重要的结构，是细胞最大、最重要的细胞器，是细胞内遗传物质贮存、复制及转录的主要场所，也是细胞生长、繁殖、分化等各种生理功能的调控中心。除成熟的红细胞外，大多数细胞一旦失去细胞核，生命活动就会停止。

细胞核的构成在细胞周期的不同时期变化很大。细胞在两次分裂之间的时期称为细胞间期，间期的细胞核由核膜、核仁、染色质和核基质构成，而分裂期细胞核的核膜、核仁消失，染色质转化为染色体。

（一）核膜

核膜又称为核被膜，是细胞内膜系统的一部分。在电子显微镜下观察，核被膜是由两层单位膜组成，包括外核膜、内核膜、核周隙和核孔复合体（图1-3）。核膜将细胞质与细胞核分开，使核物质存在于一个相对稳定的环境中，成为相对独立的系统，保证了细胞遗传物质的稳定性、生命物质合成和细胞分裂的完成及物种的遗传性。

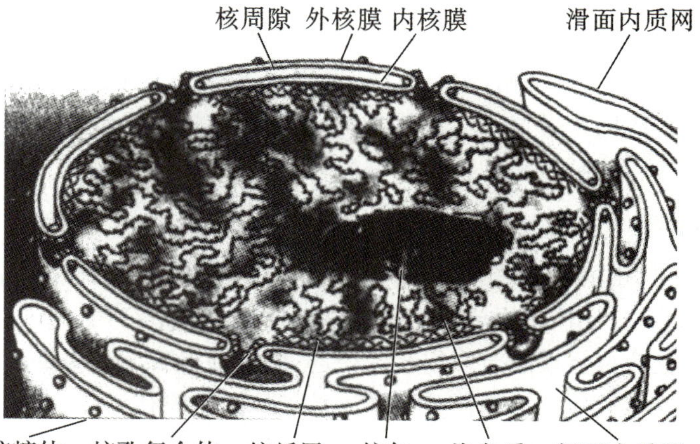

图1-3 细胞核膜结构

1. 外核膜　外核膜在形态和生化性质上与细胞质中的粗面内质网膜相近，并且与粗面内质网膜相连，其外表面也常附着核糖体颗粒，被认为是内质网膜的特化区域。

2. 内核膜　内核膜与外核膜平行排列，稍厚，表面光滑，无核糖体附着。紧贴内核膜内表面的是一层致密的纤维网络，称为核纤层。核纤层对内核膜具有支持作用，同时，核纤层的磷酸化使核膜崩解，去磷酸化时核膜重塑。

3. 核周隙　外核膜与内核膜之间的腔隙称为核周隙，其宽度为 24 ~ 40 nm，连通内质网腔。核周隙内充满液态不定型物质，含有多种蛋白质和酶。

4. 核孔复合体　核孔贯穿核膜的内外两层，是外核膜与内核膜在很多部位相互融合而形成的环状开口。核孔是进行物质交换的通道，细胞核内合成的 RNA 和核糖体前体须从核内输出到细胞质发挥作用，而细胞质中合成的蛋白质，如组蛋白、DNA 聚合酶同样须输入到细胞核内，核孔便是这些物质出入细胞核必经的通道。核孔并非简单的小孔洞，而是一个形态可变、结构复杂、功能各样的复合体——核孔复合体（图 1-4）。核孔复合体中央是含水的通道，一般允许分子量小于 5 000 的水溶性小分子物质出入核与胞质之间。

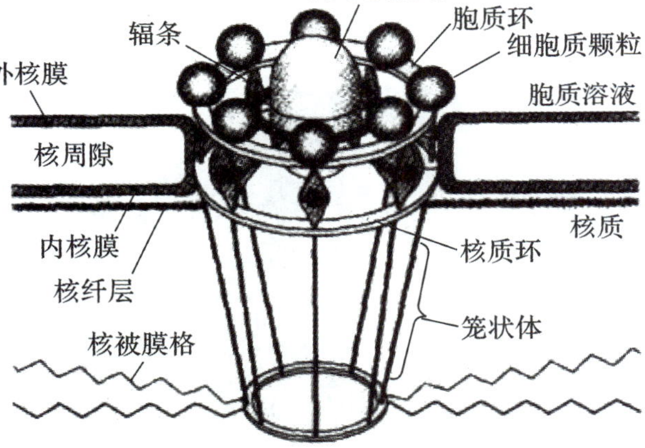

图 1-4　核孔复合体结构

知识链接

早老症与核纤层蛋白缺失

早老症又称为儿童早老症、早衰综合征。全球平均每 400 万 ~ 800 万个新生儿中就有 1 人患有早老症，患儿虽然出生时看似正常，但 1 年多后就会出现加速衰老症状。他们的衰老速度相当于正常儿童的 5 ~ 10 倍，通常在 13 岁左右因心脏病发作或脑卒中等而死亡。研究发现该病的发生缘于一个 *LMNA* 基因突变，该基因在正常情况下能够制造核纤层蛋白。缺失该物质，将引发早老症。

笔记栏

（二）核仁

核仁是真核细胞间期核中最明显的结构，是单个或多个球形小体，呈无膜包绕的海绵体状网格结构。核仁的大小、形状和数目，随生物的种类、细胞类型和细胞代谢状态而变化。蛋白质合成旺盛、生长活跃的细胞，如分泌细胞、卵母细胞及恶性肿瘤细胞等，其核仁大，可占核体积的25%；不具有蛋白质合成能力的细胞，如肌肉细胞、淋巴细胞和精子等，其核仁很小，甚至没有核仁。

核仁与细胞蛋白质合成能力有关系吗？为什么？

核仁的主要化学成分是RNA、DNA和蛋白质。核仁中蛋白质含量很高，可占核仁干重的80%，主要为构成核仁染色质的组蛋白和非组蛋白，还有是组成核糖体的蛋白质和多种酶类。核仁中DNA占核仁干重的8%，这些DNA是转录核糖体RNA的基因，称为rDNA。核仁中RNA占核仁干重的11%，主要为rRNA。

在电子显微镜下观察核仁，再辅以各种酶消化实验结果，一般认为核仁的结构由纤维成分、致密纤维成分和颗粒成分组成（图1-5）。纤维成分是包埋在颗粒成分内部的1个或几个低电子密度的圆形结构，为rDNA、RNA聚合酶等。致密纤维成分是核仁内高电子密度的区域，为rDNA活跃转录合成rRNA的部位，该成分中含有正在转录的rRNA分子。颗粒成分是核仁的主要结构，是正在加工、成熟的核糖体亚基的前体颗粒，间期核仁的大小差异主要是由颗粒成分的数量差异造成的。

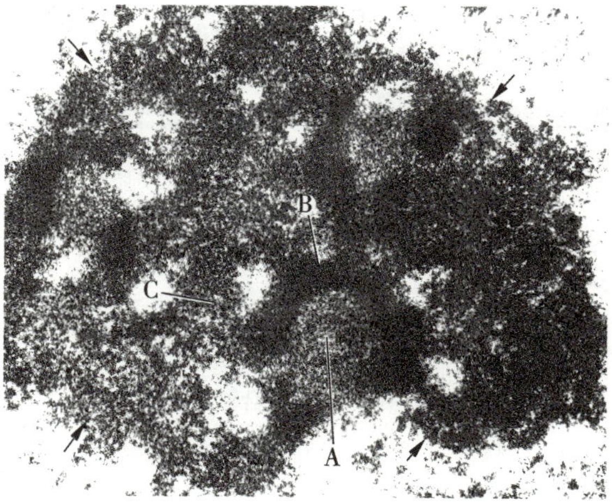

A. 纤维成分；B. 致密纤维成分；C. 颗粒成分。

图1-5　电子显微镜下的核仁结构

核仁的主要功能与细胞内蛋白质的合成有关，它是蛋白质的合成场所核糖体的生产者，参与rRNA的合成、加工和核糖体亚单位的装配。

（三）染色质和染色体

染色质与染色体有何区别和联系？

染色质和染色体是同一物质在细胞周期不同时期的两种表现，染色质是细胞核中易被碱性染料着色的物质。在细胞间期，染色质在核内伸展、弥散，呈丝网状分布，光学显微镜下难以分辨；在细胞分裂期，染色质因高度折叠、盘曲而凝缩成条状或棒状的特定形态时，称为染色体。不同生物的染色体数目、形状和大小各不相同，但对同一种生物来说则具有相对的稳定性，如人类体细胞中染色体为23对，其中常染色体22对，

笔记栏

性染色体1对。染色体与生物的遗传变异有关，是贮存、复制和传递遗传信息的主要物质基础。

1. 染色质的化学组成　染色质的主要化学成分是DNA、组蛋白、非组蛋白和少量RNA。其中，DNA与组蛋白是染色质的稳定部分，非组蛋白与RNA在染色质中的含量则随着细胞生理状态的不同而变化。

染色质的化学组成及基本组成单位分别是什么？

（1）DNA　DNA是遗传信息的载体，含量稳定。原核细胞的DNA是闭合环状的双链DNA分子，没有重复顺序。真核细胞的DNA为线性的双螺旋分子，除了单一顺序外，还含有大量的重复顺序。

真核细胞单倍染色体组中所含有的全部遗传信息称为1个基因组。基因组中的遗传信息主要包括两类：①结构基因，负责编码蛋白质的氨基酸序列，占基因组的10%～15%；②调控基因，可调控结构基因在不同细胞周期、个体发育的不同阶段、不同的组织细胞中严格按照时空顺序以一定的表达强度选择性表达。

（2）组蛋白　组蛋白是真核细胞特有的、染色质的主要蛋白质成分，为富含精氨酸和赖氨酸的碱性蛋白质，溶于水、稀酸和稀碱。组蛋白带正电荷，能非特异性地与带负电荷的DNA紧密结合。根据精氨酸和赖氨酸比例的不同，组蛋白可以分为5类：H_1、H_2A、H_2B、H_3、H_4。除H_1外，其他4种组蛋白参与组成核小体核心颗粒。H_1可将相邻的核小体连接成染色质丝，具有一定的种属和组织特异性。

（3）非组蛋白　染色质中除组蛋白以外的其他所有蛋白质统称为非组蛋白。非组蛋白的含量比组蛋白少得多，但种类却有500多种，均为酸性蛋白质，具有种属和组织特异性，在整个细胞周期中都能合成，只能与DNA上特异的核苷酸序列相结合。非组蛋白的功能主要表现在帮助DNA分子折叠，以形成不同的结构域，从而有利于DNA的复制和基因的转录；协助启动DNA的复制；控制基因转录，调节基因表达。

（4）RNA　染色质中含有少量的RNA，其含量有较大变化，这些RNA是染色质中的正常组分还是转录出来的各种RNA的残存，尚无定论。

2. 染色质和染色体的亚微结构　20世纪70年代以前，人们关于染色质结构的传统看法是认为染色质是组蛋白包裹在DNA外面形成的纤维状结构。1974年Kornberg等人根据染色质的酶切降解和电子显微镜观察，发现染色质的基本结构单位是核小体，提出染色质结构的“串珠”模型。

染色质是怎样组装成为染色体的？

（1）核小体和核小体链　核小体是染色质的基本结构单位，每个核小体由1个组蛋白核心和长约200 bp的DNA组成（图1-6）。组蛋白核心由H_2A、H_2B、H_3、H_4各2分子聚合成八聚体的球形结构，DNA分子在八聚体外表面缠绕1.75圈（146 bp），构成核心颗粒。2个核心颗粒之间以长约60 bp左右的DNA（称为连接者DNA）相连接。组蛋白H_1与连接者DNA结合，封闭了核小体DNA的进出口，可稳定核小体的结构，并与染色质的凝缩有关。1个DNA分子可连接若干个核小体颗粒，形成直径为10 nm的串珠状结构，称为核小体链。核小体链是染色质的一级结构。

（2）螺线管　在组蛋白H_1参与下，直径10 nm的核小体链螺旋缠绕，每6个核小体绕成1个螺旋，形成外径30 nm、内径10 nm、螺距11 nm的螺线管。

笔记栏

一般认为组蛋白 H_1 位于中空的螺线管内部，对螺线管的形成和稳定起着重要作用。H_1 分子可成簇地结合在 DNA 上或成簇地从 DNA 上脱落，从而造成螺线管的构建或解离，这可能是外界调节信号促使基因活化时，染色质局部变得松懈的基础。螺线管是染色质的二级结构。

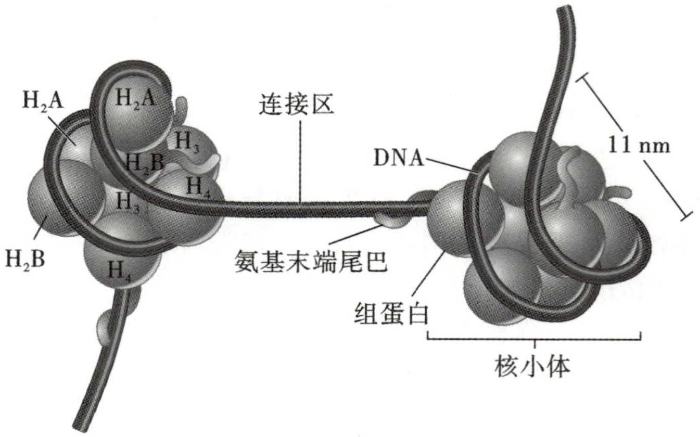

图 1-6　核小体结构

(3)超螺线管　1977 年 Bak 等从胎儿离体培养的分裂细胞中分离出染色体，经温和处理后在电子显微镜下看到直径 0.4 μm、长 11～60 μm 的染色线，提出了超螺线管的结构模型。该模型认为外径 30 nm 的螺线管进一步螺旋盘绕，形成直径为 0.4 μm 的超螺线管。超螺线管是染色质的三级结构。

(4)染色单体　超螺线管再经过进一步的盘曲折叠，形成 2～10 μm 的染色单体，即染色质的四级结构。

1 条染色单体是由 1 个 DNA 分子组成。从线性 DNA 分子到染色单体的形成，DNA 的长度是被逐级压缩的。在形成核小体时，长约 5 cm 的 DNA 被压缩了 7 倍；在形成螺线管时，每圈螺旋由 6 个核小体组成，染色质的一级结构核小体链被压缩了 6 倍；在形成超螺线管时，染色质的二级结构螺线管被压缩了近 40 倍；至最后形成长 2～10 μm 的染色单体时，DNA 共被压缩了约 8 400 倍(图 1-7)。高度有序的组装和压缩保证了细胞分裂中遗传物质平均地分配到 2 个子细胞中，使基因的复制和表达准确。

(四)核基质

核基质为细胞核内不定型的液态物质，由水、蛋白质、RNA、酶类等构成。核基质内有纤维状蛋白组成的骨架系统，即核骨架。在电子显微镜下发现，核骨架和细胞骨架有着密切关系。核基质可参与 DNA 的有序包装和染色体的构建，与基因的表达调控、复制有关，对间期核内 DNA 的空间起着维系和支架作用。

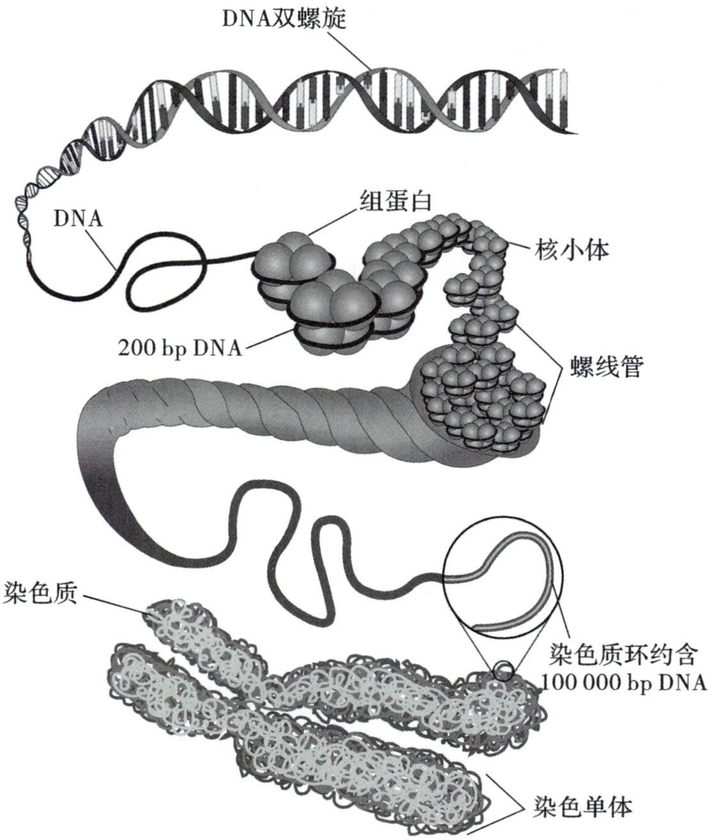

图 1-7　由 DNA 双螺旋到染色单体的压缩过程

第二节　细胞增殖

细胞增殖是细胞的基本特征之一，是个体生长发育和生命延续的基本保证。细胞增殖是指当细胞生长到一定阶段，通过细胞分裂以使细胞数目增加，子细胞获得和母细胞相同遗传特性的过程。细胞分裂的方式有无丝分裂、有丝分裂和减数分裂。

一、细胞增殖周期的概念

细胞增殖周期，简称细胞周期，是指细胞从上一次细胞分裂结束开始到下一次细胞分裂完成为止的 1 个周期过程。

成体细胞根据细胞增殖周期的特性，可分为 3 种细胞（图 1-8）：①持续增殖细胞，这类细胞分化程度较低，始终保持增殖能力，能不断地进行细胞分裂，如造血干细胞等；②暂不增殖细胞，又称为 G_0期细胞，这类细胞在通常情况下不增殖，但在机体受到损伤等情况下，可以恢复增殖能力重新进入细胞周期中，以补充受损细胞，如肝细胞、肾细胞等；③终末分化细胞，这类细胞完全丧失增殖能力，终生不具增殖能力，直至死

笔记栏

亡，如成熟红细胞、神经元等。

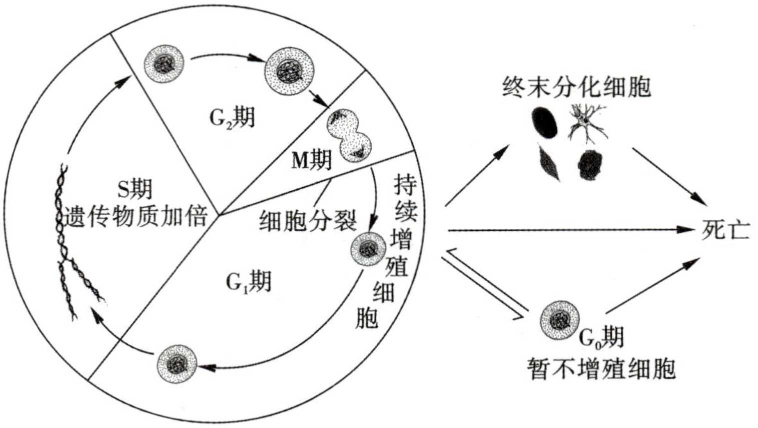

图 1-8　细胞增殖周期

二、细胞增殖周期分期及各期特点

细胞周期可分为哪些时期？各期有何特点？

细胞增殖周期分为间期和分裂期（又称 M 期或有丝分裂期）。

（一）间期

间期根据细胞是否进行 DNA 复制又可分为 G_1期（DNA 合成前期）、S 期（DNA 合成期）、G_2期（DNA 合成后期）。

1. G_1期（DNA 合成前期）　G_1期是从前一次细胞分裂完成到 DNA 开始合成前的时期，是细胞生长发育的阶段。此期细胞特点是细胞物质代谢活跃，进行着剧烈的物质合成，产生 rRNA、mRNA、转运 RNA（transfer RNA，tRNA）和核蛋白体，细胞体积增大。由于没有进行 DNA 复制，每条染色质由 1 条 DNA 分子构成。G_1期为细胞进入 S 期做好物质和能量的准备。不同细胞的 G_1期，时间差异很大，有的细胞只停留几分钟，有的停留几天、几年或几十年，有的可能完全没有停留。G_1是推进细胞周期的关键时刻，也是药物等因素作用于细胞周期的 1 个敏感点。

2. S 期（DNA 合成期）　在 S 期，细胞完成 DNA 的复制。此期细胞特点是细胞复制 DNA，进行蛋白质的合成及其染色质的装配，最终使 DNA 含量增加 1 倍，S 期终了时每条染色质由 2 个 DNA 分子组成。只要 DNA 复制一开始，细胞的增殖活动就开始，直到分裂成 2 个子细胞为止。临床上某些化疗药物可作用于 S 期，以阻断肿瘤细胞的 DNA 合成，达到治疗的目的。

3. G_2期（DNA 合成后期）　G_2期又称为有丝分裂准备期，从 DNA 复制结束到有丝分裂开始的时期，主要是为有丝分裂期准备物质条件，强烈地进行 RNA 和蛋白质的合成。

（二）分裂期

分裂期是亲代细胞分裂为 2 个相同的子细胞的时期。此期染色质凝缩为染色体，在纺锤体的作用下，将复制的 DNA 均等地分配到子细胞中，使分裂后细胞保持了遗传上的一致性。细胞的有丝分裂是一个连续而复杂的动态分裂过程，通常持续 0.5 ~2 h。为叙述方便，人们一般按先后顺序把分裂期分为前期、中期、后期和末期（图 1-9）。

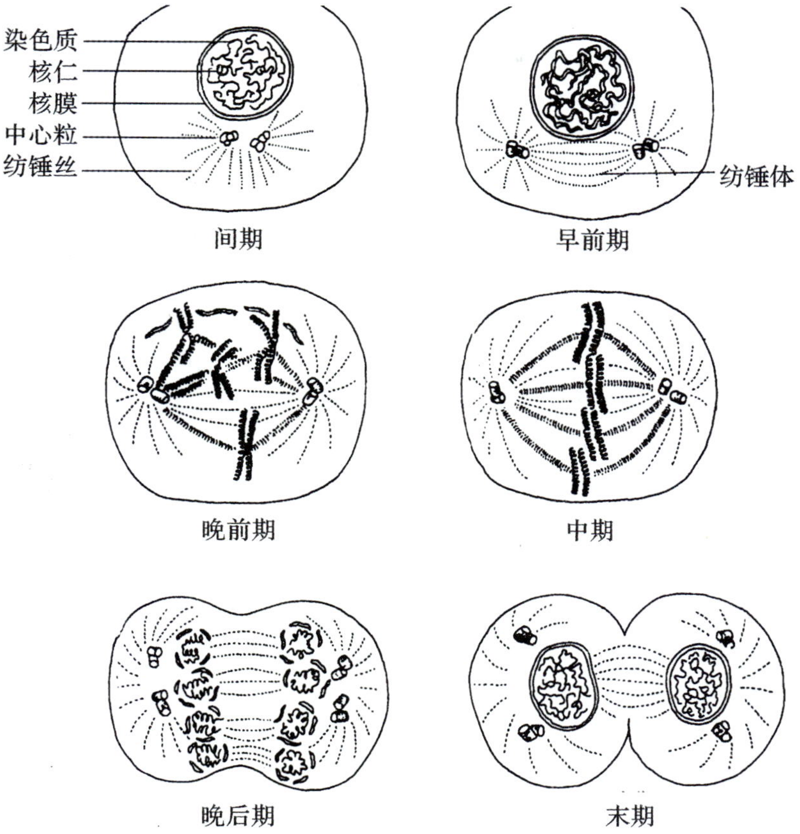

图 1-9　细胞有丝分裂过程

1. 前期　在前期，细胞核内的染色质高度螺旋化、卷曲，逐渐变短凝集成光镜下可见的粗大的染色体，染色体为棒状或杆状，每条染色体是由 2 条染色单体组成。间期已复制的两组中心粒移向细胞两极，以确定分裂极。中心粒具有微管组织中心的作用，其四周聚集有大量呈辐射状排列的微管，称为星体。星体、中心粒及其发出的细丝（纺锤丝）共同组装成纺锤体或有丝分裂器。前期末，核膜破裂，断片和小泡分散于细胞质中，核仁解体。

2. 中期　中期染色体达到最大凝缩，形成光学显微镜下最清晰、最典型的染色体。每条染色体由着丝点相连的 2 条染色单体构成，染色体整齐排列在细胞中央的赤道面上，形成赤道板。染色体只有着丝粒位于赤道面上，而染色体的其他部分可以处于任何位置。

3. 后期　后期开始时，每条染色体的着丝粒纵裂为二，彼此分开，2 条染色单体随之也分开，各自成为独立的染色体分别向细胞两极移动。此期末，在细胞两极形成两组形态、结构、数量相同的染色体。同时，细胞变长，中部的细胞膜由于膜内环形微丝的收缩而使细胞变窄，为末期做准备。

笔记栏

4. 末期　末期时移到细胞两极的染色体开始解旋，伸长恢复成染色质。纺锤体消失，出现新的核膜、核仁，形成2个细胞核。细胞表面在中部继续向内缢缩凹陷，并逐渐加深，直至细胞质完全分裂，形成2个新细胞。

有丝分裂是等分式分裂，染色体复制一次，形成两套遗传信息，然后均分到2个子细胞，从而保证了子细胞和母细胞的染色体数量不变，维持了遗传物质的连续性和稳定性。有丝分裂是真核细胞的主要增殖方式。

三、细胞增殖与医学

从受精卵发育成一个新个体，不仅要依靠细胞增殖来增加细胞的数量，还要通过细胞分化来形成形态、结构、功能不同的细胞群，以构成各种组织、器官，最终发育成为新个体。在个体发育中，由一种相同的细胞类型经细胞分裂后在形态、结构和功能上形成稳定性差异的过程称为细胞分化，分化后的细胞最后的归宿是衰老和死亡。

医学生学习细胞周期有何意义?

肿瘤细胞是正常细胞分化机制失去控制而导致的结果，其分子基础是基因突变。当细胞中的有关基因发生了突变，破坏了正常细胞增殖的调控机制，造成细胞的异常生长和分裂，结果导致肿瘤的发生。根据细胞增殖周期的特点，肿瘤所含的细胞群可以分为：①增殖细胞群，这类细胞不断进行着细胞分裂，与肿瘤增大直接相关。由于肿瘤增殖群的细胞对抗肿瘤药物敏感，通常使用化疗控制。②暂不增殖细胞群，主要是G_0期细胞，又称为肿瘤干细胞，一般情况下不分裂，但受到某些外界因素的刺激可重新进入细胞周期而引起分裂，G_0期细胞是肿瘤复发的根源。G_0期细胞对物理或化学疗法不敏感，可采用某些诱导剂如血小板因子等诱导其返回细胞周期，再使用物理或化学疗法给予治疗。若选择手术治疗，应尽量清除残余组织，以免复发。③不增殖细胞群，这类细胞是指不能进行分裂的细胞或死亡细胞。

肿瘤细胞在体内浸润其他组织，或从原位转移到其他部位，最终使得机体死亡。通常把这种恶性增殖并具有侵袭性和广泛转移能力的肿瘤细胞称为癌细胞。

第三节　减数分裂与配子发生

减数分裂是生殖细胞形成过程中发生的一种特殊分裂方式。在减数分裂过程中，染色体只复制一次，细胞分裂两次，形成的子细胞染色体数目只有母细胞的一半（图1-10）。减数分裂是分离律、自由组合律、连锁与互换律三大遗传学基本规律的细胞学基础。

一、减数分裂

减数分裂可分为哪些时期？各期有何特点?

减数分裂包括两次连续的分裂过程，即第一次减数分裂和第二次减数分裂。减数分裂的特殊过程主要发生在第一次减数分裂中。

（一）第一次减数分裂（减数分裂Ⅰ）

减数分裂前也有间期，即进行DNA和相应染色体的复制。减数分裂Ⅰ比较复杂，分为以下4期。

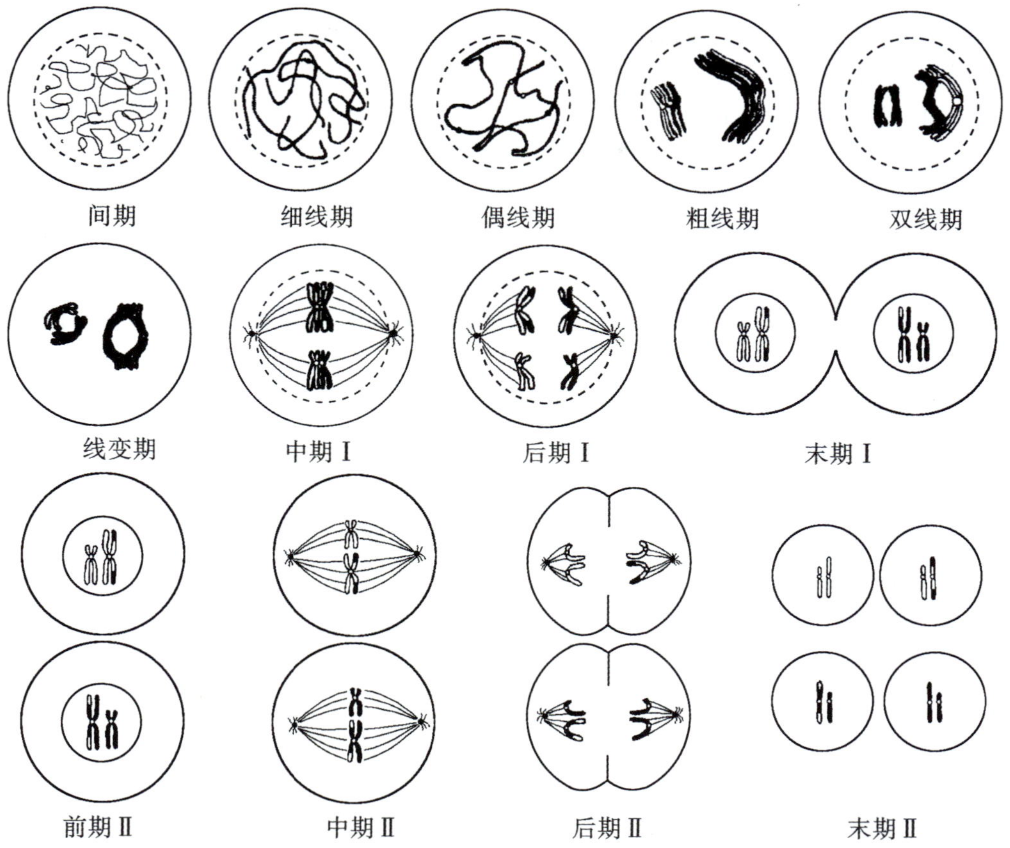

图 1-10　减数分裂过程

1. 前期Ⅰ　此期历时长，比有丝分裂前期复杂。根据染色体形态变化，又分为 5 个时期。

(1)细线期　由于此前 DNA 已进行复制，因而每条染色体由 2 条染色单体构成，为细线状。但在光学显微镜下还不能识别染色单体，只见每条染色体为一条细线。

(2)偶线期　此期同源染色体靠近配对，称为联会。联会的结果是每对染色体形成紧密相伴的二价体。所谓同源染色体，是指形态结构、大小相同的 1 对染色体，1 条来自父亲，1 条来自母亲。人类有 23 对染色体，故形成 23 个二价体。

(3)粗线期　联会后的染色体开始螺旋化缩短变粗，在光学显微镜下就可见每条染色体都是由 2 条染色单体构成的。此时，1 个二价体由 4 条染色单体组成，故称四分体。每条染色体的 2 条染色单体互称姐妹染色单体。同源染色体中未连接在同一着丝粒上的染色单体之间互称为非姐妹染色单体。此期，同源非姐妹染色单体之间可能发生交叉，交叉后染色体之间部分片段发生了交换，称互换。

(4)双线期　染色体进一步缩短、变粗。联会的同源染色体相互排斥而分离，但在交叉点上仍连在一起，交叉点逐渐向染色体末端移动的过程，称为交叉端化。

(5)终变期　染色体高度螺旋化变得更粗短，核仁、核膜消失，纺锤体出现。交叉端化进一步发展，故交叉数目减少。

笔记栏

2. 中期Ⅰ　所有二价体都排列于赤道面上，形成赤道板，其着丝粒连接着纺锤丝，形成完整的纺锤体。

3. 后期Ⅰ　每条染色体均由2条姐妹染色单体构成，称为二分体。在纺锤丝的作用下，每对位于赤道板的二价体，其2条同源染色体分离，形成2个二分体，二分体分别向两极移动。在二价体中，同源染色体的哪条染色体移向哪极完全是随机的，非同源染色体之间移向哪一极是自由组合的。在正常情况下，到达两极的染色体数目是相等的。

减数分裂中染色体数目的减半发生在什么时期？发生的原因是什么？

4. 末期Ⅰ　移动到细胞两极的二分体，染色体逐渐地解螺旋变成染色质。核仁、核膜重新形成，同时进行细胞质的分裂，形成2个子细胞。每个子细胞内染色体数目减半，只含 n 个二分体。

（二）第二次减数分裂（减数分裂Ⅱ）

减数分裂Ⅱ的间期短，且不进行DNA的复制，这时每条染色体是由2条染色单体构成的。减数分裂Ⅱ和有丝分裂相似。

1. 前期Ⅱ　染色质再次螺旋化，形成染色体。核膜、核仁消失，出现纺锤体。每个子细胞内均含有 n 个二分体。

2. 中期Ⅱ　各二分体排列在赤道面上，与纺锤丝相连，形成赤道板。

3. 后期Ⅱ　在纺锤丝的作用下，每个二分体的着丝粒分离，形成2条染色体，分别移向细胞两极。

4. 末期Ⅱ　染色体各自移到两极并解螺旋化，变为染色质。核仁、核膜形成。胞质分裂，细胞膜自中部内陷，细胞质一分为二，形成2个子细胞。

经过连续的两次减数分裂后，1个亲代细胞形成4个子细胞，每个子细胞染色体数量与亲代细胞相比，减少了一半。

（三）减数分裂的意义

减数分裂与有丝分裂有哪些不同？

1. 维持生物物种染色体数目的恒定　经减数分裂，染色体数目减半。当精卵结合成受精卵时，又恢复成二倍体染色体数。保证了遗传过程中染色体数量的恒定，保证了亲子代间遗传物质和遗传性状的相对稳定。

2. 为生物物种的多样性提供了源泉　在第一次减数分裂过程中，由于同源染色体的分离和非同源染色体的自由组合，导致了生殖细胞的多样化。按理论计算，人类细胞中含有23对染色体，经减数分裂将形成 $2^{23}=8\ 388\ 608$ 种不同染色体组成的生殖细胞。如果再将非同源染色体的互换一并考虑，这样经过重组的染色体又增加了生殖细胞中染色体组成的差异。减数分裂是研究人类变异的理论基础。

二、配子发生

配子发生是指精子和卵子的形成过程。

（一）精子的发生

精子的发生起源于男性睾丸曲细精管上皮中的精原细胞，在发育过程中要经过增殖期、生长期、成熟期和变形期4个时期（图1-11）。

1. 增殖期　睾丸内有许多精原细胞，它们经过多次有丝分裂大量增殖，使精原细胞数目增加，它们的染色体数目与体细胞一样，都是二倍体（$2n$）。如人体的精原细胞

笔记栏

有 23 对(46 条)染色体,其中 2 条是性染色体 XY。

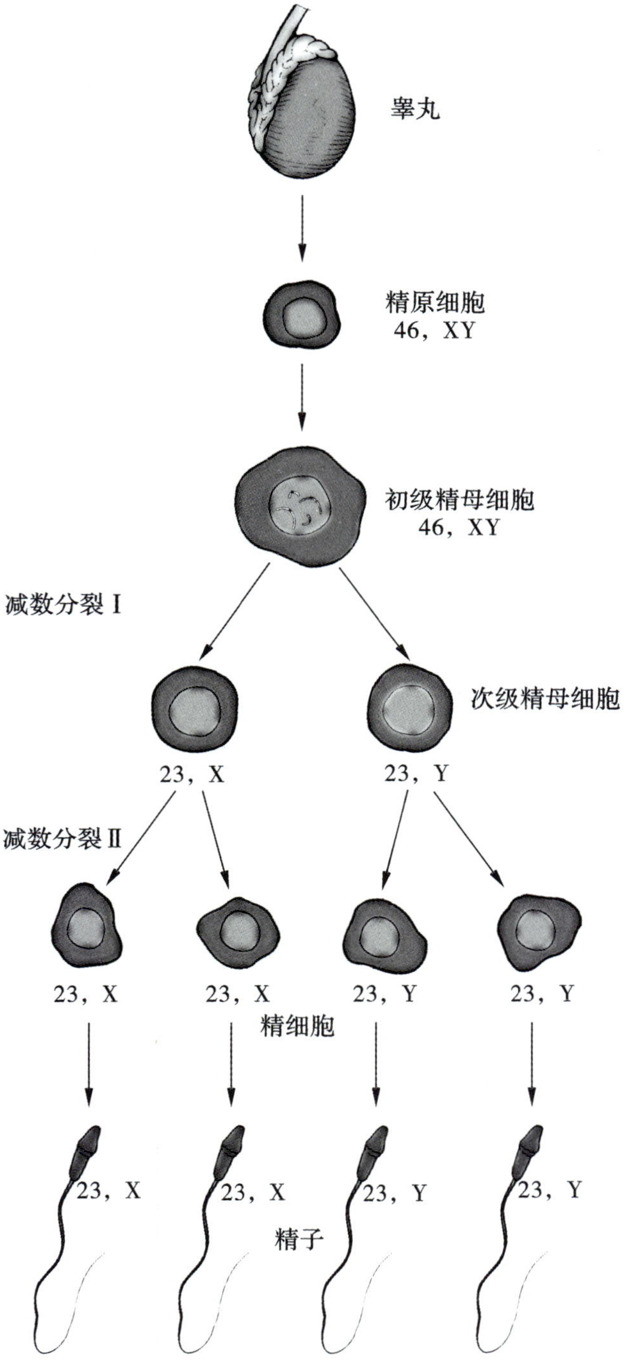

图 1-11　精子的发生

2. 生长期　精原细胞经过多次有丝分裂后不再分裂,进入生长期,此时精原细胞体积增大成为初级精母细胞。初级精母细胞的染色体数目仍为 $2n$。

笔记栏

3. 成熟期　初级精母细胞经过第一次减数分裂后，形成 2 个次级精母细胞，每个次级精母细胞再经第二次减数分裂，形成 2 个精细胞。结果，1 个初级精母细胞经过 2 次分裂，形成 4 个单倍体的精细胞。就人类而言，这 4 个精细胞的遗传组成是有差异的，其中 2 个精细胞染色体数目是 23 条，含 1 条性染色体 X；另 2 个精细胞染色体数目也是 23 条，但含 1 条性染色体 Y。每个精细胞的染色体数和 DNA 含量都比初级精母细胞减少一半。

4. 变形期　在此期，精细胞经过一系列形态和生理变化，发育成为具有头、颈、尾的精子。

（二）卵子的发生

女性生殖细胞为卵子，呈圆球形。卵子在女性卵巢的卵泡内发育，历经增殖期、生长期和成熟期（图 1-12）。

1. 增殖期　卵巢中的卵原细胞也要经过多次有丝分裂而增殖，其染色体数也是二倍体（$2n$）。如人体的卵原细胞染色体数目为 46 条，其中 2 条是性染色体 XX。

2. 生长期　在生长期中，卵原细胞的体积显著增大，细胞质中积聚许多卵黄、RNA 和蛋白质等营养物质，形成初级卵母细胞。初级卵母细胞的染色体数目为 $2n$。

3. 成熟期　1 个初级卵母细胞在排卵前完成第一次减数分裂，分裂后形成 1 个体积较大的次级卵母细胞和 1 个体积较小的细胞即第一极体。新形成的大小 2 个细胞的染色体数目均为 23 条，其中有 22 条常染色体和 1 条 X 性染色体。第二次减数分裂时，1 个次级卵母细胞分裂为 1 个大的成熟卵子和 1 个小的第二极体，每个细胞仍含有 22 条常染色体和 1 条 X 性染色体。第一极体也进行第二次减数分裂，产生 2 个体积相等的第二极体。第二极体不能继续发育，进而退化、消失。这样，1 个初级卵母细胞经过 2 次分裂之后，最终形成 1 个单倍体的卵细胞（n）和 3 个单倍体的极体（n）。从人类的性染色体组成来看，所有卵子和极体是相同的，都含有 1 条 X 染色体。

为什么高龄妊娠妇女生育染色体病患儿的概率较大？

人的卵子发生中，卵原细胞的增殖是在胚胎发育早期的卵巢中进行的，卵原细胞总数为 400 万～500 万，胚胎发育晚期，大约 5 个月时卵原细胞就会生长形成初级卵母细胞并开始减数分裂至双线期，然后停留在此期，直到排卵的时候才继续进行分裂。出生以后大部分初级卵母细胞退化而只保留大约 400 个能得到发育。性成熟后，每个月一般仅有 1 个卵泡成熟排放，排放的次级卵母细胞通常停留在第二次减数分裂的中期，受精后它才完成第二次减数分裂并形成卵子，进而完成受精。如排出的卵未受精，则不能成熟，次级卵母细胞就会在排卵后 24 h 内退化死亡。

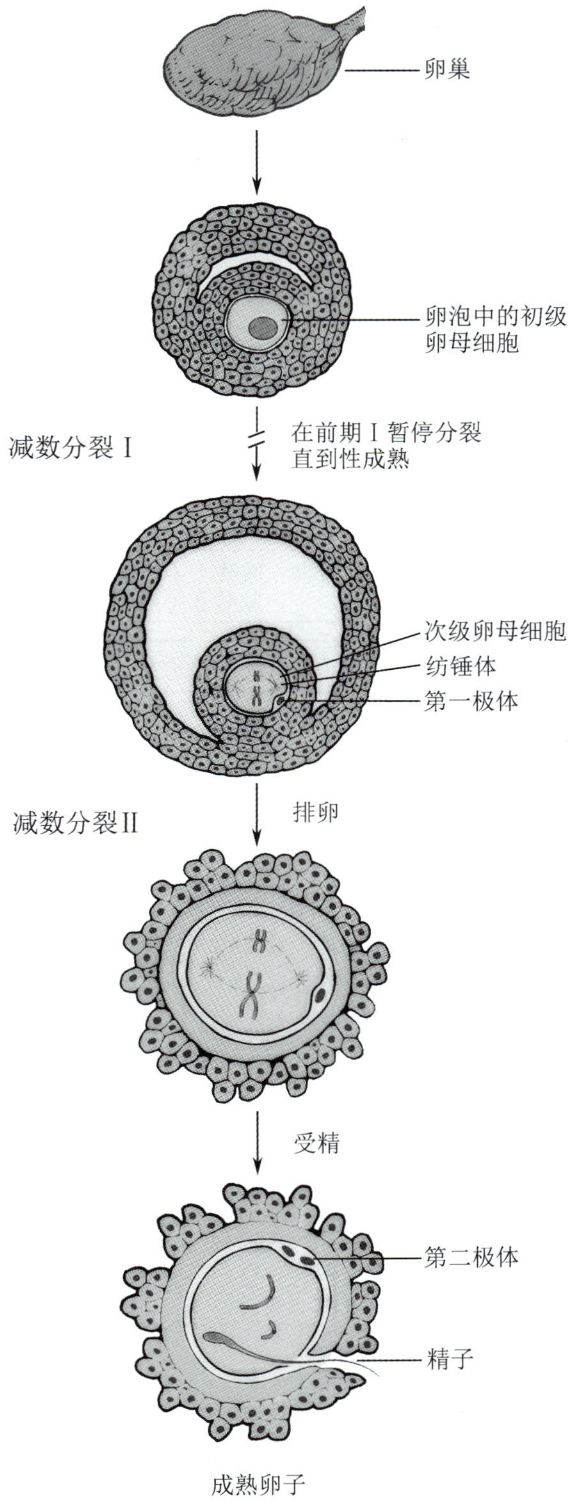
卵巢
卵泡中的初级
卵母细胞
减数分裂 I
在前期 I 暂停分裂
直到性成熟
次级卵母细胞
纺锤体
第一极体
减数分裂II
排卵
受精
第二极体
精子
成熟卵子

图 1-12　卵子的发生

笔记栏

复习知识要点

- 遗传的细胞学基础
  - 细胞的结构
    - 细胞膜：组成、结构、功能
    - 细胞质：内质网、高尔基体、溶酶体、线粒体、核糖体、中心体等
    - 细胞核：核膜、核仁、染色质（体）
  - 细胞的增殖
    - 概念：从上次分裂结束开始到下次分裂结束为止
    - 分期：间期（G_1、S、G_2）、分裂期（前、中、后、末期）
    - 意义及与医学的关系
  - 减数分裂
    - 概念：生殖细胞形成中的特殊分裂方式
    - 分期：减数Ⅰ（前、中、后、末期）
减数Ⅱ（前、中、后、末期）
    - 意义及配子的发生

问题分析与能力提升

患者，男，33岁，工人。因胸闷气短、体力下降4年，病情加重3个月入院。患者10年前在某耐火材料公司从事硅石磨料工作。4年前，感身体不适，体力不支并伴有气短，之后常感觉胸闷、呼吸不畅，有时胸部有针刺样痛。经医院诊断为硅肺。

问题：①什么是硅肺？②硅肺是如何发生的？

同步练习

一、单项选择题

1. 原核细胞与真核细胞共有的细胞器是（　　）
   A. 核糖体　B. 内质网　C. 高尔基体　D. 线粒体　E. 溶酶体
2. 与硅肺发生密切相关的细胞器是（　　）
   A. 溶酶体　B. 过氧化物酶体　C. 线粒体　D. 高尔基体　E. 内质网
3. 动物细胞中含有DNA分子并能产生ATP的细胞器是（　　）
   A. 中心体　B. 溶酶体　C. 核糖体　D. 线粒体　E. 高尔基体
4. 染色质与染色体的关系（　　）
   A. 是同一物质在细胞周期中不同时期的形态表现

笔记栏

B. 是同一物质在细胞周期中同一时期的不同表现
C. 不是同一物质在细胞周期中不同时期的形态表现
D. 不是同一物质在细胞周期中同一时期的不同表现
E. 以上都不是

5. 细胞增殖周期指的是(　　)
A. 细胞从开始分裂到分裂结束
B. 细胞从上一次分裂完成开始，到下一次细胞分裂完成为止
C. 细胞从上一次分裂完成开始，到下一次细胞分裂开始为止
D. 细胞从前一次分裂开始，到下一次细胞分裂开始
E. 从前一次细胞分裂开始，到下次细胞分裂完成为止

6. DNA 自我复制发生的时期是(　　)
A. G_1 期　　B. S 期　　C. G_2 期
D. M 期　　E. 分裂末期

7. 生物体正常的减数分裂和受精作用过程，可使后代具有更大的变异性，下述原因中不正确的叙述是(　　)
A. 同源非姐妹染色单体之间发生局部的交换
B. 同源染色体分离的同时非同源染色体自由组合
C. 生殖细胞中染色体数目减半，受精后又增加
D. 受精时，双亲的各一半遗传物质随机组合
E. 双亲每个生殖细胞中的遗传信息均不相同

8. 减数分裂与有丝分裂过程中的主要区别是(　　)
A. 着丝粒纵裂为二　　B. 核膜、核仁消失　　C. 同源染色体联会
D. 形成纺锤丝　　E. 姐妹染色单体彼此分离

9. 1 个初级精母细胞经过减数分裂可形成精子数目为(　　)
A. 1 个　　B. 2 个　　C. 4 个
D. 8 个　　E. 16 个

10. 染色体的基本结构单位是(　　)
A. DNA　　B. 核小体　　C. 螺线管
D. 超螺线管　　E. 染色单体

二、简答题

1. 以液态镶嵌模型说明细胞膜的化学组成和分子结构特点。
2. 细胞膜内外物质交换的方式有哪些？它们各有何特点？
3. 简述线粒体的构造和功能。
4. 简述有丝分裂和减数分裂各期的主要特点及意义。
5. 精子和卵子的发生有何异同？

（尚喜雨）

第二章

遗传的分子基础

学习目标

1. 掌握　断裂基因、外显子、内含子、复制子、基因突变的含义。
2. 熟悉　DNA 的分子结构与功能；真核生物基因的结构与功能。
3. 了解　基因突变的机制与一般特性。

1953 年，Watson 和 Crick 根据 X 射线衍射图样及各种化学分析的数据，提出了脱氧核糖核酸(DNA)的双螺旋结构模型，奠定了 DNA 复杂功能的结构基础。DNA 是构成染色体的主要化学成分。遗传信息编码在 DNA 分子的核苷酸序列中。基因是染色体上携带有遗传信息的特定核苷酸序列的总称，是具有遗传效应的 DNA 分子片段。基因在染色体上呈线性排列。各种各样的基因决定了生物体千差万别的性状。

第一节　DNA 的结构与功能

一、DNA 的化学组成和分子结构

(一) DNA 的化学组成

DNA 是核酸的一种，分子的基本单位是脱氧核苷酸。每个脱氧核苷酸由磷酸、脱氧核糖和含氮碱基组成(图 2-1)。碱基有 4 种，即腺嘌呤(adenine，A)、鸟嘌呤(guanine，G)、胞嘧啶(cytosine，C)和胸腺嘧啶(thymine，T)。因为碱基的不同，可以构成 4 种不同的脱氧核苷酸：脱氧腺嘌呤核苷酸(dAMP，A)、脱氧鸟嘌呤核苷酸(dGMP，G)、脱氧胞嘧啶核苷酸(dCMP，C)和脱氧胸腺嘧啶核苷酸(dTMP，T)。

(二) DNA 的分子结构

脱氧核苷酸借助 3′，5′-磷酸二酯键连接而成的多聚核苷酸链称为 DNA 的一级结构。其中，不同的碱基组成和排列方式决定了 DNA 的性质。

Watson 和 Crick 提出的 DNA 双螺旋空间结构模型，阐明了 DNA 空间结构的基本形式。这一模型的提出为生物体内 DNA 功能的研究奠定了科学基础，推动了生命科

学与现代分子生物学的发展(图 2-2)。

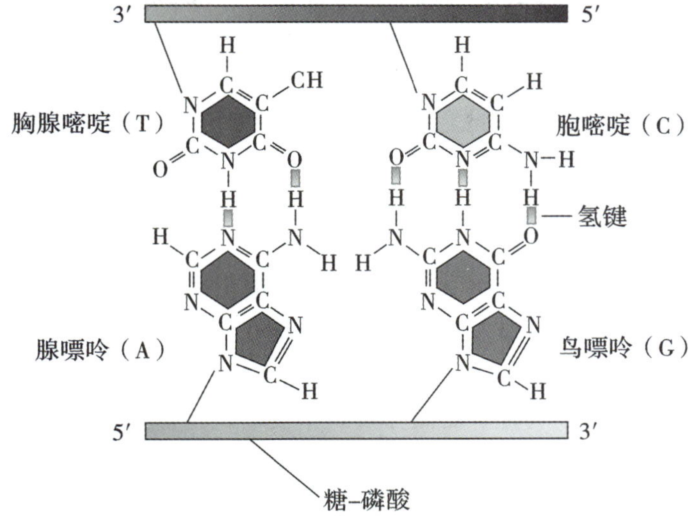

图 2-1　碱基的化学结构

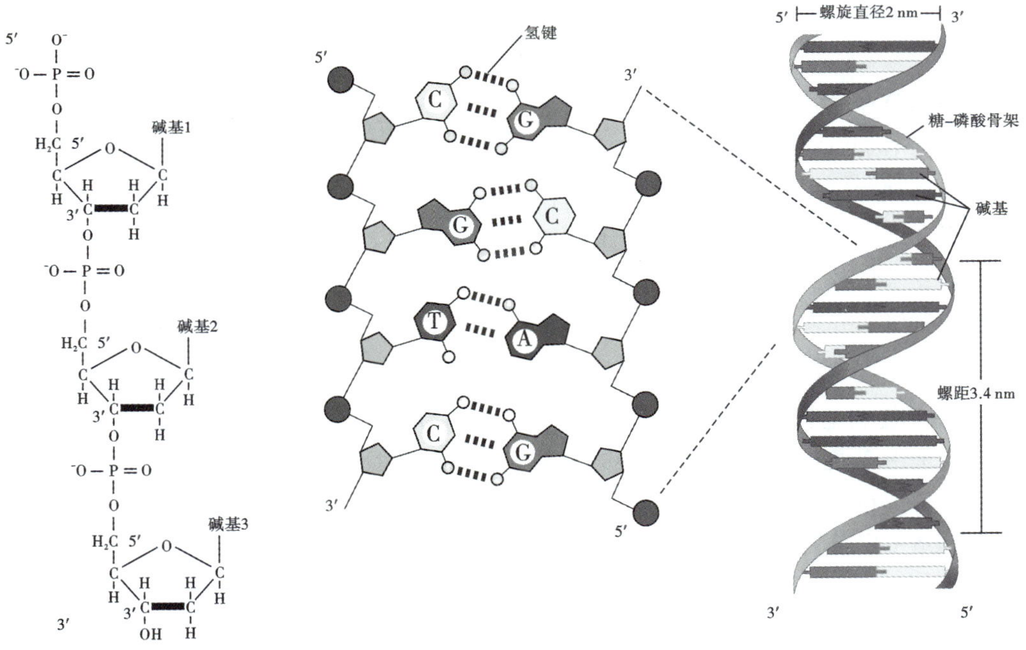

图 2-2　DNA 双螺旋结构及碱基互补配对

DNA 双螺旋结构模型的要点如下。

(1)DNA 分子由 2 条反向平行的脱氧核苷酸链围绕同一中心轴,盘绕成双螺旋结构。一条链的方向为 5′→3′,另一条链的方向为 3′→5′。

(2)磷酸-脱氧核糖通过 3′,5′-磷酸二酯键相连而成的骨架链位于螺旋外侧,碱基在双螺旋内侧。双螺旋的直径为 2 nm,螺距为 3.4 nm,内含 10 个碱基对,即相邻碱

笔记栏

基对的平面距离为0.34 nm。碱基平面与骨架链垂直。

(3)2条链同一水平上的一对碱基以氢键相连，形成稳定的配对组合，即A总是和T配对，G总是和C配对，A和T之间形成2个氢键(A=T)，G和C之间形成3个氢键(G≡C)，这种碱基配对方式称为"碱基互补配对"原则。因此，2条多核苷酸链互相称为"互补链"。碱基对之间的氢键是DNA分子稳定的重要因素。

(4)双螺旋的表面形成2条凹槽，一面深而宽，称为深沟；另一面窄而浅，称为浅沟。这2条沟对于有特定功能的蛋白质(酶)识别并调节DNA双螺旋结构上的遗传信息是非常重要的。

(5)DNA分子虽然所包含的碱基只有4种，但由于DNA链通常很长(4×10^3～4×10^{10}个核苷酸)，碱基数目很多，所以碱基排列顺序的组合方式是无限的，可以形成多种不同的DNA分子。如某一段DNA分子有100个碱基对，则碱基就有4^{100}种不同的排列方式，这意味着DNA分子能储存极其丰富的遗传信息，即DNA分子对遗传信息的携带和传递是依靠多核苷酸链中的碱基排列顺序变化而实现的，其无穷无尽的遗传信息决定着千姿百态的生命自然界。

DNA的双螺旋结构还可进一步扭曲缠绕成更为复杂的结构——超螺旋及开环型结构，这些更为复杂的结构即DNA的三级结构。

二、DNA的功能

复制的目的或生物学意义是什么？

(一)DNA的信息贮存功能

双链DNA分子中蕴藏着丰富的遗传信息，在DNA的多核苷酸链上，4种不同碱基对的排列顺序没有任何限制，假定某段DNA分子有100个碱基对，则该段有4^{100}种排列组合形式。而1个DNA分子上有4×10^3～4×10^{10}个碱基对，由此可见1个DNA分子的复杂性和多样性。双链DNA是生物大分子，在A、G、C、T 4种碱基的排列顺序中蕴藏着生物界无穷无尽的遗传信息。

(二)DNA的复制功能

DNA复制是指以DNA分子为模板合成新的DNA分子的过程。DNA分子的双螺旋结构是由2条互补链组成的，同时碱基之间的配对是有规律的。因此，当连接DNA双链的氢键在DNA解旋酶的作用下断开而成为2条单链时，单链可以作为复制的模板，在DNA聚合酶和连接酶的作用下，按照"碱基互补配对"原则，聚合游离的核苷酸，重新合成2条与它互补的DNA链。这样，原来的DNA双链分子，也就是2条亲代链，通过复制产生了2个DNA双链分子，也就是2条子代链。子代链中的碱基顺序同亲代链完全一样。DNA分子就是这样复制出与自己完全相同的2个子代DNA分子(图2-3)。

遗传信息以什么形式储存在DNA中？

(三)DNA的转录功能

DNA的转录功能是指以DNA为模板互补合成RNA的过程。转录时，DNA双链在DNA解旋酶的作用下局部解旋，以其中的1条链为模板，以4种核苷酸为原料，按碱基互补配对原则(RNA中以尿嘧啶U替代T与DNA中的A配对)在RNA聚合酶和RNA连接酶的作用下合成1条RNA单链。在RNA合成后，DNA重新恢复成双螺旋

笔记栏

结构。通过转录,DNA 上携带的遗传信息传给了 RNA(图 2-4)。

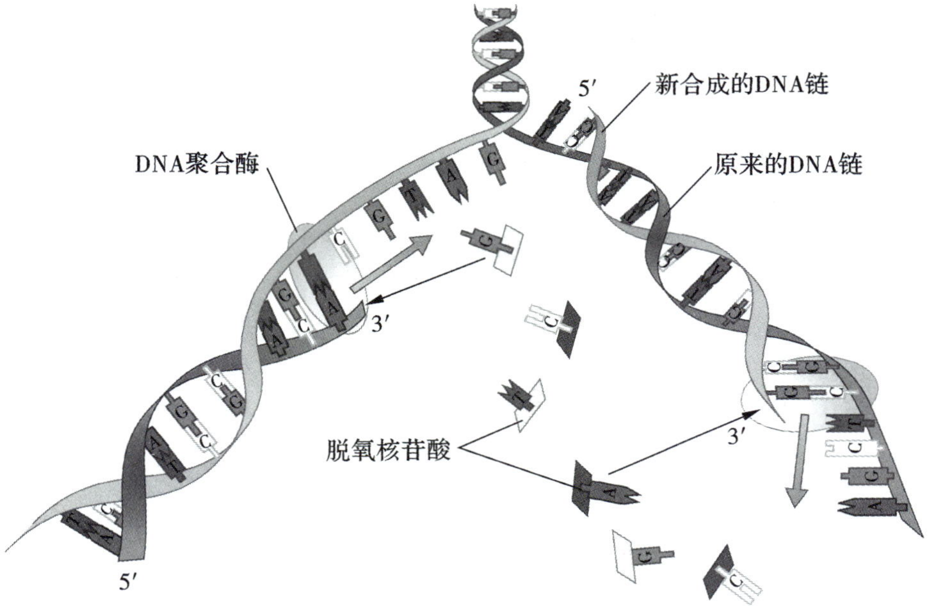

图 2-3　DNA 复制

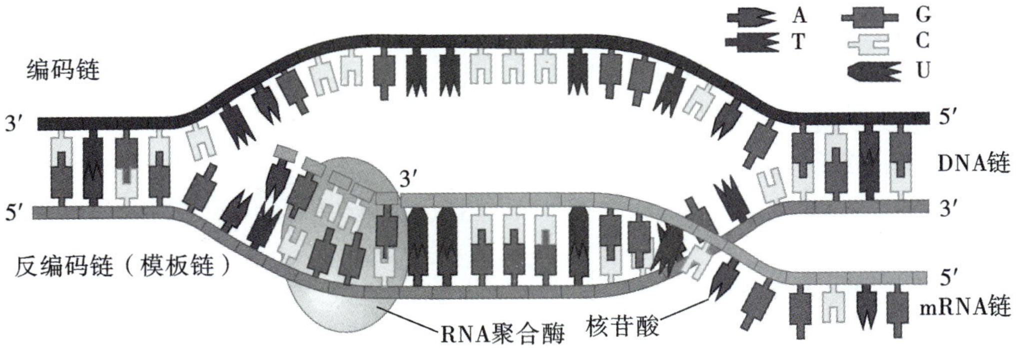

图 2-4　DNA 转录

转录的目的或生物学意义是什么?

三、人类基因组 DNA 序列的类型

基因组(genome)是指细胞或生物体所有遗传信息的总和。每个基因组的 DNA 约有 3.2×10^9 bp。人类基因组包括 2 个相对独立而相互联系的基因组,即细胞核基因组和线粒体基因组,通常所说的人类基因组是指细胞核基因组。

(一) 细胞核基因组

细胞核基因组含有人类的绝大多数基因,这些基因分布在核内的 DNA 分子上,人类有 25 000 个左右编码蛋白质的结构基因,根据某种 DNA 片段在基因组中拷贝数的不同,将基因组的 DNA 分为单一序列和重复序列。

笔记栏

1. 单一序列(unique sequence) 是指在1个基因组中仅有1个或很少几个拷贝的DNA序列。包括大多数编码蛋白质(酶)的结构基因中的编码区序列和基因的间隔序列,但编码区序列只占很少一部分。单一序列占基因组DNA的50%~65%。单一序列常被重复序列隔开。

2. 重复序列(repetitive sequence) 是指在基因组中有很多拷贝数的DNA序列。重复序列在基因组中占30%~35%。根据重复序列重复次数不同,又可分为高度重复序列、中度重复序列、基因家族及基因簇。

(1)高度重复序列(highly repetitive sequence) 重复的拷贝数在10^6~10^8,这些序列通常较短,一般为几个、十几个或几十个碱基对不等,约占基因组的10%。主要存在于染色体端粒、着丝粒及Y染色体长臂的异染色质区,即所谓卫星DNA(satellite DNA)。它们均不能转录,但它们构成基因的间隔,维持染色体的结构,与减数分裂时染色体的配对有关。

(2)中度重复序列(intermediate repetitive sequence) 重复的拷贝数在10^2~10^6,长度一般为300~7 000 bp,占基因组的25%左右。中度重复序列是非编码序列,它们可能参与基因表达调控。人类基因组中的中度重复序列,Alu家族、Kpn Ⅰ家族含量丰富。

(3)基因家族和基因簇 是指由某一祖先基因经过突变或重复而产生的一组来源相同、结构相似、功能相同或相关的基因。基因家族(gene family)分为两类:一类是1个基因的多次拷贝、序列高度同源、成簇地排列在同一条染色体上,形成1个基因簇(gene cluster),这些基因可能同时发挥作用,或在不同的发育阶段表达、合成蛋白质,如α珠蛋白基因簇由7个相关基因组成,排列在16号染色体上;另一类为基因超家族(gene superfamily),不同基因成簇地分布在几条不同的染色体上,它们的序列有些不同,但是编码一类功能相关的蛋白质。如血红蛋白基因家族,由α珠蛋白基因簇和β珠蛋白基因簇组成,α珠蛋白基因簇由5个相关基因组成,集中分布在第16号染色体短臂(16p13);β珠蛋白基因簇由6个基因组成,分布在第11号染色体短臂的1个狭小区域(11p15)。

3. 假基因(pseudogene) 指多基因家族中与某些基因结构相似但不能表达基因产物的基因。原来可能是有功能的基因,后来在进化过程中发生突变,使其结构发生一些变化而失去功能,但它们仍保留在基因组结构中。如人类珠蛋白基因簇中的假基因ψζ、ψα、ψβ等。

(二)线粒体基因组

人类细胞中除了细胞核基因组外,还有线粒体基因组,细胞中线粒体都有自己的闭环双链DNA,即线粒体DNA(mitochondrial DNA,mtDNA)。mtDNA与核内DNA不完全相同,其结构紧密,几乎没有重复DNA序列,部分mtDNA的遗传密码与核内DNA的通用密码不同。mtDNA基因编码2个rRNA、22个tRNA和多种酶的蛋白亚单位。由于精子中几乎不含细胞质,所以受精卵的胞质及其中的线粒体主要由母方提供,因此,mtDNA表现为母系遗传。

知识链接

DNA 指纹

DNA 指纹是指具有完全个体特异性的 DNA 多态性，是 DNA 信息的记录模式。其个体识别能力足以与手指指纹相媲美，因而得名。从生物样品中提取 DNA，运用 PCR 技术扩增，然后将扩增出的 DNA 进行本酶切，得到 DNA 片段，经琼脂糖凝胶电泳，按分子量大小分离后，转移至尼龙滤膜上，将已标记的小卫星 DNA 探针与膜上具有互补碱基序列的 DNA 片段杂交，用放射自显影便可获得 DNA 指纹图谱。法医可从一滴血、一根毛发、一口唾液、一片皮屑中提取出 DNA，获得 DNA 图谱。因其精确度极高，DNA 指纹比手指指纹有着更为广阔的应用前景。

第二节　基因的结构与功能

一、基因的概念和分类

（一）基因的概念

1865 年，遗传学的奠基人孟德尔（G. Mendel）通过豌豆杂交实验，提出了遗传因子。20 世纪初，丹麦遗传学家约翰森（W. Johannsen）将遗传因子更名为“基因（gene）”，并一直沿用至今。基因的本质是具有特定遗传效应的 DNA 片段，是遗传功能的基本单位。所有的生命现象，包括生殖、生长、发育、遗传、变异及疾病等，都与基因所携带的遗传信息有直接或间接的关联。

基因具有以下几个特性：①基因可自我复制；②基因决定性状，即基因可通过转录和翻译，决定酶或蛋白质多肽链的氨基酸顺序，决定某种蛋白质或酶的性质，最终决定生物的性状；③基因可发生突变和重组。一般来说，新的突变基因一旦形成，就可通过复制，在随后的细胞分裂中遗传下来。

（二）基因的种类

根据它们在细胞内分布的不同，人类基因可分为核外基因和核内基因。核外基因存在于线粒体的环状 DNA 上，只占少部分；绝大部分的基因属于核内基因，它们主要存在于细胞核内染色质的 DNA 纤维中。

基因根据功能的不同，可分为结构基因（structural gene）和调控基因（regulator and control gene）。结构基因是指能编码蛋白质或酶分子的基因，它们可决定肽链中氨基酸的种类和排列顺序，它们的突变可使蛋白质或酶分子结构发生改变，导致蛋白质或

笔记栏

酶的活性异常。调控基因是指调节控制结构基因表达的基因。它的突变可影响一个或多个结构基因的功能,导致一个或多个蛋白质或酶合成量的改变。另外,还有一些只能转录不能编码的基因,如 rRNA、tRNA 基因等。

二、真核细胞基因的结构

> 此结构实为基因内部功能区域划分,而不是指分子结构,基因的分子结构即 DNA 双螺旋结构。

真核生物(包括人类)与原核生物的结构基因有所不同,原核生物的结构基因的编码序列是连续的,基因中所有的核苷酸的遗传信息最终可以全部表达出相应的氨基酸。而真核生物中,绝大多数结构基因的编码序列是不连续的,被非编码序列分隔开,形成嵌合排列的断裂形式,故称为断裂基因(split gene)。

真核生物结构基因可由编码区和其两侧的非编码区所组成(图 2-5)。

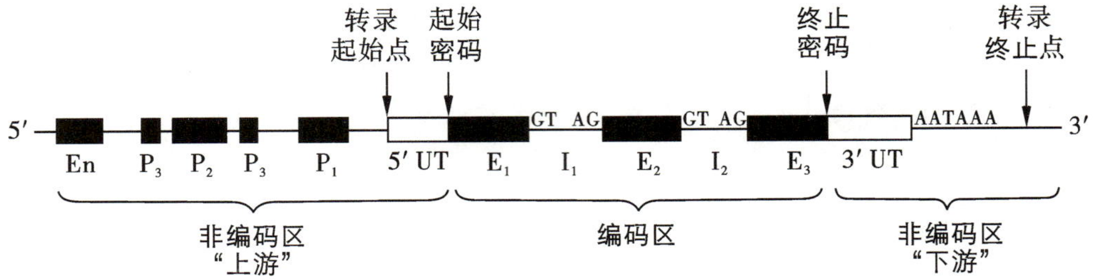

图 2-5 真核生物结构基因的结构

(一)外显子和内含子

断裂基因中位于编码区的编码序列称为外显子,是基因中能表达为多肽的部分;非编码序列为内含子或插入序列,是只能转录不能翻译的部分,在 mRNA 成熟过程中被剪切掉。不同基因的外显子和内含子的数目和大小各不相同,一般基因越大,外显子越多,内含子的核苷酸数量可能远远大于外显子的核苷酸数量。

(二)外显子和内含子的接头

> (高度)保守序列只有一个目的,即易被识别。

在每个外显子和内含子的接头部位都有一段高度保守的特定序列,即内含子5′末端大多数是 GT 开始,3′末端大多是 AG 结束,称为 GT-AG 法则。这种接头方式普遍存在于真核生物的基因中,是 RNA 剪接的识别信号。

(三)侧翼序列

每个断裂基因转录起始点的上游和转录终止点的下游,都有一段不被转录的 DNA 序列,称为侧翼序列。侧翼序列虽不编码氨基酸,但对基因表达有调控作用。它包括启动子、增强子、终止子等。

1. 启动子(promotor) 是指位于基因转录起始点上游 100～200 bp 的范围,与转录启动有关的特异性 DNA 序列,是 RNA 聚合酶识别、结合的部位,一旦结合便启动基因转录。常见的启动子有 TATA 框(TATA box)、CAAT 框(CAAT box)、GC 框(GC box)等几种保守序列。它们主要作用是锁定基因转录的起始点,激活转录并控制 mRNA 的产量。

笔记栏

（1）TATA 框　位于转录起始点上游-27～-19 bp 处，是一段高度保守的 DNA 序列，由 7 个碱基组成，即 TATAAAA 或 TATATAT，其中仅有 2 个碱基可有变化。TATA 框能与转录因子 TFII 结合，再与 RNA 聚合酶形成转录复合物，从而准确识别转录起始位置，并开始转录。TATA 框的碱基改变可导致转录起始点位置异常。

（2）CAAT 框　位于转录起始点上游-80～-70 bp 处，也是一段保守的 DNA 序列，由 9 个碱基组成，顺序为 GGCCAATCT 或 GGTCAATCT，其中仅有 1 个碱基可以发生变化。转录因子 CTF 能识别 CAAT 框并与之结合，也是 RNA 聚合酶的另一个结合位点，能提高转录效率，而不影响转录起始点。当这段序列发生异常时，转录产物明显减少。

（3）GC 框　其保守序列为 GGGGCGG，常有 2 个拷贝，介于 CAAT 框两侧。能与转录因子 SPI 结合，激活转录，与增强起始转录效率有关。

2. 增强子（enhancer）　是指位于启动子上游或下游的一段本身没有启动基因转录的活性，但能明显增强基因转录效率的 DNA 序列。当它被基因活化蛋白识别并结合后，通过此蛋白与结合于启动子上的蛋白质之间的相互作用，有增强启动子发动转录的作用，提高基因转录的活性。不同基因的增强子不尽相同，其作用的发挥与所处的位置和序列的方向性无关，但具有组织特异性，即某些增强子只能在特定的组织中存在并起作用。增强子的方向可以是 5′→3′方向，也可以是 3′→5′方向。

3. 终止子（terminator）　位于 3′端非编码区下游，由 AATAAA 和一段反向重复序列组成（图 2-6），二者构成转录终止信号。AATAAA 是多聚腺苷酸（polyA）的附加信号。反向重复序列是 RNA 聚合酶停止工作的信号，该序列转录后，可以形成发卡结构，阻碍 RNA 聚合酶继续向 3′方向移动，其末尾的一串 U 与模板中的 A 结合不稳定，从而使 mRNA 从模板上脱离下来，转录终止。

无论启动、增强还是终止子，都不是第三方实现的，而是由 DNA 自身序列完成的。足见 DNA 序列功能之强大。

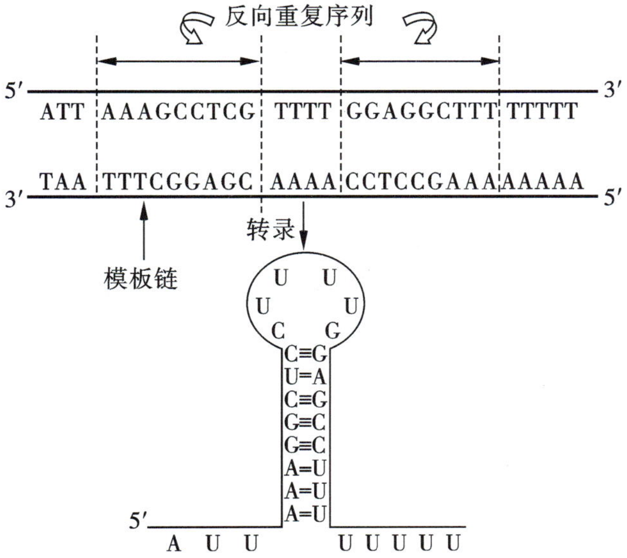

图 2-6　转录终止子的反向重复序列和 RNA 发卡结构

笔记栏

学习基因功能时，要与前面DNA功能紧密结合，在此基础上延伸、拓展。

三、基因的表达与调控

基因是DNA分子上具有遗传效应的特定核苷酸序列的总称，是具有遗传效应的DNA分子片段。DNA分子中碱基对的排列顺序蕴藏着遗传信息，决定了基因的基本功能和特性。基因的功能也就是DNA的功能。基因的功能包括3个方面，即遗传信息的储存、复制和表达。

（一）遗传信息的储存

1961年Crick用遗传学的方法证明了DNA分子上的3个相邻核苷酸的碱基构成1个三联体，决定多肽链上的1个氨基酸，所以三联体是遗传信息的具体表现形式，因而特定的核苷酸三联体构成了遗传密码（genetic code）或称密码子（codon）。DNA分子上有4种碱基，可组成64种遗传密码，其中61种密码编码20种氨基酸，其余3个密码不编码氨基酸，为蛋白质合成的终止信号，即终止密码。1967年，遗传密码表正式问世。64种遗传密码的含义全部得到了破译。因为DNA编码蛋白质是通过编码RNA序列来实现的，因此，遗传密码通常用mRNA上的碱基表示。

（二）基因的复制

基因的重要特征之一就是基因的自我复制（self-replication）。复制发生在细胞周期的间期，通过DNA的复制把储存的遗传信息随着细胞的分裂传递给子细胞，从而保证遗传物质的连续性和相对稳定性。

复制子是复制的最小单位，具有“全”或“无”的特性。

1. 复制子　由1个复制起始点构成的DNA复制单位称为复制子（replicon）。在原核生物中，DNA复制往往只有1个复制起始点，而真核生物中，每个DNA分子上有许多复制起始点。每个复制子从起始点开始双向复制，在起始点两侧各形成1个复制叉。随着复制叉的移动，彼此相邻的复制子汇合连接在一起。当亲代DNA分子上的所有复制子汇合连接成2条连续的子代DNA分子时，复制完成（图2-7）。DNA复制的过程有先后，常染色质复制较早，异染色质复制较晚，称为迟复制（late replication）。

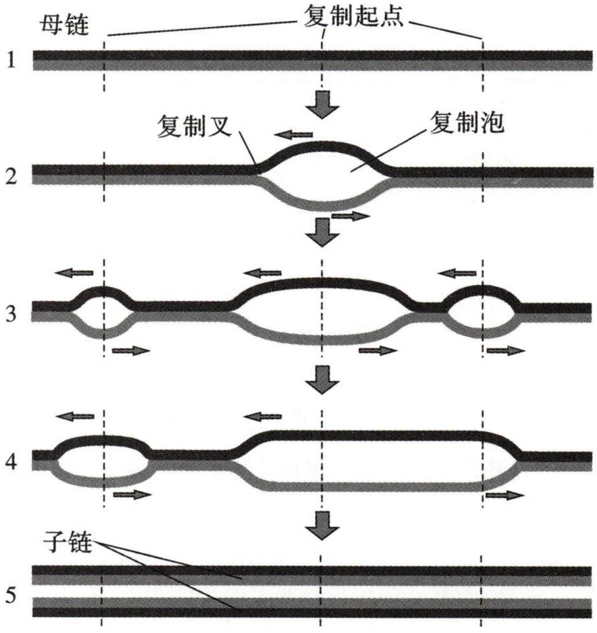

图2-7　基因的复制、复制子

笔记栏

2. 半保留复制　在 DNA 复制过程中，首先由 DNA 解旋酶解开螺旋，然后 2 条单链均可以作为模板，按照碱基互补配对原则，利用游离的三磷酸脱氧核苷酸合成 2 条子代 DNA 双链。由于新合成的子代 DNA 分子中，1 条链是原来亲代 DNA（母链），1 条链是新合成的 DNA（子链），因此称为半保留复制（semi-conservation replication）。

3. 半不连续复制　DNA 复制过程中，催化 DNA 合成的 DNA 聚合酶的作用方向只能是从 5′→3′，以 3′→5′链为模板时，新的 DNA 按 5′→3′连续复制，速度较快，称为领头链（前导链）；以 5′→3′为模板时，按 3′→5′方向复制是不连续的，只能先合成若干反向互补的冈崎片断（Okazaki fragments），然后 DNA 连接酶将这些冈崎片断连接起来成完整的新链，这个复制过程完成较晚，称为随从链（后随链，lagging strand）。因此，在 DNA 复制时，1 条链（前导链）的复制是连续的，另 1 条链（后随链）的复制是不连续的，故称为半不连续复制（semi-discontinuous replication）（图 2-8）。

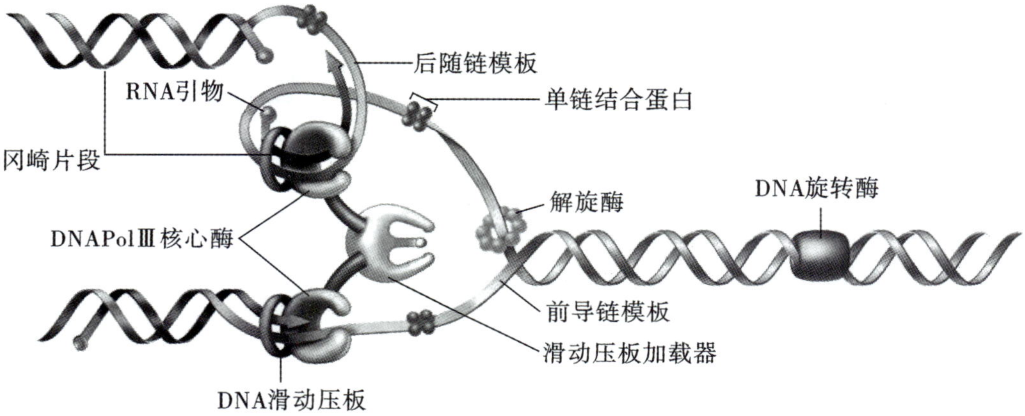

图 2-8　基因的半不连续性复制

（三）基因的表达

基因的表达（gene expression）是把 DNA 分子中所储存的遗传信息通过转录和翻译形成由特定氨基酸种类和序列构成的多肽链，再由多肽链构成蛋白质和酶分子，进而决定生物性状的过程。基因表达包括 2 个步骤：转录和翻译。

1. 转录　转录（transcription）是以 DNA 的反编码链为模板，在 RNA 聚合酶的作用下以三磷酸核苷酸为原料，按照碱基互补配对的原则合成 RNA（mRNA、tRNA 和 rRNA）的过程。真核生物的转录在细胞核内进行。RNA 合成方向是 5′→3′。在含许多基因的 DNA 双链中，每个基因的模板链并不是都在同一条链上。究竟以哪条链为模板，由启动子的位置决定。这种转录方式为不对称转录。

转录的终产物为 mRNA、rRNA 和 tRNA，它们转录时所需的酶不同，mRNA 由 RNA 聚合酶Ⅱ催化合成，rRNA 由 RNA 聚合酶Ⅰ催化合成，tRNA 由 RNA 聚合酶Ⅲ催化合成。只有 mRNA 将遗传信息传递给蛋白质。

由 RNA 聚合酶Ⅱ催化合成的转录产物，仅仅是 mRNA 的前体 hnRNA，还必须经过剪接、戴帽和添尾等一系列的加工和修饰才能形成有功能的 mRNA（图 2-9）。

1. 分清 DNA 的编码链和转录链。

2. RNA 碱基序列与 DNA 编码链碱基序列一致。

3. 转录生成的是 hnRNA，须经过"转录后加工"方能形成成熟的 mRNA。

笔记栏

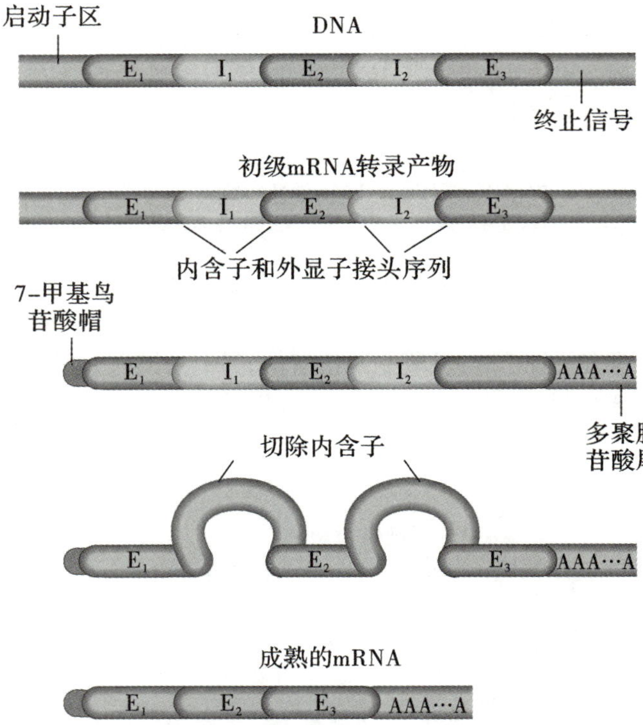

图 2-9 mRNA 的转录和加工过程

(1)戴帽 戴帽(capping)是指在 hnRNA 的5′端的第一个核苷酸前加上 1 个7-甲基鸟苷酸帽。使5′端得到有效的封闭,不再连接核苷酸。帽的结构不仅使5′端不受核酸外切酶的消化,增强 mRNA 的稳定性;还有利于 mRNA 进入细胞质后被核糖体的小亚基识别。

(2)加尾 加尾(tailing)是指在 hnRNA 的5′端戴帽的同时,RNA 的3′端在腺苷酸聚合酶的作用下加上200 个左右的腺苷酸,形成多聚腺苷酸(polyA)尾的过程。polyA 尾不仅有助于成熟的 mRNA 从细胞核进入细胞质,而且保护 3′端不被消化降解,增强 mRNA 的稳定性。

(3)剪接 剪接(splicing)是指在一系列酶的作用下,按 GU-AG 法则将 hnRNA 中的内含子对应的转录序列去掉,然后将各个外显子对应的序列按原顺序连接起来的过程。

戴帽、加尾和剪接都是在细胞核中进行的,经过这些加工,hnRNA 成为成熟的 mRNA,mRNA 进入细胞质后指导蛋白质的合成。同样,tRNA 和 rRNA 转录后也要经过相应的加工和修饰才能具有功能。

2. 翻译 翻译(translation)是由转录了遗传信息的 mRNA 指导蛋白质合成的过程。翻译是在细胞质中的核糖体上进行,通常包括起始、肽链延长和终止 3 个阶段。肽链形成后,也需要经过一系列的加工,最后形成具有一定生物学功能的蛋白质(图 2-10)。

笔记栏

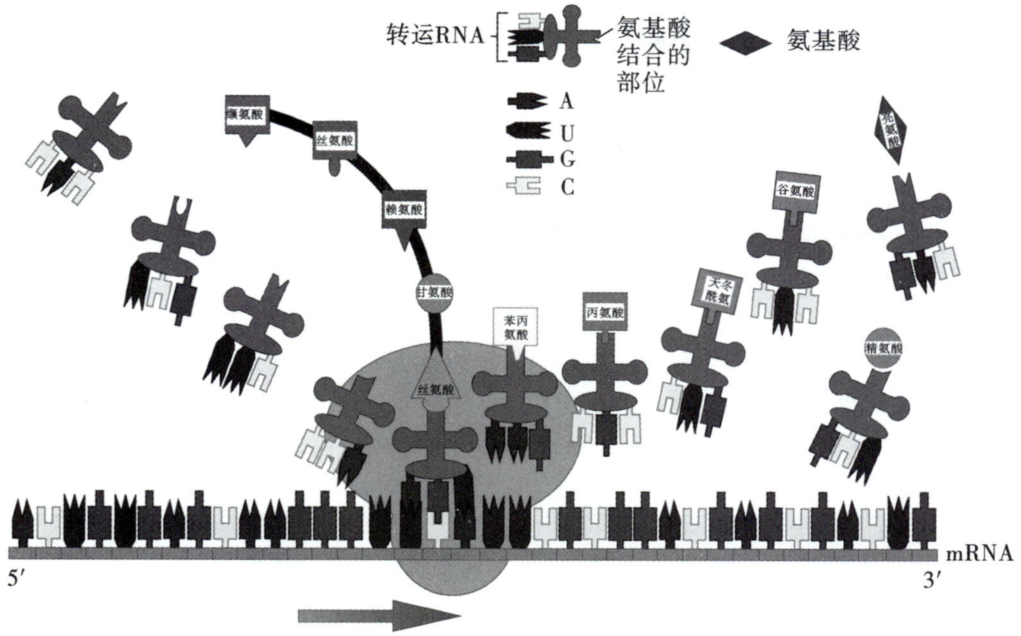

图 2-10　翻译过程

通常有多个核糖体在同一个 mRNA 分子上同时进行翻译,这种聚合体称为多聚核糖体(polyribosome)。多聚核糖体可以在同一条 mRNA 模板上按不同的进度翻译多条相同的多肽链。

综上所述,DNA 中所储存的遗传信息,经过转录和翻译,实现遗传信息的传递和表达,这种由 DNA→RNA→蛋白质的信息传递原则称为“中心法则”(central dogma)。20 世纪 70 年代由于发现病毒有反转录酶,单链 RNA 能自我复制和翻译,真核细胞中也存在编码反转录酶的 DNA,能以 RNA 为模板合成 DNA,因此“中心法则”得到补充和完善(图 2-11)。

遗传信息最终储存在 DNA 上,由 DNA 复制成新的 DNA、转录生成 RNA 及翻译生成多肽链,其实就是遗传信息的传递过程。

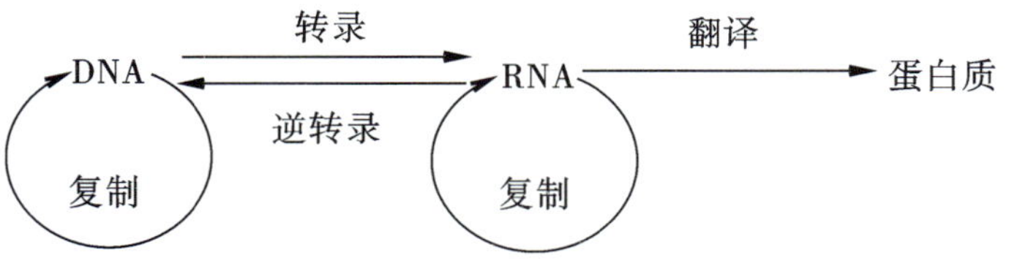

图 2-11　遗传中心法则

(四)基因表达的调控

生物体的每个细胞都含有该物种的全套基因,但并非所有的基因都能表达,在不同的细胞或同类细胞的不同发育阶段,基因表达在种类和数量上都存在着差异。这表明基因的表达存在着复杂的调控系统。与原核生物相比,真核生物基因表达的调控更复杂。转录水平的调控是基因表达调控最主要的方式。

笔记栏

第三节　基因突变

一、诱发基因突变的因素

遗传信息的储存与表达都是非常精确的，为什么还会有遗传病的发生呢?

任何生物体细胞内的遗传物质都具有相当高的稳定性，但这种稳定性是相对的，在一定内外环境因素的影响下就可能发生改变，这种遗传物质的变化及所引起的生物体性状的改变，称为突变（mutation）。广义的突变包括染色体畸变（chromosome aberration）和基因突变（gene mutation）两类。狭义的突变通常指基因突变。

在自然条件下发生的突变称为自发突变（spontaneous mutation），由人工利用物理因素、化学药剂或生物因素诱发的突变称为诱发突变（induced mutation）。在生产上人工诱变是产生生物新品种的重要方法。基因突变是在机体的各种内外环境因素作用下产生的，能诱发基因突变的因素统称为诱变剂（mutagen）。不同诱变剂可以诱发相同性质的基因突变，也可以诱发不同类型的突变。诱发基因突变的诱变剂也基本上都引起 DNA 损伤和染色体畸变。许多诱变剂还具有致癌或致畸作用，可见肿瘤和畸胎的发生可能与遗传物质的某种变化有关。根据诱变剂的性质不同，可将基因突变的诱因分为以下几类。

（一）物理因素

物理因素又称为物理诱变剂，包括电离辐射、非电离辐射、激光、超声波、温度等。紫外线是引起基因突变的重要诱变剂。在紫外线的照射下，可造成 DNA 的多种损伤，最常见的是使 DNA 中形成胸腺嘧啶二聚体（TT），即 DNA 分子相邻 2 个脱氧胸苷酸之间形成共价连接，是 DNA 的局部结构变形，当复制或转录到这一部位时，碱基配对发生错误，从而引起新合成的 DNA 或 RNA 链的碱基改变。另外，电离辐射包括 α 射线、β 射线和中子等粒子辐射和 X 射线、γ 射线等电磁波辐射，损伤作用是直接击中 DNA 链，能量被 DNA 分子吸收而引起 DNA 链断裂或染色体断裂。

（二）化学因素

化学因素即化学诱变剂。例如，烷化剂（甲醛、氯乙烯、氮芥等）可将活性甲基、乙基转移到 DNA 分子链的任何位置上；亚硝酸或含亚硝基化合物，使碱基脱去氨基，发生结构改变；5-溴尿嘧啶、巯嘌呤、2-氨基嘌呤等碱基类似物可取代某些碱基而插入 DNA 分子中。这些情况均可引起碱基错误配对，经过复制，导致基因突变。

（三）生物因素

在生物因素中，病毒（如麻疹病毒、流感病毒、风疹病毒、疱疹病毒等）是诱发突变的主要因素。但突变机制目前尚不清楚。另外，真菌和细菌所产生的毒素或代谢产物也能诱发基因突变，如花生、玉米等发霉后其上黄曲霉所产生的黄曲霉毒素具有导致突变的作用，被认为是引起肝癌的一种致癌物质。

二、基因突变的一般特性

（一）基因突变的概念

基因突变是指由 DNA 碱基对的置换、增添或缺失而引起的基因结构的变化，从而引起表型的改变，亦称点突变。基因突变普遍存在于自然界中，任何基因都可能以一定的频率发生突变。基因突变是生物变异和进化的主要因素。基因突变可发生在生殖细胞中，也可发生在体细胞中。发生在体细胞中的突变，称为体细胞突变，它不会传给子代，但一旦突变的体细胞经有丝分裂形成具有相同遗传改变的细胞群时，就构成了突变细胞群而成为细胞恶变的基础。发生在生殖细胞中的突变，个体通过有性生殖会把突变基因传递给后代，引起后代遗传性状的改变。

(二)基因突变的特性

无论是自发突变还是诱发突变，基因突变都有一定的特性，如随机性、多向性、可逆性、有害性、稀有性和可重复性等。

1. 随机性　它可以发生在生物个体发育的任何时期和生物体的任何细胞。一般来说，在生物个体发育的过程中，基因突变发生的时期越迟，生物体表现突变的部分就越少。

2. 多向性　1 个基因可以向不同的方向发生突变，产生 1 个以上的等位基因。例如，人类中 ABO 血型是由 I^A、I^B、i 3 个基因构成的复等位基因决定的。

3. 可逆性　基因突变的方向是可逆的，即基因 A 能突变为 a，相反，基因 a 也能突变为 A，前者为正突变(forward mutation)，后者为回复突变(back mutation)。

4. 有害性　基因突变对于生物的生存往往是有害的。例如，绝大多数的人类遗传病就是由基因突变造成的，这些病对人类健康构成了严重威胁。

5. 稀有性　据估计，在高等生物中，10^5 ~ 10^9 个生殖细胞中才会有 1 个生殖细胞发生基因突变，突变率是每代(10^{-8} ~ 10^{-5})/生殖细胞。人类基因的突变率为每代(10^{-6} ~ 10^{-4})/生殖细胞。不同生物的基因突变率是不同的。例如，细菌和噬菌体等微生物的突变率比高等动植物的要低。同一种生物的不同基因，突变率也不相同。

6. 可重复性　对于任何一个基因位点，突变可以一定的频率反复发生。

三、基因突变的分子机制

根据基因突变在各世代中是否保持相对稳定的状态，一般将其分为静态突变和动态突变。

(一)静态突变

静态突变(static mutation)是指生物各世代在一定条件下，以相对稳定的突变率发生的基因突变。其突变率一般保持在 10^{-6} 左右。静态突变可分为点突变和片段突变。

1. 点突变　点突变(point mutation)是指 DNA 分子中 1 个或 1 对碱基发生改变。它包括碱基置换和移码突变。

(1)碱基置换　碱基置换(base substitution)是 DNA 分子上的一种碱基对被另一种碱基对所替换，使三联体密码意义发生改变而引起的突变。碱基置换可分为转换和颠换。转换(transition)是嘌呤与嘌呤之间、嘧啶与嘧啶之间的替换；颠换(transversion)是嘌呤与嘧啶之间的替换。自然发生的突变中，转换多于颠换(图 2-12)。

碱基替换过程只改变被替换碱基的那个密码子，也就是说每一次碱基替换只改变 1 个密码子，不会涉及其他的密码子。引起碱基置换突变的原因和途径有 2 个：一是碱基类似物的掺入，如在大肠埃希菌培养基中加入 5-溴尿嘧啶(BU)后，会使 DNA 的一部分胸腺嘧啶被 BU 所取代，从而导致 AT 碱基对变成 GC 碱基对，或者 GC 碱基对

笔记栏

变成 AT 碱基对；二是某些化学物质如亚硝酸、亚硝基胍、硫酸二乙酯和氮芥等，以及紫外线照射，也能引起碱基置换突变（图 2-13）。

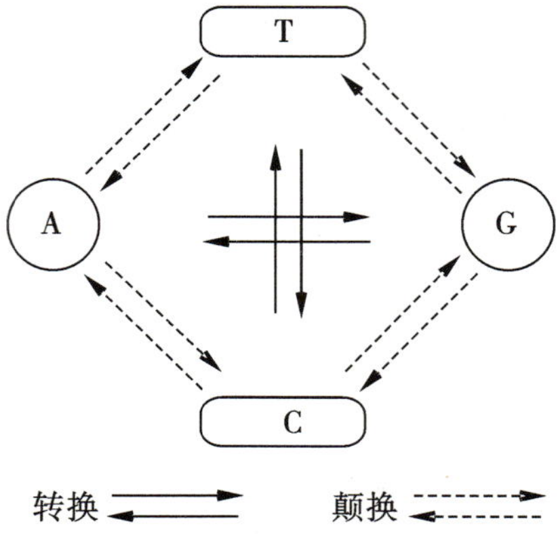

图 2-12 碱基转换和颠换

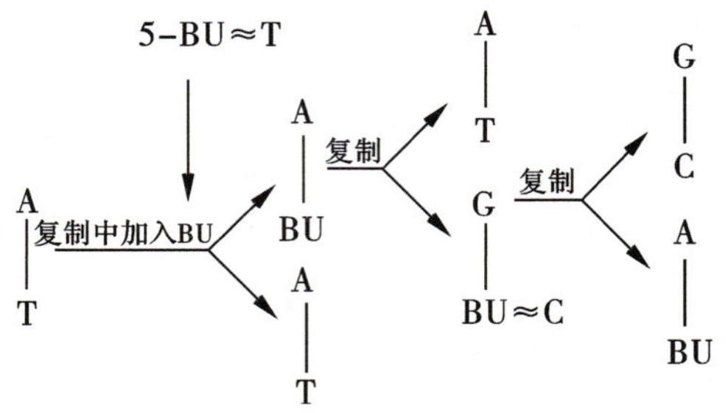

图 2-13 5-溴尿嘧啶引起的 DNA 碱基对的转换

碱基置换可引起如下几种不同的生物学效应。

同义突变（samesense mutation）：有时 DNA 的 1 个碱基对的改变并不会影响它所编码的蛋白质的氨基酸序列，这是因为改变后的密码子和改变前的密码子是兼并密码子，它们编码同一种氨基酸，这种基因突变称为同义突变（图 2-14）。

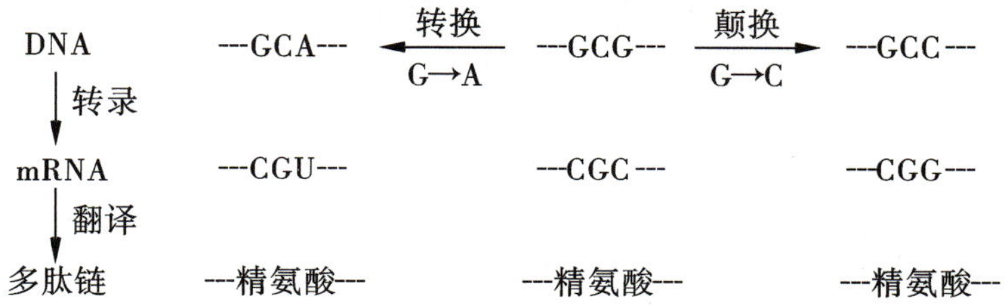

图 2-14 碱基置换引起的同义突变

错义突变（missense mutation）：由于 1 对或几对碱基对的改变而使决定某一氨基酸的密码子变为决定另一种氨基酸的密码子的基因突变称为错义突变（图 2-15）。这种基因突变有可能使它所编码的蛋白质部分或完全失活，如人血红蛋白 β 链的基因，如果将决定第 6 位氨基酸（谷氨酸）的密码子由 CTT 变为 CAT，就会使它合成的 β 链多肽的第 6 位氨基酸由谷氨酸变为缬氨酸，从而引起镰刀形细胞贫血病。

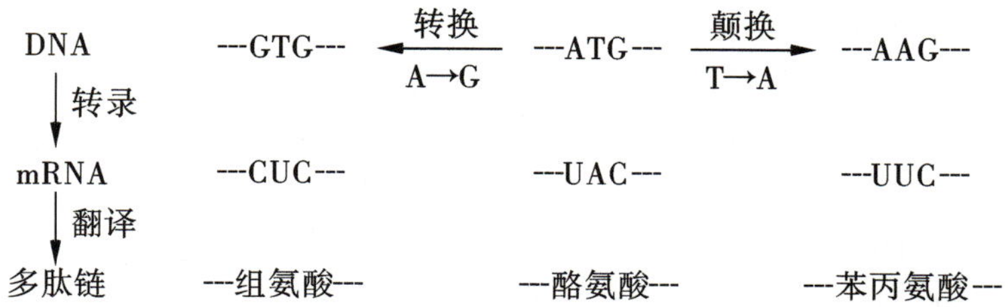

图 2-15 碱基置换引起的错义突变

无义突变（nonsense mutation）：由于 1 个或几个碱基对的改变而使决定某一氨基

笔记栏

酸的密码子变成 1 个终止密码子的基因突变称为无义突变。这种突变使肽链合成提前终止,产生不完全、无活性的多肽链(图 2-16)。

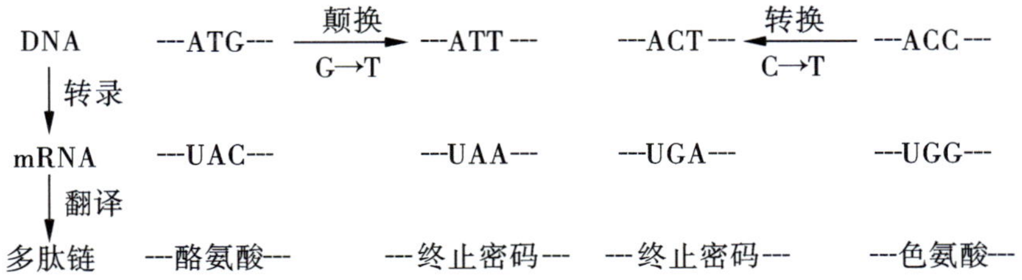

图 2-16　碱基置换引起的无义突变

终止密码突变(termination codon mutation):由于碱基替换原来的 1 个终止密码突变成编码某个氨基酸的密码,使肽链合成延长,直到遇到下一个终止密码。

(2)移码突变　移码突变(frame shift mutation)是指由于 DNA 链中插入或缺失 1 个或几个碱基对,使插入或缺失点以后的所有密码组合全部发生改变,进而使编码的氨基酸种类和顺序发生改变(图 2-17)。

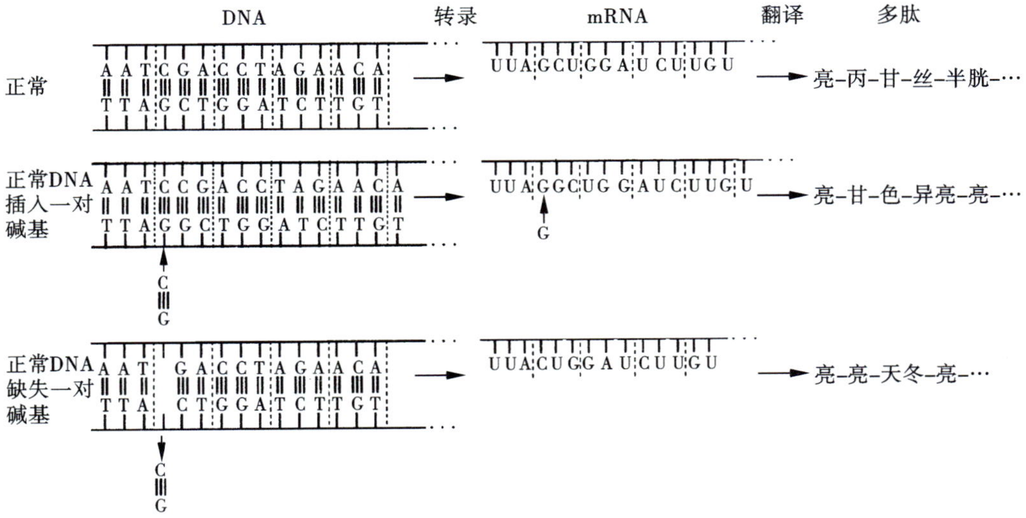

图 2-17　碱基插入引起的移码突变

2. 片段突变　片段突变是指基因中某些小片段的碱基序列发生改变,主要包括缺失、重复和重排等。变化点要比点突变大。缺失是指基因中某段碱基序列的丢失,是 DNA 在复制和损伤后修复时,某一片段没有被复制或修复造成的。编码序列缺失时,如果未打破三联体密码结构(读码框),其编码的多肽链会缺少若干个氨基酸;如果打乱了读码框,则缺失点以后的密码子全部改变,导致移码突变。重复指已复制的某一片段又再次复制,使基因中增加了某一段碱基序列。其原因是 DNA 聚合酶带着新链脱落后,又返回到已复制的模板片段上再复制。重排是 DNA 链多处发生断裂,断片的两端颠倒重接或几个断片重接的序列与原来的序列不同。

笔记栏

(二)动态突变

近年来随着遗传病研究水平的不断深入,人们对其发生机制的认识也不断提高。认为一些遗传病的发生可能仅仅是脱氧三核苷酸串联重复的拷贝数大大增加所致,由于这种变化(拷贝数的增加)随着世代的传递而不断扩大、扩增,故认为其为一种动态突变。动态突变(dynamic mutation)是指串联充分的三核苷酸序列随世代的传递而重复次数一代一代明显增加,结果导致某些遗传病发生的突变方式。现除亨廷顿病以外,还发现有几种遗传病是由这种动态突变引起,如脆性 X 染色体综合征、肯尼迪病(遗传性迟发性近端脊髓延髓运动神经元病,简称脊髓延髓性肌萎缩)和肌强直性肌萎缩等。

四、基因突变的表型效应

生物因素、理化因素和遗传因素都可通过各种途径影响到细胞内的成分,从而导致细胞病变。根据突变对机体表型的影响程度,可将基因突变的表型效应分为以下几个方面。

1. 对机体产生不可察觉的效应　如同义突变,突变前后的蛋白质(酶)完全相同,从进化观点看,这类突变称为中性突变。

2. 形成正常人体生化组成的遗传学差异　这种差异对人体无影响,如血清蛋白类型、ABO 血型、HLA 类型及各种同工酶等都是基因突变形成的,这是生物多样性与进化的重要源泉。但在某些情况下也会产生严重后果,如在异体组织器官移植时,若 HLA 组织配型不合则产生排斥反应。

3. 引发各种遗传病　基因突变会导致编码的蛋白质发生相应的变化,从而引起很多严重疾病。编码结构蛋白的基因突变可产生分子病,如血红蛋白病;编码酶的基因突变可使酶功能异常或缺如,导致遗传性酶病。

4. 产生积极效应　少数情况下,基因突变可产生有利于机体生存的积极效应,如非洲人血红蛋白 S(HbS)突变基因杂合子比正常的 HbA 纯合子更具抗恶性疟疾的能力;在植物育种中,当种子被射线照射而发生基因突变,再生长出的部分植株可能比原来的更抗病害、抗倒伏、产量更高。

知识拓展

基因剔除

基因剔除又称为基因敲除,是 20 世纪 80 年代末发展起来的一种新型分子生物学技术,是通过一定的途径使机体特定的基因失活或缺失的技术,而后观察由此引起的表型改变,是目前研究基因整体功能的唯一方法。人体有 3 万～4 万个基因,如果要确认某个基因在体内的作用,最直接有效的方法是在被研究的动物(一般为小白鼠)基因组中剔除这个基因。基因剔除技术的成功应用将有助于研究不同基因与不同功能之间的联系,揭开多种疑难病的发病机制。

第四节　人类基因组学

一、人类基因组计划

能与“曼哈顿原子弹计划”“阿波罗人类登月计划”相媲美的人类伟大创举之一就是人类基因组计划。这项人类的伟大工程，其核心内容是系统全面地解读和阐明人类基因组 DNA 3.2×10^9 个核苷酸的序列并了解其在染色体上的位置，破译人类全部遗传信息，从而获得人类全面认识自我最重要的生物学信息，使人类第一次在分子水平上全面地认识自我。它不仅具有重大的理论意义，而且对国计民生特别是医学的发展将产生巨大的推动作用。

随着人类基因组计划工作框架图的完成，其对人类社会巨大的科学和经济意义已清晰显现。它所倡导的“全球合作、免费共享”的人类基因组计划精神已成为自然科学史上国际合作的楷模，世界各国也因此受益无限。人类基因组计划的进展，给未来生命科学研究的思想和方法论也带来了革命性的改变。人们将从基因组和比较生物基因组的水平，而不是孤立的、单基因水平，来重新探讨和认识生命的进化、遗传、发育，生物和环境，脑功能等重要生物学问题。

人类基因组计划的基本任务就是建立人类基因组的结构图，并在“制图-测序”的基础上鉴定人类的基因，绘出人类的基因图。这些内容基本上可用 4 张图来说明：遗传图、物理图、转录图和序列图。

当前，随着结构基因组学向染色体完成序列图的目标顺利进展，以揭示基因组的功能及调控机制为目标的功能基因组学已提上议事日程，即“后基因组时代”。功能基因组学就是在基因组的层次上，研究基因的表达、调控和功能。一般认为功能基因组研究的核心问题有基因组的多样性，基因组的表达及其时空调节，模式生物基因组研究等。

人类基因组计划对人类社会的影响将波及每个人，将会给现有的法律、道德、伦理甚至生活方式都带来冲击和思考。这是人类历史上任何事件都无法比拟的。人类基因组计划也为推动医学进步带来了空前的机遇，疾病的基因诊断有可能发展成医学的重要分支和实现产业化。对个体罹患疾病的危险及个体对药物的反应等进行遗传预测将是未来十年左右的医学主流。不久就将开始进行设计药物的研制，这些设计药物将建立在以疾病过程中受损的分子途径为主要目标的基因组方法基础上，基因药物在许多疾病的诊治革命中仍占据着绝对的优势，很有前景。利用基因治疗更多的疾病不再是个奢望，因为随着我们对人类本身的了解迈上新的台阶，很多疾病的病因将被揭开，药物就会设计得更合理，治疗方案也能“对症下药”，人类的整体健康状况将会提高，21 世纪的医学基础将由此奠定。但同时也可能带来一系列伦理、法律和社会学问题。诸如患者的隐私权如何得到保护？他们的就业和保险是否会受到影响？是否会在社会上受到“遗传歧视”？近年来，整体动物克隆技术的发展使得生物技术的伦理问题更趋复杂化。因此，生物医学界和法律界应该就人类基因组计划的相关问题进行

笔记栏

商讨并制订对策，以取得全社会的理解和支持。

二、基因组学与人类健康

人类基因组计划的直接动因是要解决包括肿瘤在内的人类疾病的分子遗传学问题。6 000 多个单基因遗传病和多种大面积危害人类健康的多基因遗传病的致病基因及相关基因，代表了对人类基因中结构和功能完整性至关重要的组成部分。在遗传和物理作图工作的带动下，疾病基因的定位、克隆和鉴定研究已形成了，从表位→蛋白质→基因的传统途径转向“反求遗传学”或“定位克隆法”的全新思路。随着人类基因图的构成，3 000 多个人类基因已被精确地定位于染色体的各个区域。今后，一旦某个疾病位点被定位，就可以从局部的基因图中遴选出相关基因进行分析。这种被称为“定位候选克隆”的策略，将大大提高发现疾病基因的效率。中国的人类基因组计划在多民族基因保存、基因组多样性的比较研究方面取得了令人满意的成果，同时在白血病、食管癌、肝癌、鼻咽癌等易感基因研究方面亦取得了较大进展。

人类基因组计划对于人类基因组理论的研究和种类疾病，尤其是遗传病的诊断、治疗具有划时代的意义。这个巨大成就将会给生命及医药等学科带来一场伟大而深刻的变革。

笔记栏

复习知识要点

- 遗传的分子基础
  - DNA
    - DAN结构：双螺旋分子结构
    - DAN功能：储存遗传信息；复制；转录及遗传信息表达
  - 基因
    - 概念：是具有遗传效应的DNA片段，是控制生物性状的基本遗传单位
    - 真核基因的结构
      - 编码区：外显子、内含子
      - 侧翼序列：启动子、增强子、终止子
    - 真核的表达与调控
      - 基因的复制：复制的特点
        基因的转录：转录后加工
        “中心法则”
      - 基因调控：乳糖操纵子
    - 基因突变
      - 概念、特性、类型及机制
  - 人类基因组学

问题分析与能力提升

将大肠埃希菌分别接种在含有葡萄糖和乳糖的培养基中，同时加入显色剂，用来显示大肠埃希菌是否合成并分泌分解乳糖的酶。经过培养后，含有葡萄糖的培养基显色反应为阴性，而含有乳糖的培养基显色反应为阳性。

问题：看到这一结果，你如何运用所学知识加以解释？

笔记栏

同步练习

一、单项选择题

1. 关于基因的概念,下列叙述错误的是( )
   A. 基因是 DNA 分子中储存有遗传信息,具有遗传效应的片段
   B. 基因突变具有多向性、可逆性、有害性和稀有性等特点
   C. 基因的表达是通过 DNA 转录和控制,翻译蛋白质的合成,对表型产生一定的影响
   D. 基因是染色体上占有一定位置的遗传单位
   E. 真核细胞中含有的基因都是具有转录活性的结构基因
2. 基因表达时,遗传信息的流动方向和主要过程是( )
   A. RNA→DNA→蛋白质　B. hnRNA→mRNA→蛋白质　C. DNA→tRNA→蛋白质
   D. DNA→mRNA→蛋白质　E. DNA→rRNA→蛋白质
3. 能启动基因转录的 DAN 序列是( )
   A. 增强子　B. 启动子　C. 终止子
   D. 内含子　E. 外显子
4. 遗传信息是指 DNA 分子中( )
   A. 脱氧核糖的含量和分布　B. A=T 对与 G=C 对的数量比　C. 碱基序列
   D. 碱基对的数量　E. 碱基的互补配对原则

二、简答题

1. 简述 DNA 双螺旋结构特点。
2. 什么是基因突变？简述基因突变的一般特征和突变的后果。
3 绘出中心法则的示意图,并说明其含义。

(南阳医学高等专科学校　周玉金)

第三章 人类染色体与染色体病

学习目标

1. 掌握　人类染色体的数目、形态结构、类型，染色体核型的概念及核型分析，染色体畸变的类型及原因。
2. 熟悉　染色质的分类，Lyon 假说，性别决定机制及应用，常见染色体病的临床表现及核型。
3. 了解　染色体显带技术，染色体畸变的形成机制，常见染色体病的发病原因、两性畸形的主要类型，异常染色体携带者的类型。

染色体(chromosome)是生物体遗传物质(基因)的载体。它主要由 DNA 和蛋白质等构成，具有储存和传递遗传信息的作用。不同生物的染色体数目、形态、大小各具特征；而同种生物的染色体形态结构、数目是恒定的。真核生物的基因主要分布于细胞核内的染色体上，通过细胞分裂，基因随着染色体从亲代传递给子代。当染色体发生畸变(结构和数目)，常导致基因的异常，具体表现为多种畸形的染色体综合征。

第一节　人类染色体

一、常染色质与异染色质

染色质(chromatin)和染色体实质上是同种物质在细胞周期不同时期的两种表现形式。细胞从间期到分裂期过程中，染色质通过高度螺旋化凝缩成为染色体，而从分裂期到间期过程中，染色体又解螺旋舒展成为染色质。染色质是细胞间期细胞核内伸展的 DNA 蛋白质纤维。间期细胞核的染色质可根据其所含核蛋白分子的差异分为常染色质(euchromatin)和异染色质(heterochromatin)。

(一)常染色质

常染色质是构成染色体 DNA 的主体，染色较浅而均匀，含单一或部分重复序列的 DNA，具有转录活性，常位于间期核的中央部分。在细胞分裂间期螺旋化程度低，呈高

笔记栏

度分散状态，表现为伸展而折叠疏松。DNA 复制发生在细胞周期 S 期的早期和中期。在细胞分裂的中期，常染色质螺旋化程度极高，染色较深。

（二）异染色质

异染色质为细胞间期核内不活跃的染色质，在细胞间期螺旋化程度较高，呈凝缩状态，着色较深，含有重复 DNA 序列，常分布于核膜内表面。其 DNA 复制较晚，很少进行转录或无转录活性。

异染色质的类型和特点有哪些？

异染色质可分为两种：结构异染色质和功能异染色质。前者是异染色质的主要类型，又称为专性异染色质，常见于染色体的着丝粒区、端粒区、次缢痕及 Y 染色体长臂远端的 2/3 区段；后者主要是由常染色质在一定发育阶段或特定细胞凝缩转变而来，在浓缩时无转录活性，又称为兼性异染色质。如 X 染色质就是典型的功能异染色质。

异染色质通常具有以下特点：①细胞间期常处于凝缩状态；②含有不表达的基因；③复制时间明显晚于其他染色质区域。

二、人类染色体的基本特征

（一）人类染色体数目

不同物种个体的染色体数目各不相同，而同一物种个体的染色体数目是相对恒定的。染色体数目的恒定对于维持物种的稳定性具有重要意义，染色体数目也是物种鉴定的重要标志之一。

真核生物的 1 个正常生殖细胞（配子）中所含的全套染色体称为 1 个染色体组，其所包含的全部基因称为 1 个基因组（genome）。具有 1 个染色体组的细胞称为单倍体（haploid），可表示为 n；具有 2 个染色体组的细胞称为二倍体（diploid），用 $2n$ 表示。人类正常体细胞染色体数目是 46，即 $2n=46$ 条，正常性细胞（精子或卵子）中染色体数为 23 条，即 $n=23$ 条。

（二）人类染色体的形态和结构

在细胞增殖周期中的不同阶段，染色体的形态结构不断地变化着。有丝分裂中期的染色体由于高度凝缩而呈现最典型、最清晰、最易于辨识的形态，在光学显微镜下可以观察到细胞分裂中期的每条染色体由 2 条染色单体构成，它们各自含有 1 个双螺旋的 DNA 分子，互称姐妹染色单体（sister chromosome）。2 条染色单体之间通过着丝粒（centromere）相连。着丝粒处相对解旋内缢，凹陷缩窄，染色时着色较浅，称为主（初）缢痕（primary constriction）。有些染色体在非着丝粒区也有浅染内缢部位，称为次缢痕（secondary constriction）。着丝粒在细胞分裂过程中与染色体运动有密切关系，是纺锤丝的附着点，失去着丝粒的染色体片段在分裂后期通常不能正常向两极定向移动而丢失。着丝粒将染色体分为两部分，较长的称为长臂（q），较短的称为短臂（p）。两臂的最末端分别有一特化部位，称为端粒（telomere）（图 3-1）。端粒是一种特殊的蛋白质-DNA 结构，含有 TTAGGG 高度重复的 DNA 延伸序列，主要用于维持染色体的稳定性和完整性。每条染色体均需要有 1 个着丝粒和 2 个端粒才能稳定存在，若缺失端粒，则染色体末端将变得不稳定，容易发生染色体之间的非正常连接，形成畸变染色体。端粒长度的缩短和体细胞的老化有关。

笔记栏

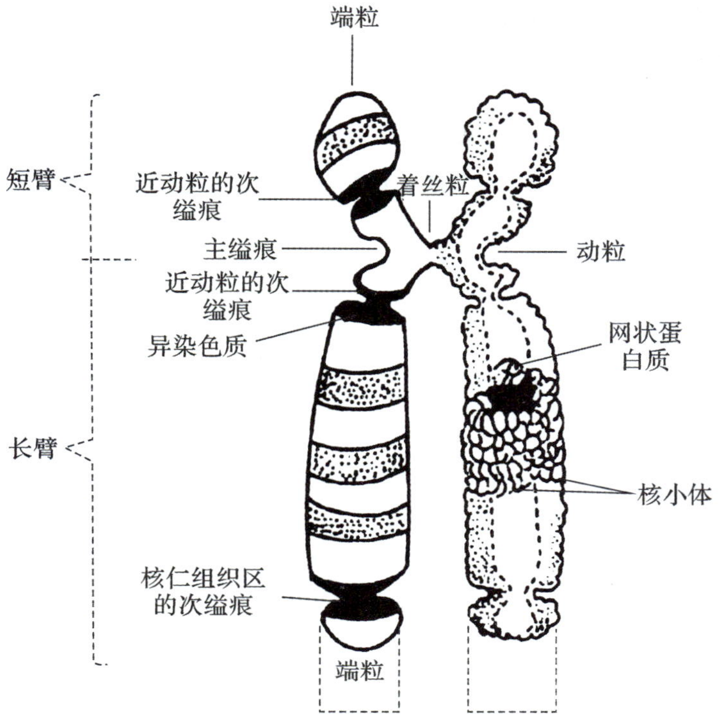

图 3-1　中期染色体的形态与结构

(三) 人类染色体的类型

每条染色体上的着丝粒位置是恒定不变的。人类染色体根据着丝粒的位置可分为 3 种类型，即近中着丝粒染色体、亚中着丝粒染色体和近端着丝粒染色体(图 3-2)。

人类染色体根据着丝粒位置可分为哪些类型?

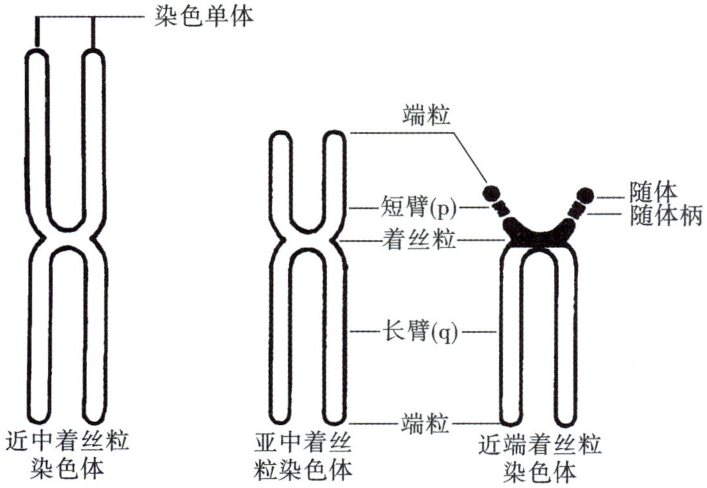

图 3-2　人类染色体的类型

笔记栏

1. 近中着丝粒染色体　着丝粒将染色体分成长短相近的 2 个臂，且位于或靠近染色体中央（染色体纵轴的 1/2 ~5/8）。

2. 亚中着丝粒染色体　着丝粒将染色体分成长短明显不同的 2 个臂，且靠近染色体短臂一端（染色体纵轴的 5/8 ~7/8）。

3. 近端着丝粒染色体　着丝粒靠近一端（染色体纵轴的 7/8 至末端）。人类近端着丝粒染色体短臂远端常有以细丝样结构相连的球状结构，称为随体（satellite），每一近端着丝粒染色体的随体大小各不相同。随体柄部为缩窄的次缢痕，该部位与核仁的形成有关，因而称为核仁形成区或核仁组织者区（nucleolus organizing region，NOR）。核仁组织者区含有 18S 和 28S 的核糖体 RNA 基因，其主要功能是转录核糖体 RNA，参与核糖体大亚基前体的合成。

三、人类染色体核型

1 个体细胞中的全部染色体，按其大小、形态特征顺序排列所构成的图像就称为核型（karyotype）。在完全正常的情况下，1 个体细胞的核型一般可代表该个体的核型。将待测细胞的核型进行染色体数目、形态特征的分析，确定其是否与正常核型完全一致，称为核型分析（karyotype analysis）。

（一）非显带核型

20 世纪 70 年代以前，科学家 Gastav Giemsa 运用吉姆萨（Giemsa）染色法对染色体样本进行染色处理，除了着丝粒和次缢痕，整条染色体的着色比较均匀，该方法称为非显带核型技术（图 3-3）。非显带核型技术仅显现每条染色体的基本轮廓，不显现具体的细微结构，因而只能根据大小和着丝粒特征分组，无法准确识别每一条染色体。

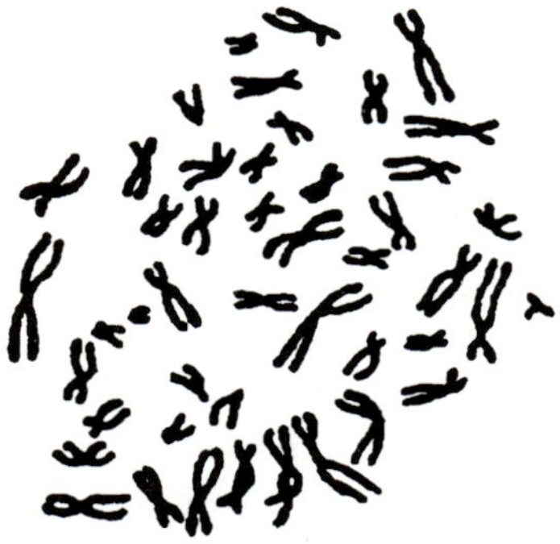

图 3-3　分裂中期的人类非显带染色体

1960 年在美国丹佛、1963 年在英国伦敦、1966 年在美国芝加哥分别召开了三次国际人类细胞遗传学会议，讨论确定并制定了人类有丝分裂染色体的识别、编号、分组及核型描述（包括染色体数目和结构异常的核型描述）等一套统一的标准命名系统。根据丹佛机制，将人类细胞的 46 条染色体主要依据染色体长度和着丝粒的位置等，进行配对、排列顺序、编号，总共分为 23 对（图 3-4）。1 ~22 号每号 2 条为常染色体（autosome），是男女共有的 22 对染色体。另一对染色体随性别而异，称为性染色体（sex chromosome），女性为 XX，男性为 XY。根据非显带核型技术将这 23 对染色体分为 A、

B、C、D、E、F 和 G 共 7 个组，A 组形态最大，G 组形态最小。X 染色体、Y 染色体分别列入 C 组和 G 组，各组特征见表 3-1。

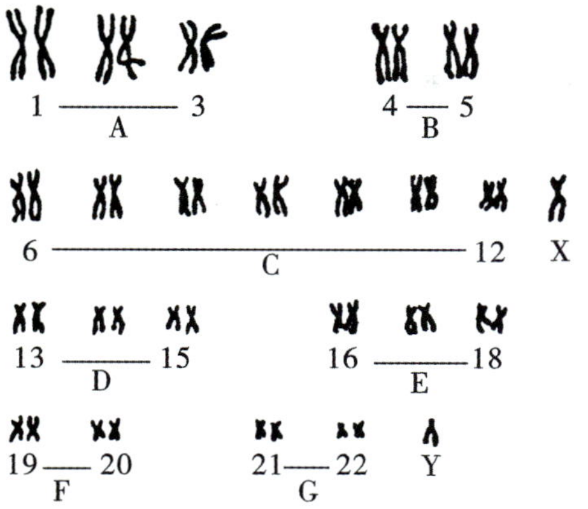

图 3-4　正常人类非显带染色体核型（男性）

表 3-1　人类染色体分组与各组形态特征

组别	染色体编号	大小	着丝粒位置	次缢痕	随体	鉴别程度
A	1～3	最大	1、3 号近中；2 号亚中	1 号常见	无	可鉴别
B	4～5	大	亚中	无	无	不易鉴别
C	6～12；X	中等	亚中	9 号常见	无	难鉴别
D	13～15	中等	近端	无	有	难鉴别
E	16～18	较小	16 号近中；17、18 号亚中	16 号常见	无	可鉴别
F	19～20	小	近中	无	无	不易鉴别
G	21～22；Y	最小	近端	无	有	可鉴别

核型描述时主要包括哪些内容？

核型分析时按照国际标准，描述 1 个核型时包括两部分内容：第一项是核型中染色体的总数（包括性染色体），然后用逗号“,”分隔，第二项是性染色体的组成。正常女性核型描述为 46,XX；正常男性核型描述为 46,XY。在正常核型中，染色体是成对存在的，每对染色体在形态结构、大小和着丝粒位置上基本相同，其中 1 条来自父方的精子，1 条来自母方的卵子，称为同源染色体（homologous chromosome），而不同对染色体彼此称为非同源染色体。

（二）显带核型

显带技术和非显带技术各有何用途？

非显带染色体标本是用吉姆萨染料使染色体着色，只能根据各染色体的大致特征（大小、着丝粒位置）来识别染色体，部分染色体只能识别出属于哪一组，而对组内相邻一号的染色体之间很难区分，并且对于染色体中的一些结构畸变（易位、倒位和微小的缺失等）均不能显示，这对异常染色体结构的研究与临床应用受到极大的限制。

1968 年瑞典细胞化学家 Caspersson 等首先应用荧光染料氮芥喹吖因处理中期染色体，在荧光显微镜下可观察到染色体沿其长轴呈现宽窄不一、亮度不同的横纹，称为

笔记栏

染色体带(band)。这一显带技术称为Q显带(Q banning),所显示的带纹称为Q带(Q band),此后又发明了G带、R带、C带、T带及高分辨G带等多种显带技术。通过显带技术,人类的每一种染色体都能显示独特的带纹,称为带型(banding pattern)。由于每对同源染色体的带型基本稳定,不同对染色体带型不同,进一步通过显带核型分析,能准确识别每条染色体(细微结构特征),为区域制图、基因定位、临床染色体病精确诊断和病因研究提供依据。一般认为染色体上易着色的节段为阳性带(富含A-T的染色体节段);不易着色的节段为阴性带(富含G-C的染色体节段)。目前现有的人类基因组研究发现已经定位的基因大部分分布在阴性带。

1. 常用的显带技术

(1)Q带　染色体标本经由氮芥喹吖因等荧光染料处理后显示的带纹称为Q带,观察时必须使用荧光显微镜。Q带具有显带效果稳定、明显的特点,但荧光持续时间较短,必须立即观察并显微摄影且标本不易长期保存。

(2)G带　染色体标本一般采用碱、胰蛋白酶或其他盐溶液预处理,再用吉姆萨染液染色,每条染色体上可呈现与Q带相类似的深浅相间的带纹,称为G带(图3-5)。G带与Q带相对应,即在Q带的亮带的相应部位,被吉姆萨染液染成深带,而在Q显带中暗带的相应部位被染成浅带。G显带方法简便,带纹清晰,在普通显微镜下即可辨认观察,标本可长期保存,因而在20世纪70年代以来被广泛应用于染色体病的诊断和研究。

(3)R带　染色体标本先用热磷酸盐溶液处理,再用吉姆萨染液染色,显示的带纹称为R带。R带与G带的带纹相反,即G带中的深带在R带中为浅带,G带中的浅带在R带中为深带。染色体两臂末端在G带和Q带中均为浅带或不显示荧光,在R带中则可被染色。因此,R带有利于确定染色体的长度,观察末端区的结构变化。通常R带主要用于研究染色体的末端缺失和结构重排。

(4)C带　染色体标本用NaOH或$Ba(OH)_2$处理后,再用吉姆萨染液染色,可使着丝粒和次缢痕的结构异染色质部分深染,所显示的带纹称为C带(图3-6)。如1、9、16号染色体的次缢痕及Y染色体长臂远端的2/3的区段,可以呈现明显的深带。C带可用于检测Y染色体、着丝粒区及次缢痕区的变化。

(5)T带　将染色体标本加热处理后,再用吉姆萨染液染色,可使染色体末端区段特异性深染,称为T带。

(6)高分辨G带　在20世纪70年代后期,在普通G显带技术的基础上进一步应用细胞同步化技术和秋水仙碱处理,可使处于细胞分裂早中期或晚前期的染色体获得更清晰、更丰富的带纹。原来的G带又可以细分出亚带和次亚带,便于发现更细微的染色体结构变化,为染色体和染色体结构畸变的研究、基因定位和肿瘤遗传研究提供有效的技术依据和支持。

(7)N带　染色体标本用硝酸银($AgNO_3$)染色,可使染色体的随体及NOR呈现特异性的黑色银染物,这种银染色阳性的NOR称为Ag-NOR。研究表明Ag-NOR的可染性通常取决于它的功能活性,即具转录活性的NOR着色,但受染物质不是次缢痕本身,而是附近与rRNA转录有关的一种酸性蛋白。

2. 人类细胞遗传学命名的国际体制　1978年人类细胞遗传学国际命名委员会第一次制定并公布了《人类细胞遗传学命名的国际体制》,统一规定了正常和异常染色体核型的命名格式和原则，对显带染色体提出了一些描述和识别的符号和缩写术语。

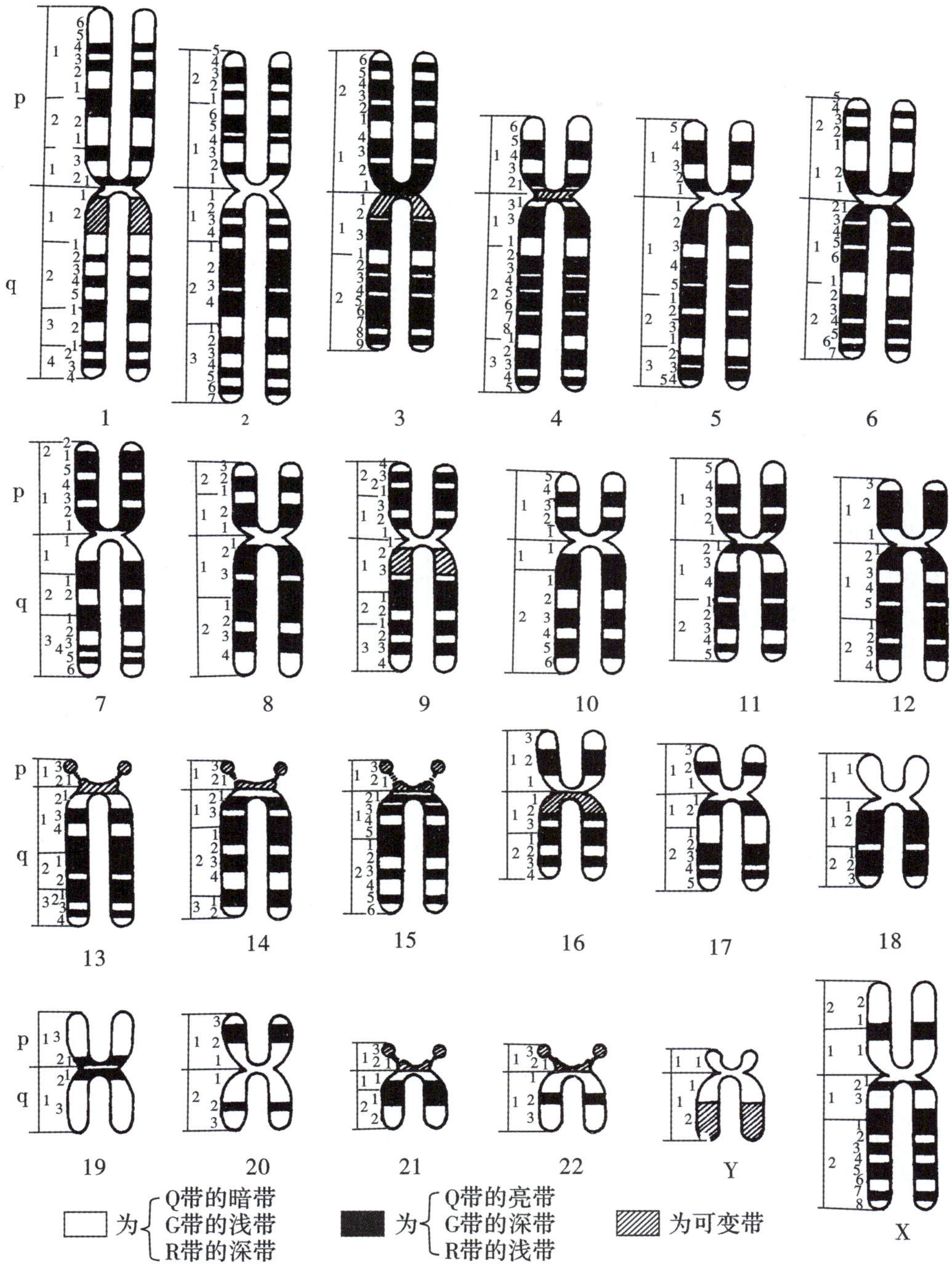

图 3–5 人类正常染色体 G 显带

(1)界标(land mark) 每条显带染色体都具有重要意义、稳定的、显著形态特征的结构区域标记，称为界标，包括染色体两臂的末端区、着丝粒和某些明显的深染带或浅染带。界标是识别染色体的重要特征。

(2)区(region) 即 2 个相邻界标之间的染色体区域。每个区又包含若干条带。

笔记栏

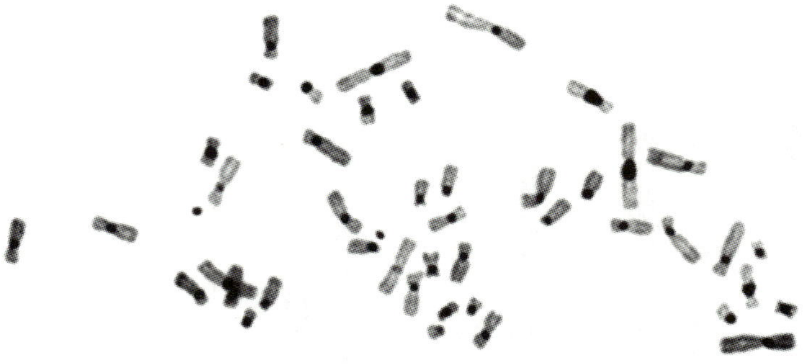

图 3-6　人类 C 显带染色体

(3) 带（band）　是指经显带技术处理过的染色体所显示的横纹，每条染色体都是由一系列连贯的带组成，没有非带区。每条带借助其亮与暗或深与浅的着色强度，清楚地与相邻的带相区别。每条染色体都以着丝粒为界标，分成短臂（p）和长臂（q）。区和带的序号均从着丝粒为起点，沿着每一染色体臂分别向长臂、短臂的末端依次编号为 1 区、2 区……及 1 带、2 带……界标所在的带属于此界标以远的区，并作为该区的第 1 带。被着丝粒一分为二的带，分别归属于长臂和短臂，分别标记为长臂的 1 区 1 带和短臂的 1 区 1 带。描述某一特定带时包括 4 个方面的内容：①染色体序号；②长、短臂符号；③区号；④带号。例如：1p31 表示第 1 号染色体短臂 3 区 1 带（图 3-7）。

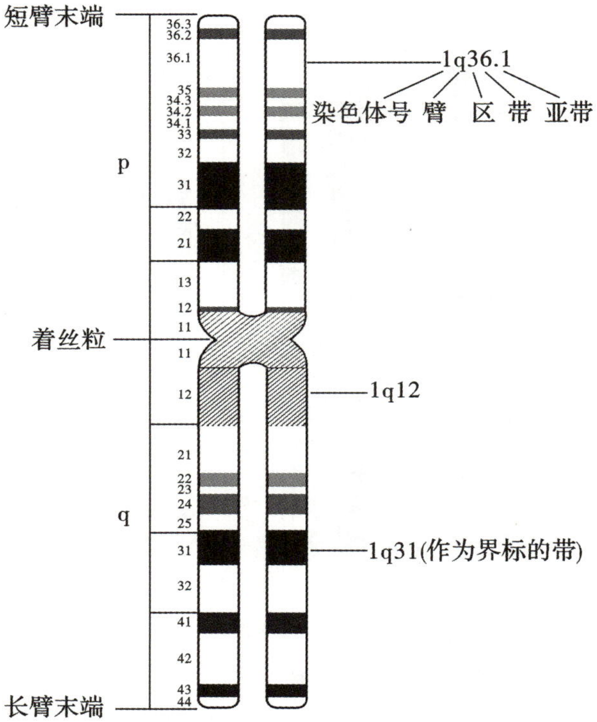

图 3-7　显带染色体的区带命名

(4) 高分辨显带染色体　人的中期染色体经过普通显带技术显示的带纹数较少，一套单倍体染色体带纹数仅有 320 条带。20 世纪 70 年代后期随着技术的改进，在早中期、前中期、晚中期的细胞中可以得到更长、带纹更丰富的染色体。一套单倍体染色体即可显 550～850 条或更多的带纹，即在原有的带纹上分裂出更多、更细长的带，这种分带染色体称为高分辨显带染色体（high resolution banding chromosome，HRBC）。如高分辨 G 带技术就是在 G 带基础上进一步完善的。

高分辨显带的命名方法是在原有带之后加小数点，并在小数点之后加上新的亚带

笔记栏

的序号。例如,原来的1p31带被分为3个亚带,分别命名为1p31.1、1p31.2、1p31.3。亚带1p31.3再分为3条次亚带时,则写为1p31.31、1p31.32、1p31.33。

四、性染色质与Lyon假说

性染色质(sex chromatin)是性染色体在间期细胞核中异染色质部分的一种特殊表现形式。人类含有X和Y两种性染色体,因而性染色质可分为X染色质和Y染色质两种。

(一)X染色质

1949年Barr和Bertram等通过动物实验首次发现在雌猫神经元间期核中有1个染色较深的染色质浓缩小体,而雄猫中没有。后来实验证实,几乎所有的雌性哺乳动物(包括人类)的间期核中都具有这种性别差异的结构。在大部分正常女性表皮口腔颊膜、羊水等多个组织的间期细胞核的核膜内缘可找到1个特征性的、易被碱性染料浓染的染色质小体,而男性则无,通常这种浓染小体呈圆形、椭圆形或三角形,直径平均约为1 μm。由于这种染色质小体与性别及X染色体数目有关,所以称为X染色质(X chromatin),又称为巴氏小体(Barr body)或X小体。

Lyon假说的要点有哪些?

为什么正常男女性之间的X染色质存在差异?在男性和女性的体细胞中,都有相同的常染色体(22对),而性染色体的组成有所不同,女性有2条X染色体,男性只有1条X染色体,而Y染色体又过于短小,那么位于女性2条X染色体上的每个基因座的2个等位基因及其产物,为什么不比只有1条X染色体的男性的相应基因产物多呢?1961年Mary Lyon根据对小鼠X连锁的毛色基因的遗传学观察,创新性地提出了关于X染色质的失活假说,即Lyon假说。

Lyon假说要点如下。

其一,正常女性的2条X染色体中,只有1条具有转录活性,另一条X染色体无转录活性,这条失活的X染色体在间期细胞核中螺旋化呈异固缩状态,形成1个紧贴核膜内缘的浓染小体。这样男、女体细胞中X染色体上连锁的基因产物在数量上就大致平衡了,这种现象的遗传机制称为剂量补偿效应。假设1个细胞中有n条X染色体,也只有1条有转录活性,其余的均失活形成$n-1$个X染色质。因此,1个细胞中所含有的X染色体数目=X染色质数目+1。

其二,X染色体失活是随机的。失活的X染色体可以来自父亲,也可以来自母亲。

其三,X染色体失活发生在胚胎发育的早期。

其四,失活具有永久性和克隆式繁殖特点。X染色体随机失活后分裂所产生的细胞都具有同样的失活特点。即如果1个细胞中失活的X染色体来自父亲,那么由它分裂的细胞都是这条父源染色体失活。因此,失活是随机却又是恒定的。

(二)Y染色质

正常男性个体的间期细胞,用荧光染料染色后,在间期细胞核中,可以发现1个直径为0.3 μm的强荧光小体,称为Y染色质。这是因为Y染色体长臂远端2/3区段为结构异染色质,可被荧光染料染色。这是男性细胞中所特有的,女性细胞中不存在。在正常男性口腔黏膜上皮细胞中,Y染色质的阳性率约为70%,1个正常男性体细胞

笔记栏

含有 1 个 Y 染色质，即体细胞中 Y 染色质数目等于 Y 染色体数目。

通常可以采用口腔黏膜上皮细胞、羊水细胞或绒毛细胞等进行性染色质的检查来鉴定性别，也可用于诊断性染色体数目异常的疾病。

五、性别决定

人类受精卵中染色体的组成是决定性别的物质基础，其中的性染色体决定着性别，在精卵结合的瞬间就决定了胎儿的性别。人的体细胞中有 46 条染色体(23 对)，其中 22 对染色体与性别无直接关系，称为常染色体(autosome)。常染色体中的每对同源染色体的形态、结构和大小都基本相同；而另一对决定性别的染色体称为性染色体(sex chromosome)，分为 X 染色体和 Y 染色体。X 染色体的长度介于 C 组第 6 号和第 7 号染色体之间，而 Y 染色体的大小与 G 组第 21 号、23 号染色体接近。女性细胞中的性染色体组成为 XX，属于同型性染色体；男性的组成则为 XY，属于异型性染色体。性别的决定方式是由 XY 型组成决定。在配子发生过程中，男性可产生比例相等的两种不同类型的精子(含 X 染色体的和含 Y 染色体的)，而女性只产生一种类型的卵子(含 X 染色体)。受精时，X 型精子与卵子结合，形成性染色体组成为 XX 的受精卵，将来发育成为女性；而 Y 型精子与卵子结合则形成性染色体组成为 XY 的受精卵，将来发育成为男性。因而，男女的性别是由精子中带有的 X 染色体或 Y 染色体所决定的。单个体，无论其有几条 X 染色体，只要有 Y 染色体，就表现为男性表型(睾丸女性化患者除外)。因为 Y 染色体的短臂上有 1 个决定男性性别的关键基因，即睾丸决定因子(testis-determination factor，TDF)基因。

知识拓展

性别的"决策者"

1990 年 Sinclair 等发现了一个跟性别有关的新基因，将其命名为性别决定区域 Y(sex-determining region Y，SRY)，并且认为它是 TDF 的最佳候选基因。*SRY* 基因——雄性的性别决定基因，具体指 Y 染色体上具体决定生物雄性性别的基因片段。人的 *SRY* 基因位于 Yp11.3，只含有一个外显子，没有内含子，转录单位长约 1 100 bp，编码一个 204 氨基酸的蛋白质。*SRY* 基因的表达产物为 SRY 蛋白，决定睾丸的形成。例如，XY 的人 *SRY* 基因一个关键碱基突变，就会变成女性，如果把 *SRY* 基因导入本来应该是雌性的老鼠，可以使它变成雄性。随着近年的深入研究，越来越多的证据证实 *SRY* 基因和人类性别决定有必然联系，它是性别决定中最重要的基因，可作为睾丸发育的启动者，从而影响性别的决定。

笔记栏

第二节　染色体畸变

染色体畸变(chromosome aberration)是指个体细胞(体细胞、生殖细胞)中染色体的结构或数目发生的异常变化。染色体畸变可能是由自身遗传因素和母亲生育年龄导致,也可由物理(电离辐射)、化学(诱变剂等毒物)和生物(病毒)因素诱发。染色体畸变可分为数目畸变(numerical aberration)和结构畸变(structural aberration)两大类,其中染色体的数目畸变又可分为整倍体畸变和非整倍体畸变。染色体结构畸变主要有缺失、重复、插入、倒位和易位等类型。

一、染色体数目畸变及其产生机制

人类的正常体细胞中含有 46 条染色体,正常生殖细胞(精子和卵子)含有 23 条染色体。通常生殖细胞中所包含的全部染色体称为 1 个染色体组,因而精子和卵子称为单倍体(haploid),可用 n 表示;那么体细胞则称为二倍体(diploid),可用 $2n$ 表示。以正常二倍体的染色体数为标准,染色体数目的增加或减少称为染色体数目畸变。其中整组染色体的增减称为整倍体畸变(euploid abnormality),个别染色体数目的增加或减少称为非整倍体畸变(aneuploid abnormality)。

(一)整倍体畸变

个体或细胞含有整组染色体的称为整倍体(euploidy)。整倍体畸变是指染色体数目在正常体细胞二倍体($2n$)的基础上以 n 为基数整组增加或减少。少于二倍体的整倍体是单倍体(haploidy);增加 1 个染色体组(n)将构成 $3n$,称为三倍体(triploid);增加 2 个染色体组($2n$)将构成 $4n$,称为四倍体(tetraploid),多于二倍体的整倍体又称为多倍体(polyploid)。

整倍体畸变主要有哪些类型？发生的机制各是什么？

研究发现,人类有三倍体和四倍体的个体,只有精子和卵子是单倍体,还未发现单倍体的胎儿或是新生儿。三倍体细胞中有 3 个染色体组,含有 69 条染色体。一般认为,三倍体胎儿容易发生流产的原因是在胚胎发育过程的细胞有丝分裂中,可形成三极纺锤体(tripolar spindle),因而造成染色体在细胞分裂中期、后期时的分布和分配紊乱,最终导致子细胞中染色体数目异常,从而严重干扰了胚胎的正常发育而流产。仅有极少数三倍体的个体能存活到出生,存活者一般都是二倍体与三倍体($2n/3n$)的嵌合体。四倍体比三倍体更为罕见,含有 4 个染色体组,染色体数目是 92 条,往往是四倍体和二倍体($4n/2n$)的嵌合体,或在流产的胚胎中发现。

整倍体畸变的机制主要有双雌受精(digyny)、双雄受精(dispermy)、核内复制(endoreduplication)和核内有丝分裂(endomitosis)等。

三倍体的产生机制:①双雄受精,即 2 个正常精子和 1 个正常成熟卵子同时结合受精,由于每个精子和每个卵子都含有 1 个染色体组,最终形成含有 3 个染色体组(三倍体)的受精卵,其核型可能为 69,XXX 或 69,XXY 或 69,XYY(图 3-8);②双雌受精,即卵子在发生第二次减数分裂时,由于某种原因导致次级卵母细胞未形成第二极体,从而使应分给该极体的一组染色体留在了卵细胞内,形成了异常二倍体卵子,这种

笔记栏

卵子与正常精子受精，就形成三倍体的受精卵，其核型可表示为 69，XXX 或 69，XXY（图 3-9）。

四倍体的产生机制：①核内复制，是指在一次细胞分裂时，DNA 不是正常复制一次，而是复制两次，每条染色体都形成 4 条染色体，而细胞只进行了一次分裂，这样形成的 2 个子细胞都是四倍体，这是肿瘤细胞中常见的染色体异常特征之一；②核内有丝分裂，即在细胞分裂时，染色体正常复制了一次，但至分裂中期时，核膜仍未破裂、消失，也未形成纺锤体，因此，细胞分裂无法进入后期和末期，没有细胞质的分裂，结果细胞内含有 4 个染色体组，形成了四倍体。

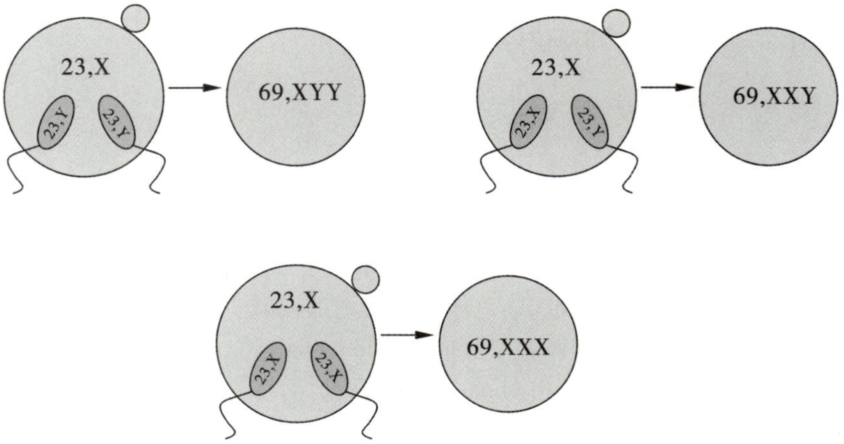

图 3-8　双雄受精基本原理

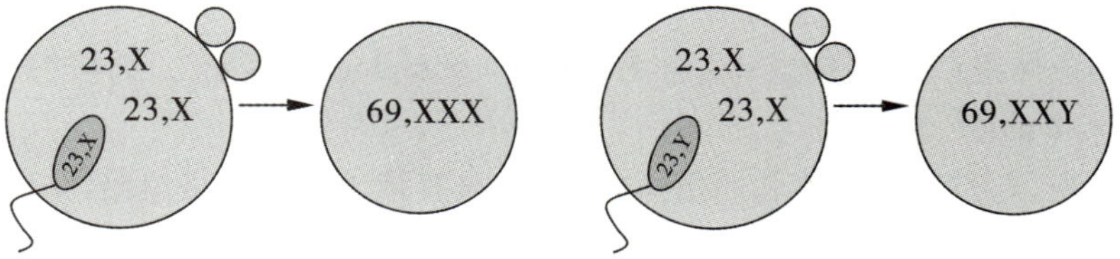

图 3-9　双雌受精基本原理

（二）非整倍体畸变

非整倍体畸变的常见类型有哪些？

如果 1 个体细胞的染色体数目在正常的 46 条的基础上增加或减少 1 条或数条，即出现 $2n+1$ 或 $2n-1$ 条的现象称为非整倍体畸变，这是临床上最常见的染色体异常形式。发生非整倍体畸变的细胞或个体称为非整倍体（aneuploid）。通常可分为亚二倍体（hypodiploid）、超二倍体（hyperdiploid）和嵌合体等。亚二倍体是指染色体数比正常二倍体少 1 条或几条的个体，常见的是单体型；超二倍体是指染色体数比正常二倍体多 1 条或几条的个体，常见于三体型和多体型。

1. 非整倍体畸变常见类型

（1）单体型　单体型（monosomy），即正常体细胞内某对染色体减少了 1 条（$2n-1$），使细胞内染色体总数为 45。单体型个体的细胞中，缺少 1 条染色体可导致基因组严重失衡。可分为常染色体单体型和性染色体单体型。常染色体单体型常见于第 21、

22 号染色体的减少，核型描述为 45,XX(XY),-21 和 45,XX(XY),-22。性染色体单体型往往是由 X 染色体的丢失所致，核型为 45,X，这种核型仅有少数个体存活，绝大多数在胚胎期流产，是最典型的人类性染色体单体型。

(2)三体型　三体型(trisomy)是指某号染色体增加了 1 条($2n+1$)，细胞中染色体数目为 47 条，这是人类中最常见、种类最多的染色体畸变类型，可分为常染色体三体型和性染色体三体型。常染色体三体型在常染色体病中，除了第 17 号染色体尚未有三体型病例报道外，其余染色体三体型均有报道，以 13、18、21 号三体型最常见。较大染色体的增加，将导致基因组的严重失衡而破坏或干扰胚胎的正常发育，故绝大部分常染色体三体型核型只见于早期流产的胚胎。少数存活至出生的三体型病例，常伴有各种严重畸形。性染色体三体型核型有 47,XXX 和 47,XXY 及 47,XYY 3 种，相对于常染色体三体型，对个体影响较轻。其中女性个体大多具有正常表型，外生殖器官和生育能力多可正常，部分患者可能有月经不调或闭经；而男性个体易导致性器官异常、性征或性格异常。

(3)多体型　三体型以上的非整倍体统称为多体型(polysomy)，其表现为细胞中某号染色体增加了 2 条或 2 条以上，染色体数目为 48 条或 48 条以上。一般见于性染色体，如性染色体四体型(48,XXXX;48,XXXY;48,XXYY)和五体型(49,XXXXX;49,XXXYY)等。个体随其性染色体的增多，对表型的影响程度亦随之递增。

(4)嵌合体　单一个体内同时存在 2 种或 2 种以上核型的细胞系称嵌合体(mosaic)。如 46,XX/47,XXY;45,X/46,XX 等。嵌合体通常表现为数目异常之间、结构异常之间、数目和结构异常之间的嵌合。

(5)假二倍体　某些个体或细胞中某些染色体的数目发生了异常，其中有的增加，有的减少，且增加和减少的染色体数目相等，结果染色体总的数目不变，还是二倍体数(46 条)，但该二倍体核型异常，则称为假二倍体(pseudodiploid)。

2. 非整倍体畸变的机制　非整倍体的产生主要与生殖细胞成熟分裂或受精卵早期卵裂时染色体不分离及染色体丢失有关。

(1)染色体不分离　在细胞分裂的中、后期，如果某对同源染色体或姐妹染色单体未彼此分离移向两极，而同时进入 1 个子细胞核中，结果细胞分裂后形成的 2 个子细胞中，1 个染色体为 $n+1$(或 $2n+1$)，另一个染色体为 $n-1$(或 $2n-1$)，这一过程称为染色体不分离(non-disjunction)。染色体不分离可发生于配子形成时的减数分裂(第一次减数分裂或第二次减数分裂)中，称为减数分裂不分离(meiotic non-disjunction)；也可发生于体细胞有丝分裂过程中，称为有丝分裂不分离(mitotic non-disjunction)。

1)减数分裂不分离：减数分裂包括两次分裂。如果染色体不分离发生在配子形成过程中的第一次减数分裂，即 1 对同源染色体联会后由于某些原因未分离，这样形成的成熟配子中，染色体 1/2 为 $n+1$(24 条)，1/2 为 $n-1$(22 条)。这两种异常类型的配子与正常配子受精后，就会形成超二倍体($2n+1$)或亚二倍体($2n-1$)。

如果染色体不分离发生在配子形成过程中的第二次减数分裂，即 1 对姐妹染色单体间未分离，则所形成的成熟配子中，染色体 1/2 为 n，1/4 为 $n+1$，1/4 为 $n-1$。这些配子与正常配子受精后，分别形成正常的二倍体、超二倍体、亚二倍体(图 3-10)。

研究证明，减数分裂不分离主要发生于第一次减数分裂过程中。随后受精形成的亚二倍体由于缺少 1 条染色体，特别是缺少常染色体的个体大多不能存活，因而形成三体型的后代。如果父母双方均为正常二倍体，只是在生殖细胞形成时，减数分裂染

笔记栏

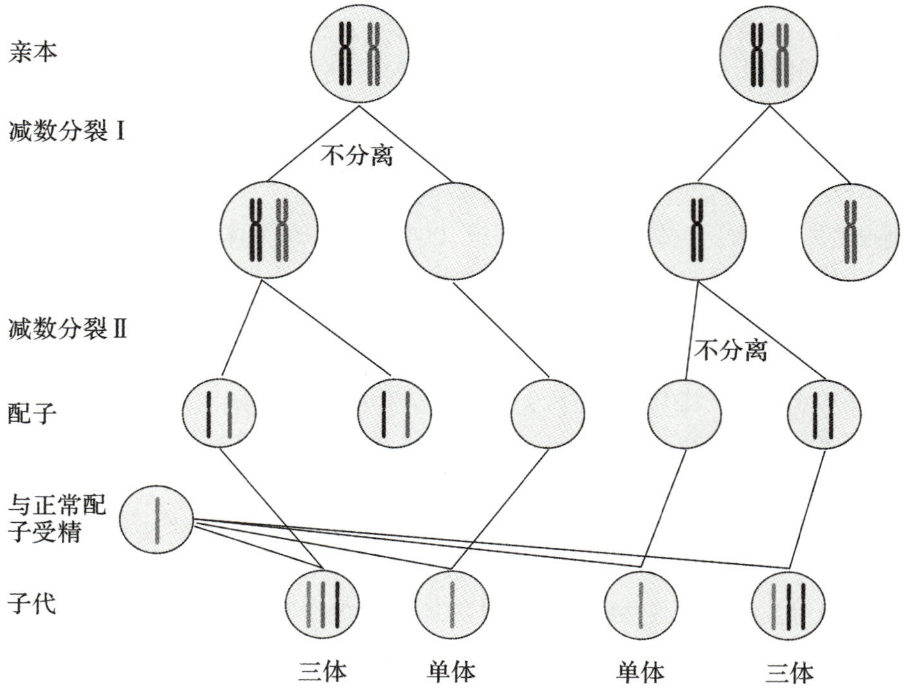

图 3-10 减数分裂染色体不分离

色体不分离，导致受精后产生三体型患者则称为初级不分离（primary non－disjunction）。如果父母一方为三体型患者，其生殖细胞在减数分裂时发生染色体不分离，则会有 1/2 的后代为三体型，称为次级不分离（secondary non-disjunction）。

2）有丝分裂不分离：发生在正常受精卵或体细胞有丝分裂过程中的姐妹染色单体不分离称为有丝分裂不分离。在受精卵的卵裂早期，如果发生某一染色体的姐妹染色单体不分离，可产生由 2 种细胞系或 3 种细胞系组成的嵌合体。如果体内不同染色体数目的细胞系起源于同一合子，称为同源嵌合体；如果嵌合体内的不同细胞系来源于两种以上的合子，则称为异源嵌合体。嵌合体中各细胞系的比例决定于发生染色体不分离的卵裂时期早晚。如果染色体不分离发生在受精卵的第一次卵裂过程中，则会产生有两种细胞系的嵌合体，超二倍体细胞系（$2n+1=47$）和亚二倍体（$2n-1=45$）细胞系各占 50%。如果染色体不分离发生于第二次卵裂中，则会形成由 3 个细胞系组成的嵌合体（46/47/45），三者的比例分别为 50%、25%、25%。如果染色体不分离发生于第三次卵裂中，将会形成与上述相同的 3 种细胞系组成的嵌合体，三者的比例分别为 75.0%、12.5%、12.5%。染色体不分离发生得越晚，正常细胞系所占的比例越大，异常细胞系所占的比例越小，临床症状就越轻。实际上，由于异常细胞的存活能力降低，嵌合体中异常细胞系的比例将低于理论比例。所以在临床病例中，常见的为 46/47 型嵌合体，极少见 45/46/47 3 种细胞系组成的嵌合体。在性染色体嵌合体中，可存在 45，X/46，XX/47，XXX；45，X/46，XY/47，XYY；45，Y/46，XY/47，XXY 核型。

何谓染色体丢失？后果有哪些？

（2）染色体丢失（chromosome loss） 又称为染色体分裂后期迟滞（anaphase lag），具体指细胞在有丝分裂的中期至后期阶段，某一姐妹染色单体的着丝粒未与纺锤丝相

笔记栏

连，不能移向细胞两极参与新细胞的形成；或者某条染色单体向一极移动时由于某种原因移动迟缓，未和其他染色体一起进入子细胞核参与新细胞的形成，而遗留在细胞质中，最终分解逐渐消失，导致该细胞丢失1条染色体而成为亚二倍体（图3-11）。染色体丢失是形成嵌合体的一种方式，可形成由亚二倍体和正常二倍体组成的嵌合体。通常临床上所见到的只有46,XY/45,X和46,XX/45,X两种细胞系，而不存在三体型细胞系的嵌合体患者，可利用染色体丢失进行合理解释。

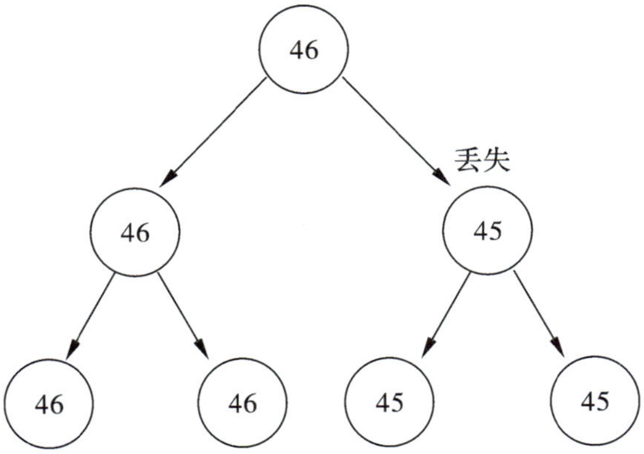

图3-11　染色体行动迟缓造成的染色体丢失

二、染色体结构畸变及其产生机制

（一）染色体结构畸变发生的原因

染色体结构畸变的发生可受物理因素、化学因素、生物因素和遗传因素等影响。在这些内外因素作用下染色体首先是发生断裂（breakage），然后是断裂片段的重接（rejoin），染色体断裂和断裂后的异常接合是染色体结构畸变的基础。如果断裂片段在原来位置上重新接合，称为愈合或重合（reunion），即染色体恢复正常，不引起遗传效应。如果染色体断裂后未能在原位重接，也就是断裂片段移动位置与其他片段相接或者丢失，则可引起染色体结构畸变，又称为染色体重排（chromosome rearrangement）。

（二）染色体结构畸变的描述

《人类细胞遗传学命名的国际体制》详细制定了关于人类染色体及染色体畸变等的命名方法。染色体结构畸变核型的描述方法可分为以下两种。

染色体结构畸变的特点有哪些？

1. 简式　该方法常用染色体的断裂点来表示染色体结构的改变。依据国际命名规定，需要描述的内容应依次包括：①染色体数目总数；②性染色体组成；③畸变类型的符号；④第一个括号内写明畸变染色体的序号；⑤第二个括号内写明臂区、带号以表示断裂点。例如46,XY,del(6)(q31)，表示第6号染色体长臂末端缺失，断裂点在3区1带。

2. 详式　该方法在简式描述的基础上增加重排染色体带的具体组成。详式描述的最后一个括号内，不只是描述断裂点，而是进一步描述重排染色体带的组成。上述简式描述的举例核型用详式描述应写为46,XY,del(6)(pter→q31：)，其中的比号

笔记栏

(：)表示染色体断裂,即在第 6 号染色体长臂 3 区 1 带处发生断裂,其远侧段(q31→qter)已缺失。描述染色体带时,通常由短臂末端开始向长臂末端描述,依次标明重排染色体出现的带。若无短臂,则从长臂段开始。当涉及 2 条以上染色体异常时,需根据号数顺序依次描述染色体;涉及性染色体时则先描述性染色体。

(三)染色体结构畸变的类型

临床上常见的染色体结构畸变类型有哪些？

临床上较常见的染色体结构畸变主要有缺失、倒位、重复、易位。

1. 缺失　当染色体臂发生断裂,断片未发生重接而丢失称为缺失(deletion,del)。按断裂和丢失的部位不同分为末端缺失(terminal deletion)和中间缺失(interstitial deletion)两种类型。

(1)末端缺失　当 1 条染色体的长臂或短臂发生断裂后未发生重接,从而形成 1 条末端缺失的染色体和 1 个无着丝粒片段,后者因不能与纺锤丝相连,在分裂后期不能向两极移动而滞留在细胞质中,因而导致携带有部分遗传物质的有着丝粒节段丢失,这种现象即为末端缺失。如图 3-12 所示,表明断裂点位于第 1 号染色体 q 臂 2 区 1 带,断裂点到末端的片段(q21→qter)丢失,残存的染色体由 1 号染色体短臂末端至长臂 2 区 1 带组成,其核型简式描述为 46,XX(XY),del(1)(q21);详式描述为 46,XX(XY),del(1)(pter→q21：)。

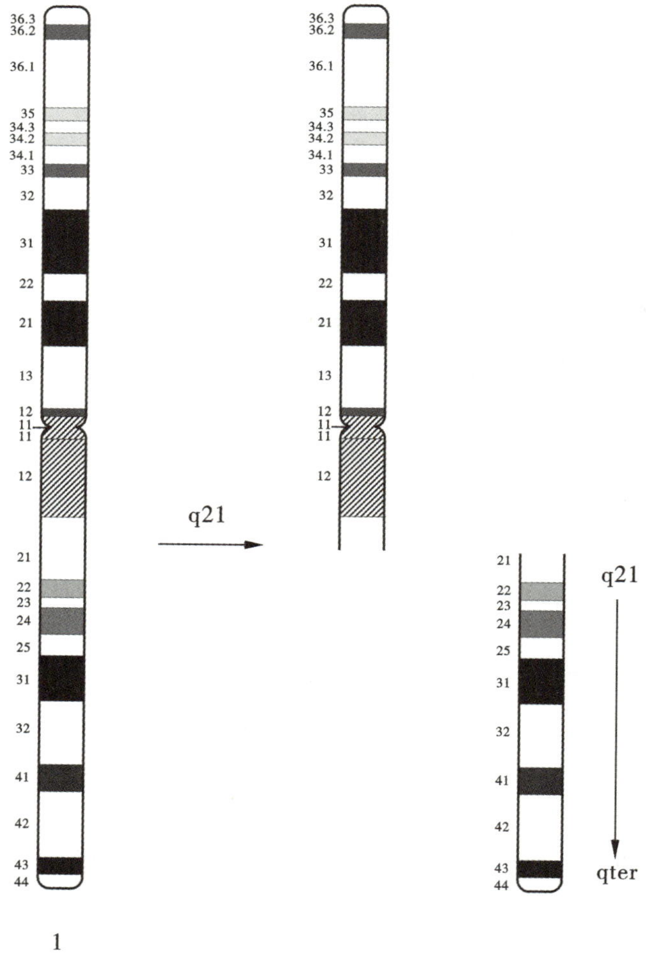

图 3-12　末端缺失

(2)中间缺失　当1条染色体的同一短臂或长臂内发生两次断裂后,2个断裂点之间的片段未能重接而丢失,随后近侧断端与远侧断端重接形成中间缺失。如图3-13所示,3号染色体长臂上的q21和q31发生断裂和重接,在这两者间的区段丢失,该种结构畸变可简式描述为46,XX(XY),del(3)(q21q31);详式描述为46,XX(XY),del(3)(pter→q21::q31→qter)。

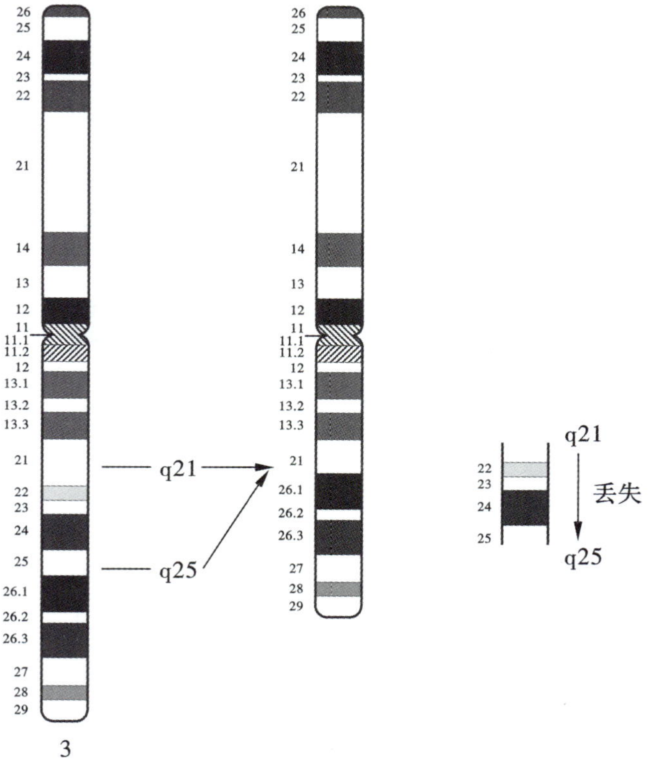

图3-13　中间缺失

2. 倒位　当1条染色体发生两次断裂,其中的断片倒转180°后又重新连接起来,造成染色体上基因顺序的重排现象称为倒位(inversion,inv)。染色体倒位可以发生在同一长臂或短臂内,也可以发生在两臂之间,根据发生的部位可分为臂内倒位(paracentric inversion)和臂间倒位(pericentric inversion)。

(1)臂内倒位　臂内倒位是指某一染色体同一长臂或短臂内发生两次断裂后,所形成的中间片段旋转180°后重接。此二带之间的片段旋转180°后重接,尽管没有带的增加或减少,但带的顺序发生了改变。其特点是倒位的片段不涉及着丝粒。如图3-14所示,这种结构畸变的简式描述为46,XX(XY),inv(1)(p22p34);详式描述为46,XX(XY),inv(1)(pter→p34::p22→p34::p22→qter)。

(2)臂间倒位　臂间倒位是指1条染色体的长臂和短臂各发生一处断裂后,断裂点之间的片段旋转180°后重接。其特点是倒位的片段含有着丝粒。如图3-15所示,这种结构畸变的简式描述为46,XX(XY),inv(2)(p15q21);详式描述为46,XX(XY),inv(2)(pter→p15::q21→p15::q21→qter)。具有臂间倒位染色体的个体称为

笔记栏

倒位携带者(inversion carrier)。这种携带者通常表型正常,但染色体发生倒位后,形成重排染色体,该染色体在形成生殖细胞的减数分裂过程中的前期,同源染色体发生联会配对时会形成特有的倒位环。如果在倒位环内发生交换,理论上可形成4种不同的配子,1种具有正常染色体,1种具有倒位染色体,其余两种均带有部分重复和部分缺失的染色体。

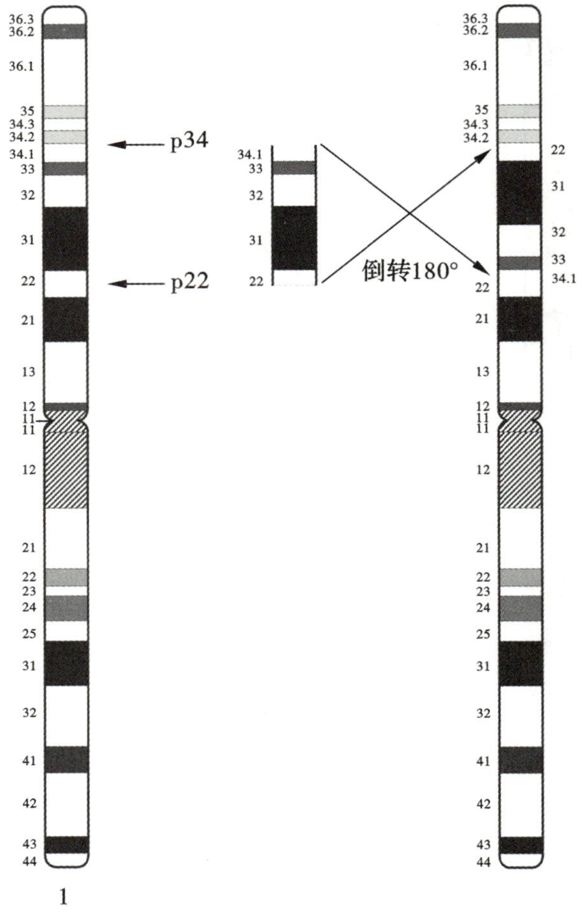

图3-14　臂内倒位

3. 重复　重复(duplication,dup)是指在1条染色体上某一片段出现2份或2份以上的结构异常的现象(图3-16)。原因可能是同源染色体之间的不等交换或染色单体之间的不等交换及染色体片段的插入等。一般又可分为两种:①正位重复(dir dup),即重复节段与原方向一致;②倒位重复(inv dup),即重复节段与原方向相反。

4. 易位　易位(translocation)是指从某条染色体上断裂下来的断片转移到了另一条非同源染色体上重新连接的现象。根据所涉及的染色体和易位片段及连接方式的不同,易位常可分为相互易位、罗伯逊易位和插入易位等多种类型。

笔记栏

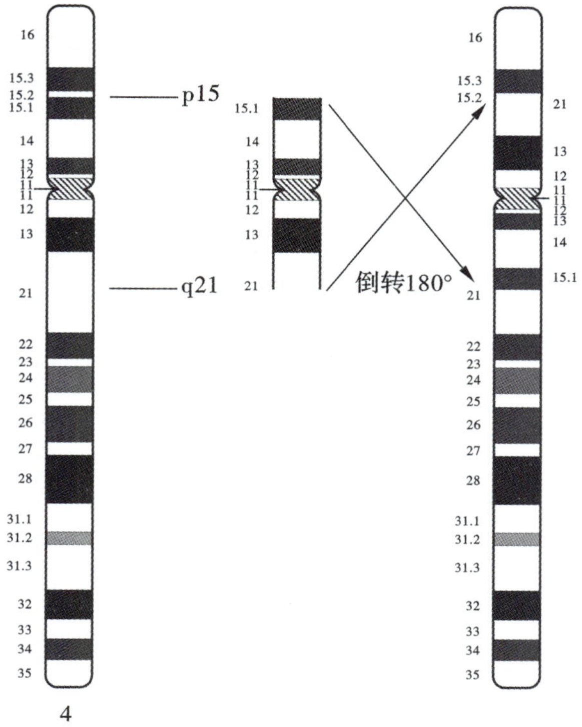

图 3-15　臂间倒位

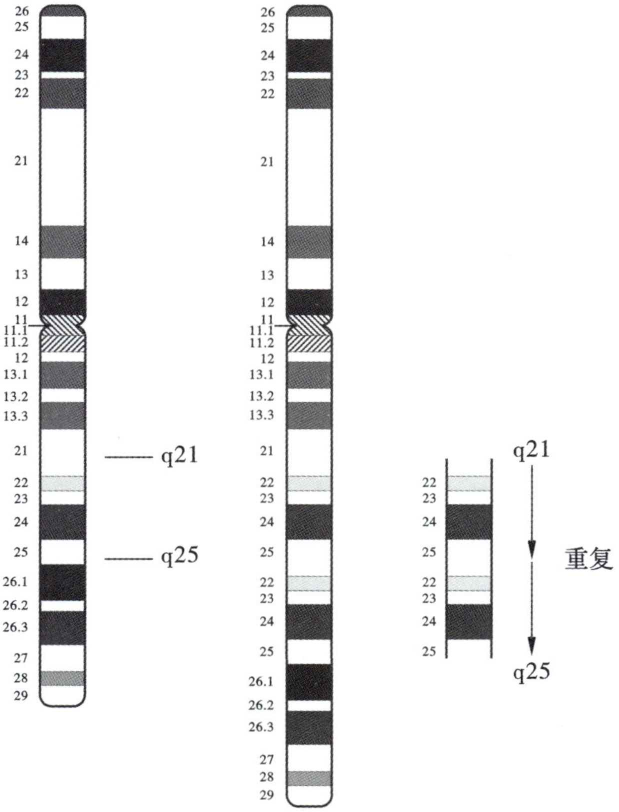

图 3-16　重复

笔记栏

（1）相互易位　2条非同源染色体同时各发生一处断裂，其无着丝粒的断片相互交换位置后重接而形成2条结构重排的衍生染色体（derivation chromosome），称为相互易位（reciprocal translocation）。相互易位是一类在临床上较常见的染色体结构畸变。如果相互易位的2条染色体在断裂点重接，没有发生片段丢失或增加，只改变了易位片段在染色体上的位置，未丢失遗传物质，对个体发育一般无严重影响，则该类型称为平衡易位（balanced translocation）。相反，如果出现片段的丢失或增加，则称为非平衡易位。可以通过比较染色体的断裂点和重接点是否一致而确定是否为平衡易位。如图3-17所示，这种相互易位染色体结构畸变的简式描述为46，XX（XY），t（2;5）（q21;q31）；详式描述为46，XX（XY），t（2;5）（2pter→2q21 :: 5q31→5qter;5pter→5q31 :: 2q21→2qter）。相互易位的杂合体在减数分裂的粗线期可通过同源染色体部分的联会配对形成特征性的四射体。具有染色体平衡易位的个体被称为平衡易位携带者。平衡易位携带者虽通常大多表型正常，但其与正常人婚配后生育时，常会因形成单体或部分单体、三体或部分三体的合子而导致流产、死胎或畸形儿。

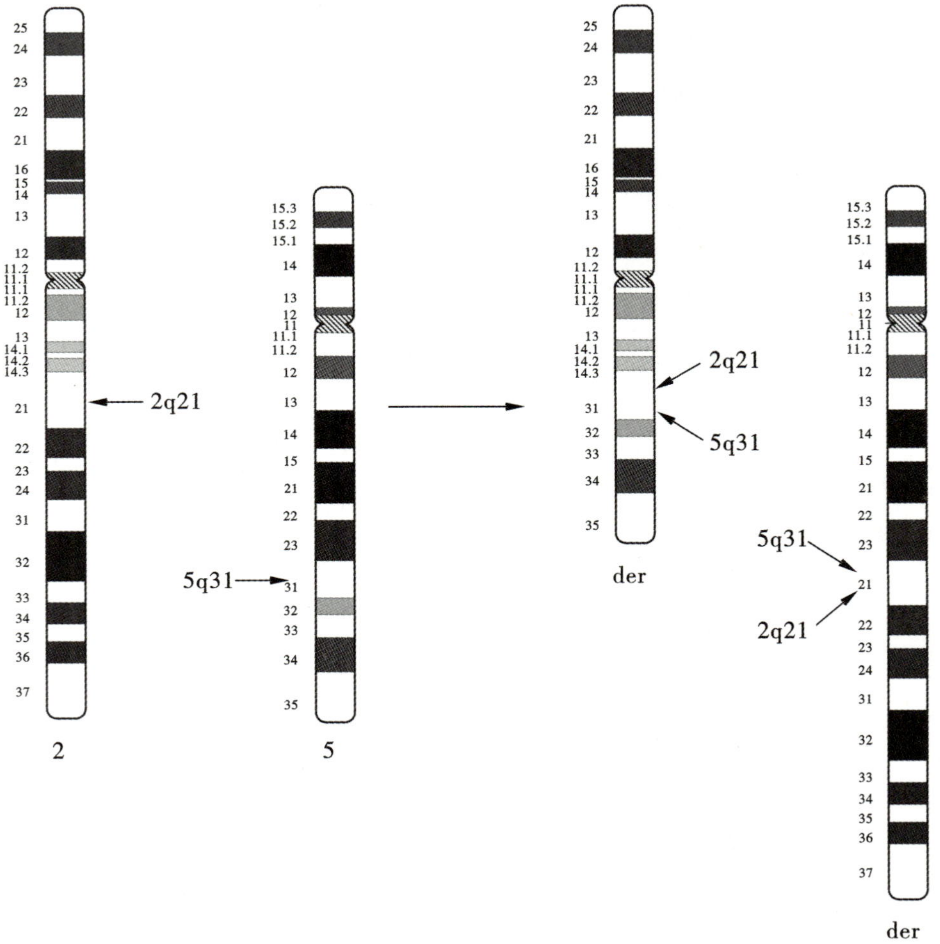

图3-17　相互易位

（2）罗伯逊易位　罗伯逊易位（Robertsonian translocation）是指发生于D、G组近端着丝粒染色体之间的一种易位形式，又称为着丝粒融合（centric fusion）。当2条近端着丝粒染色体在着丝粒处或着丝粒附近发生断裂后，两者的长臂在着丝粒处相互接合在一起，形成1条新的衍生染色体；而2个短臂也可能融合构成1个小染色体，该染色体随后由于缺乏相应的着丝粒或是其完全由异染色质构成导致其非常不稳定，往往在第二次分裂时逐渐丢失。罗伯逊易位保留了2条染色体的整个长臂，缺少2条短臂，但由于丢失的小染色体几乎全是异染色质，而由2条长臂构成的染色体上则几乎包含了2条染色体的全部基因，且因近端着丝粒染色体短臂上的基因在细胞内为中度重复序列，丢失一部分这样的基因并不影响表型，因此，罗伯逊易位携带者虽然只含有45条染色体，但个体表型一般正常，又称为平衡易位携带者。罗伯逊易位携带者在形成配子的时候容易出现异常配子，异常配子与另一个正常配子受精形成的胚胎，可导致单体或三体，进而可形成死胎而流产或生出伴有先天畸形的患儿。如图3-18所示，14号染色体长臂的1区1带（14q11）和21号染色体的短臂的1区1带（21p11）同时发生了断裂，2条染色体带有长臂的片段在着丝粒部位相互连接融合，形成的衍生染色体包含了21号染色体的21p11→qter节段和14号染色体14q11→qter节段，其余的部分完全丢失。

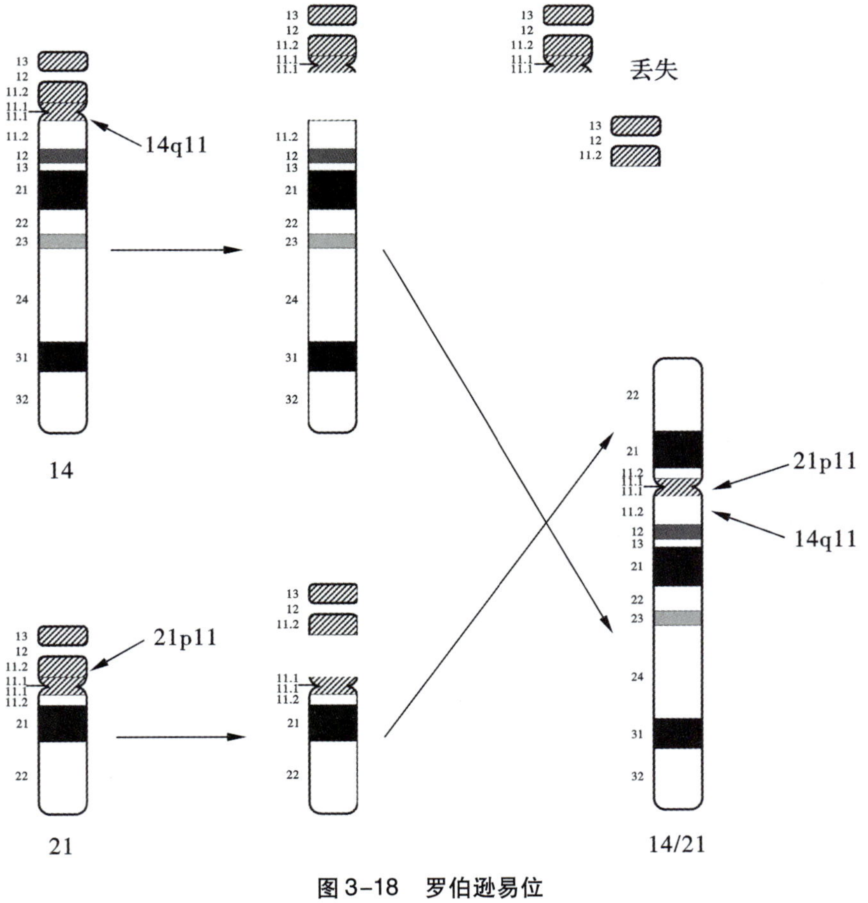

图3-18　罗伯逊易位

笔记栏

(3)插入易位　插入易位(insertional translocation)是指2条非同源染色体同时发生断裂,但只有其中1条染色体的片段插入另一染色体的非末端部位。一般只有发生3次断裂时,才可能导致插入易位。

5. 环状染色体　环状染色体(ring chromosome)是指当1条染色体的长臂、短臂同时分别发生断裂,含有着丝粒片段的长臂、短臂断端发生重接,即可形成环状染色体。无着丝粒的片段丢失,带有着丝粒的染色体2个断端相接(图3-19)。

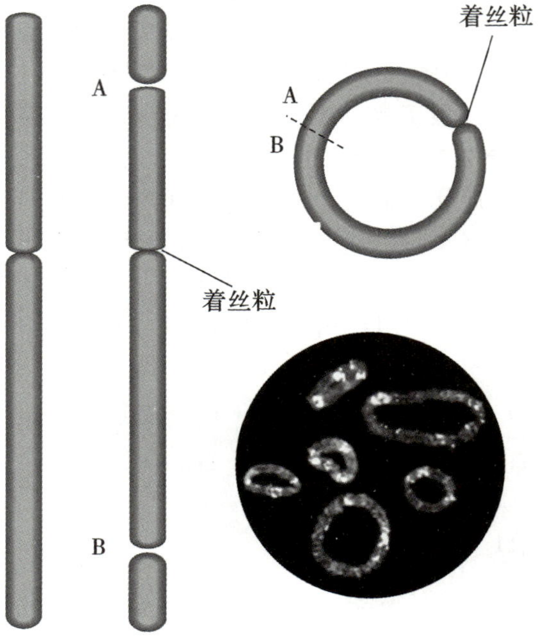

图3-19　环状染色体

6. 等臂染色体　等臂染色体(isochromosome)是指1条染色体的两臂在形态和遗传结构上完全相同的染色体。正常细胞在有丝分裂中期,连接两姐妹染色单体的着丝粒进行纵裂,形成2条各具有长臂、短臂的染色体。如果着丝粒发生横裂,横裂后的2个短臂或2个长臂各自形成1条染色体,就形成由1条具有2个长臂和1条具有2个短臂的等臂染色体(图3-20)。

7. 双着丝粒染色体　双着丝粒染色体(dicentric chromosome)是指2条染色体同时发生一次断裂后,具有着丝粒的片段的2个断端重接在一起所形成的染色体(图3-21)。

笔记栏

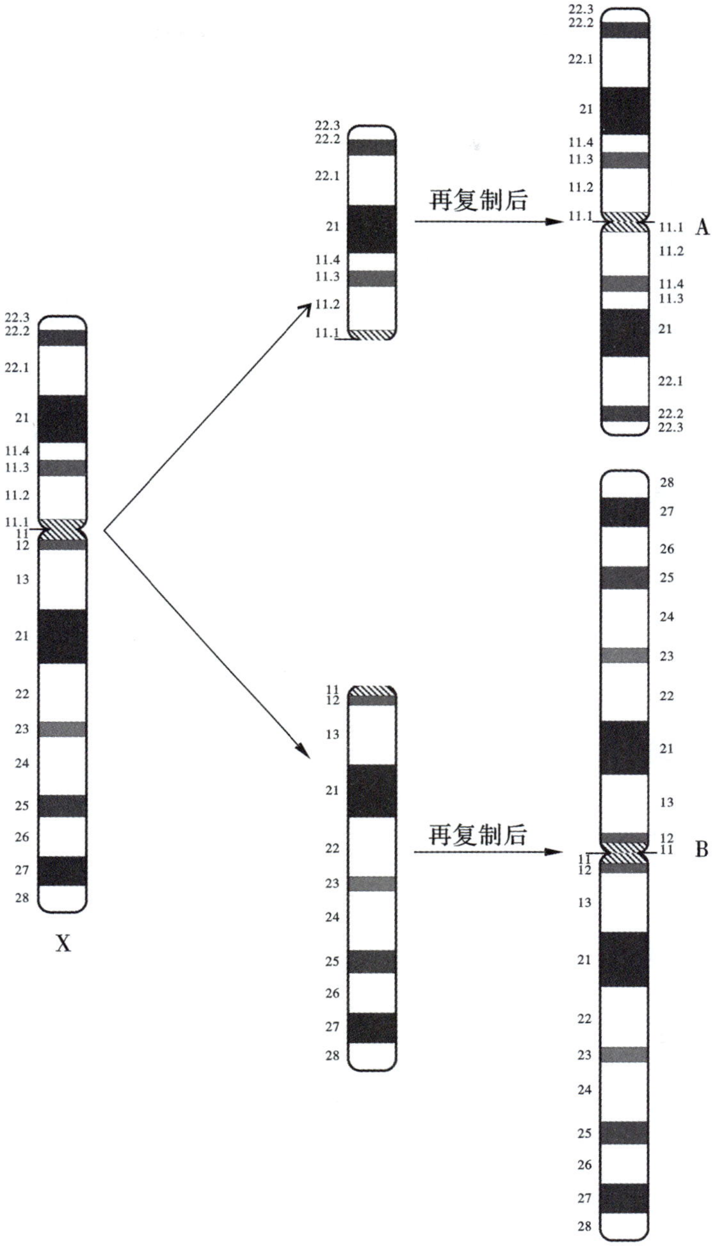

A. 短臂等臂染色体;B. 长臂等臂染色体。

图 3-20 等臂染色体

笔记栏

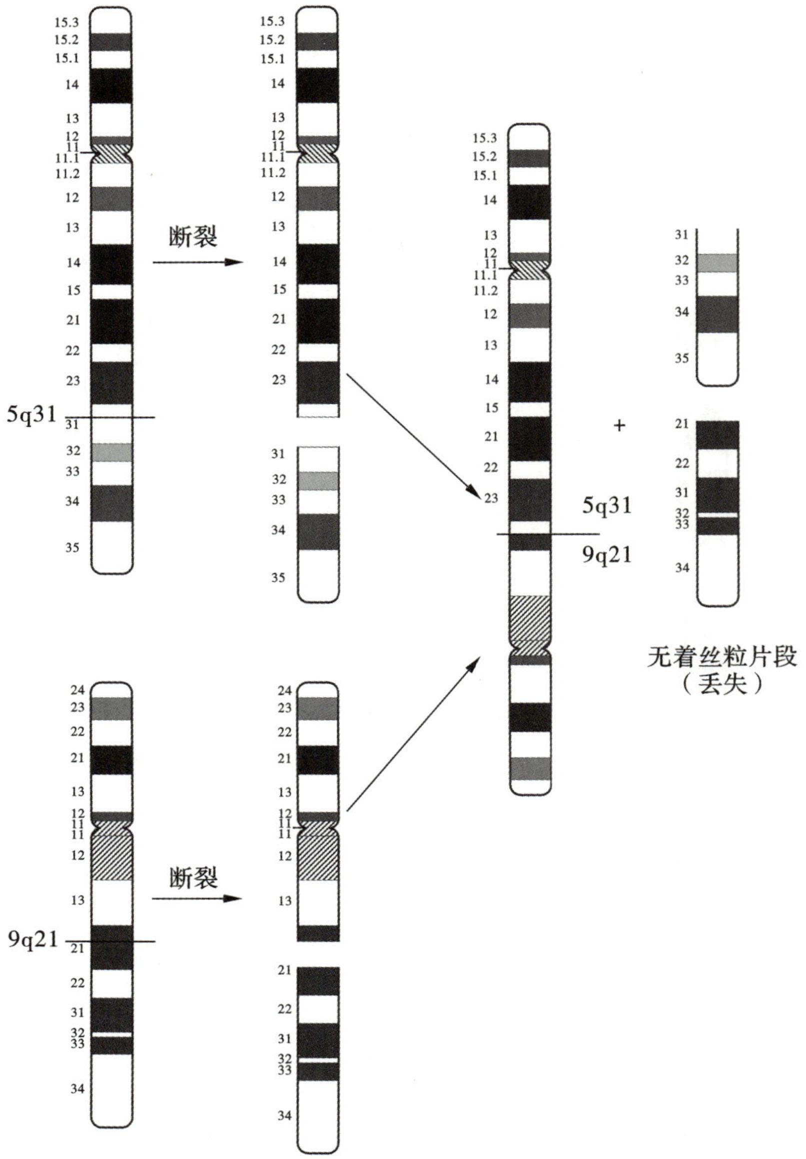

图 3-21　双着丝粒染色体

第三节　染色体病

染色体是细胞中遗传物质的载体。人类染色体上携带有大约 3 万多个结构基因。当染色体数目异常或结构异常时，必然导致相应的基因数目和位置发生异常，这些因素改变引起的疾病称为染色体病（chromosome disease）。由于染色体畸变时涉及较多的基因，所以受累机体的异常情况可涉及多个器官或系统，临床可表现出多种典型症状，故又称为染色体异常综合征。

一、染色体病的主要临床表现

染色体病可分为常染色体病和性染色体病。其中常染色体异常导致的疾病称为常染色体病,性染色体异常导致的疾病称为性染色体病。染色体病主要临床表现:①当常染色体出现异常时,患者一般容易出现生长发育迟缓、先天性多发畸形(如五官、四肢、内脏等畸形)、智力障碍、皮肤纹理的特异改变;②当性染色体异常时,患者除了可能出现上述特征之外,常伴随内外生殖器异常和畸形,如性腺发育障碍,第二性征不明显,外生殖器畸形(尿道下裂、阴蒂肥大)、男性乳房女性化发育等;③具有染色体异常的胚胎,大部分会流产或死胎。

二、常染色体病

常染色体病指的是第 1 ~ 22 号染色体发生数目或结构异常导致的疾病。临床上常染色体病约占染色体病的 2/3,根据染色体畸变的特点可分为单体综合征、三体综合征、部分单体综合征、部分三体综合征和嵌合体等。

(一)唐氏综合征(21 三体综合征)

最常见的常染色体病是哪种病?

唐氏综合征(Down sydrome)又称为先天愚型或 21 三体综合征,临床上常以明显的智力障碍、生长发育迟缓、特殊面容及多发畸形为主要表现。1866 年英国医生 Langdon Down 首先对该病进行了临床描述,故称为 Down 综合征。1959 年,法国细胞遗传学家 Lejeune 等分析了多例唐氏综合征患儿的成纤维细胞的染色体,从而首次证实该病的病因是多了 1 条 G 组染色体,后采用染色体显带技术确定为 21 号染色体,故该病又称为 21 三体综合征。21 三体综合征是发现最早的由染色体异常而导致的疾病,也是最常见的染色体病。

为什么把染色体病也称为染色体异常综合征?

1. 发病率　研究表明新生儿中唐氏综合征的发病率为 1/800 ~ 1/600,且男性患儿多于女性。母亲生育年龄是影响发病率的重要因素。根据研究资料统计,唐氏综合征发病率随母亲的生育年龄增高而增高,特别是产妇超过 35 岁以上生育时发病风险较高。

2. 临床表现　本病患者主要表现为不同程度的智力低下、生长发育和精神发育迟缓及多发性畸形。其中中度和重度智力低下是最突出、最严重的表现,其智商通常在 25 ~ 50,因而称为先天愚型。患者具有明显的颅面部特殊面容:头颅小而圆,枕部扁平,脸圆而扁平,后发际低;鼻根扁平,眼裂细且上外倾斜,眼间距过宽,内眦赘皮明显,常有斜视;嘴小唇厚,舌大且常伸出口外,流涎,故又称为伸舌样痴呆;耳小,耳位低,耳郭畸形。其他症状或体征:患儿出生时体重和身长偏低,肌张力低下,且常出现嗜睡和喂养困难;颈背部短而宽,有多余的皮肤,由于软骨发育差,患者四肢较短,手宽而肥,通贯掌,指短,小指常内弯,短小或缺小指中节,皮纹也有一定的异常。30% ~ 50% 的患者常伴有先天性心脏病,同时由于患者免疫功能失调(IgE 降低),常患各种呼吸道感染,部分患者白血病发病率显著升高。患者中男性约 50% 有隐睾,一般无生育能力,睾丸有生精过程,但精子常减少,性欲下降,尚未见有生育者;女性患者通常无月经,少数具有生育能力,能妊娠和生育,但其后代中 50% 的子女仍为唐氏综合征。

从优生的角度看,为什么要提倡适龄生育?

3. 核型　核型组成可分为以下 3 种。

笔记栏

（1）21 三体型　患者核型为 47，XX（XY），+21，约 95% 的唐氏综合征患者属于此种类型（图 3-22）。患者比正常人多了 1 条 21 号染色体。该核型的形成是在生殖细胞形成中，在减数分裂时第 21 号染色体发生了不分离，多发生在女方，且主要为第一次减数分裂不分离。

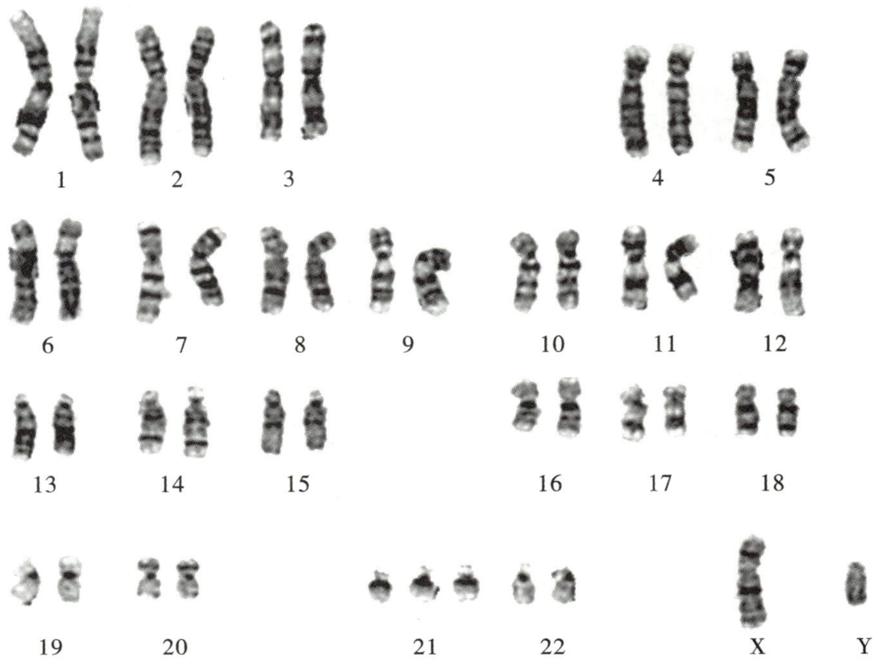

图 3-22　21 三体型患者核型

（2）嵌合型　此类比较少见，核型常为 46，XX（XY）/47，XX（XY），+21，占唐氏综合征患者的 1%～2%。嵌合型患者一般有 2 个或 2 个以上的细胞系。其产生原因是受精卵在胚胎发育早期的卵裂期 21 号染色体有丝分裂不分离的结果，从而形成 46/47/45 细胞系的嵌合体。所有嵌合体内都有正常的细胞系，根据染色体不分离发生的早晚，核型中的正常与三体间的比例不同。

（3）易位型　该类核型为 46，XX（XY），-D（G），+t（Dq/Gq，21q），占唐氏综合征患者的 3%～4%。1960 年 Polani 首次描述了易位型 21 三体综合征病例。该病患者具有典型的唐氏综合征的临床症状。易位型唐氏综合征 1/4 由遗传而来，3/4 由新发生的染色体畸变而来。易位型中较常见的是 14/21 易位，其核型为 46，XX（XY），-14，+t（14q；21q）或 46，XX（XY），-14，+t（14；21）（p11；q11）。导致易位型唐氏综合征最主要的原因是患者父亲或母亲在形成配子时发生了 D/G 易位。患者的易位染色体如果是从亲代遗传而来，一般说来其双亲之一通常是表型正常的染色体平衡易位携带者（balanced translocation carrier），其核型常为 45，XX（XY），-14，-21，+t（14q21q）。染色体平衡易位携带者通过减数分裂理论上可以形成 6 种配子（图 3-23），其生育的子女中正常个体约占 1/3，易位型三体患者约占 1/3，平衡易位携带者约占 1/3。易位型患者母亲的生育年龄一般在 30 岁以下，由于患者双亲之一是染色体平衡易位携带者，故发病具有明显的家族倾向。

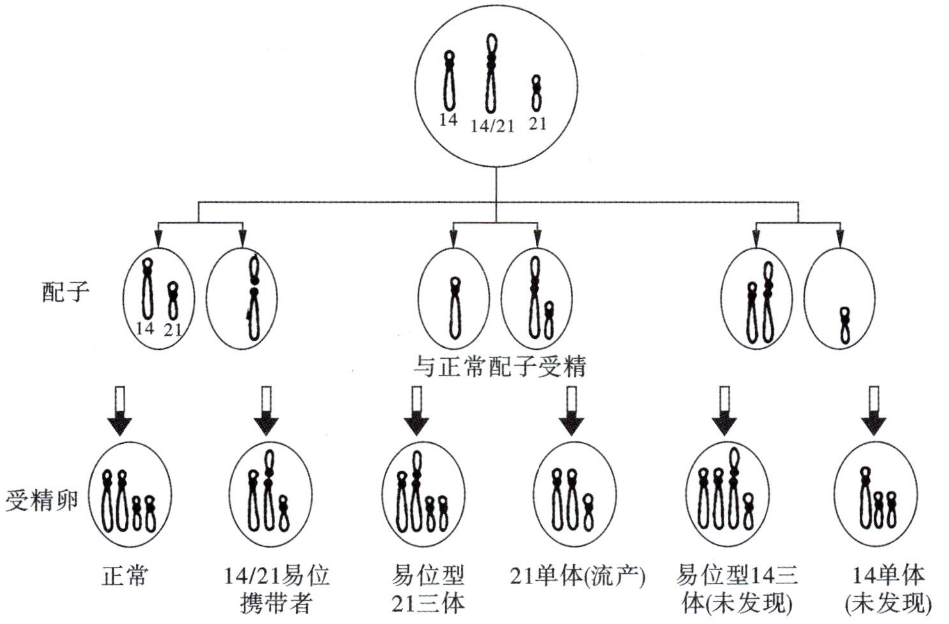

图 3-23　14/21 平衡易位携带者减数分裂后形成配子及其后代核型分析

（二）18 三体综合征

1960 年爱德华（Edward）等首先描述本病，故又称为爱德华综合征（Edward syndrome）。1961 年帕托（Patau）证实了该病的病因是多了 1 条 18 号染色体，因此又称为 18 三体综合征（trisomy 18 syndrome）。

1. 发病率　新生儿的发病率为 1/8 000～1/3 500，在有些地区或季节明显增高，可高达 1/800～1/450。女性患者明显多于男性，其发病比例约为 4∶1，这可能与男性胚胎不易发育至出生有关。18 三体型常导致个体严重畸形，在出生后不久死亡。

2. 临床表现　该病主要临床表现为生命力严重低下，多发畸形，生长、运动和智力发育迟缓。具体异常特征：患儿出生时体重低，发育如早产儿，吸吮差，反应弱，头面部和手足有严重畸形，头长而后枕骨突出，面圆，眼裂狭小且眼距宽，有内眦赘皮，耳畸形且低位，小颌，唇裂或腭裂，胸骨小。手部畸形具有紧握拳、拇指横盖于其他指上、其他手指互相叠盖（第 2 和第 5 根手指压在第 3 和第 4 指之上）的典型性表现。指甲发育不全，手指端弓形纹显著增多，手掌可见 t 点高位，约 1/3 患者为通贯掌。下肢最突出的表现是“摇椅样船形足”，拇趾短，向背侧屈起。95% 的病例有先天性心脏病，如室间隔缺损、动脉导管未闭等。外生殖器畸形比较常见的有隐睾或大阴唇和阴蒂发育不良等。

3. 核型　本病 80% 的患者核型为 47，XY（XX），+18，其临床表现典型。此型与母亲的生育年龄有关，多由母亲卵母细胞在减数分裂时 18 号染色体发生不分离所致；另 10% 的患者为嵌合体，即 46，XY（XX）/47，XY（XX），+18，其临床表现较轻，存活时间较长，与母亲生育年龄无关，主要是由受精卵在早期卵裂过程中 18 号染色单体不分离造成；其余为各种易位，主要是 18 号染色体与 D 组染色体的易位。

笔记栏

（三）13 三体综合征

1960 年帕托（Patau）首先描述本病，患者具有 1 条额外的 D 组染色体，故又称为帕托综合征（Patau syndrome）。后来通过显带技术证实多余的染色体为 13 号染色体，又称为 13 三体综合征（trisomy 13 syndrome）。

1. 发病率　本病较为少见，新生儿中的发病率约为 1/25 000，女性明显多于男性。发病率与母亲年龄增大有关。患者的畸形比上述两种综合征严重。99% 的 13 三体型胚胎流产。

2. 临床表现　该病主要临床表现为生长发育迟缓、出生时体重较轻；颅面严重畸形，包括小头，前额、前脑发育缺陷，眼球小，常有虹膜缺损，鼻宽而扁平，2/3 的患儿有上唇裂，并常有腭裂，耳位低，内耳螺旋器缺损造成耳聋，耳郭畸形，颌小；其他常见多指（趾），手指相盖叠，足跟向后突出及足掌中凸，形成摇椅形足底。患者中 88% 有先天性心脏病，右位心、房室间隔缺损和未闭动脉导管最常见，无脾或有副脾，常有多囊肾。男性常有阴囊畸形和隐睾，女性则有阴蒂肥大、双阴道、双角子宫等。智力发育障碍见于所有的患儿，而且程度严重，存活较久的患儿还有癫痫样发作、肌张力低下等。

3. 核型　本病核型主要为 47，XX（XY），+13，约占 80%。多出的 13 号染色体多来自母亲第一次减数分裂的不分离，产生了含有 2 条 13 号染色体的异常配子，发病率与母亲年龄有关；其余为嵌合型或易位型。嵌合型核型为 46，XX（XY）/47，XX（XY），+13，一般症状较轻，约占 5%。易位型占 10%～15%，通常以 13 号和 14 号染色体罗氏易位居多，患者核型为 46，XX（XY），-14，+t（13q14q）。

（四）猫叫综合征

1963 年 Lejeune 等首先报道了猫叫综合征（cri du chat syndrome），因患儿具有特有的猫叫样哭声而命名。1964 年证实本病为 5 号染色体短臂部分缺失所致，故又称为 5p 部分单体综合征。该病为最典型的染色体缺失综合征。

猫叫综合征的临床表现有哪些？

1. 发病率　本病通常发病率在新生儿中约为 1/50 000，在智力低下患儿中占 1.0%～1.5%，女性明显多于男性，是染色体结构畸变综合征中发病率较高的一种类型。

2. 临床表现　患儿在婴幼儿时期的哭声尖细，常似猫叫，患儿智力低下非常严重（智商常低于 20），发育迟滞也很明显，头小、满月脸、鼻梁扁宽、眼裂过宽、内眦赘皮、下颌小且后缩。其他常见的临床表现：脊柱侧凸，肋骨畸形；皮纹异常（通贯手，三叉点 t 高位，斗形纹比例高）；约 50% 的患者有先天性心脏病，主要是室间隔缺损和动脉导管未闭等。

3. 核型　不同患者的染色体 5p 缺失片段大小不一，但都包含了 5p15 区域，核型为 46，XX（XY），del（5）（p15）。该核型主要由 5 号染色体短臂 1 区 5 带的缺失引起（图 3-24），畸变多数是新发生的，患者的父母之一在形成生殖细胞的过程中，第 5 号染色体之一的短臂有断裂现象，产生带有第 5 号染色体短臂缺失的生殖细胞，此细胞受精后异常发育而形成 $5p^-$ 综合征。该病由染色体片段的单纯缺失（包括中间缺失）引起的约占 80%，其余的是由双亲之一为平衡易位携带者导致。

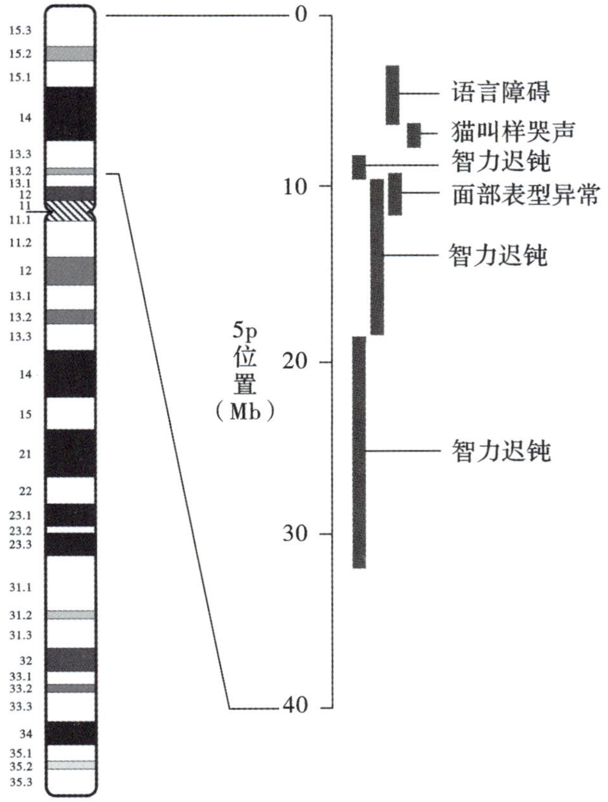

图 3-24　5 号染色体短臂缺失的表型-核型图谱

三、性染色体病

X 染色体或 Y 染色体在数目上发生异常或结构上畸变均可导致性染色体病（sex chromosomal disease）。虽然性染色体占染色体总数的比例很小，但性染色体病的数量却占染色体病的 1/3。这类疾病的主要特征是性发育不全或两性畸形，有时也伴有智力低下、各种畸形和行为异常等。

（一）性染色体的数目异常

1. 克兰费尔特综合征　1942 年 Klinefelter 等首先报道了该综合征的临床表现，故称为克兰费尔特综合征（Klinefelter syndrome），又称为先天性睾丸发育不全、细精管发育障碍或原发小睾丸症。1956 年 Bradbury 等在患者的细胞内发现了 X 染色体阳性（正常男性 X 染色体为阴性），1959 年 Jacob 和 Strong 等证实患者性染色体为 XXY，即比正常男性多了 1 条 X 染色体，因而该病又称为 XXY 综合征。

（1）发病率　该病发病率较高，在男性中可达到 1/800 ~ 1/750。国外研究资料显示，身高 180 cm 以上的男性该病患病率为 1/260，精神病患者或刑事收容机构中为 1/100，男性不育就诊者中约为 5%。

笔记栏

（2）临床表现　该病主要特征是睾丸发育障碍和不育。患者表型为男性，在儿童期表现正常，青春期后开始出现症状。患者体型高大（可达 180 cm 以上），具有男性生殖器，阴茎较小，睾丸小而质硬，曲细精管萎缩，呈玻璃样变性，无精子产生，故 97% 的患者不育。患者男性第二性征发育差，有女性化表现，如无胡须、无喉结、体毛稀少，音调较高，皮下脂肪发达、皮肤细嫩，易肥胖，腋毛分布稀疏或缺如，阴毛分布呈现女性化，阴茎龟头小等，约 25% 的患者有男性乳房发育。部分患者有智力低下、精神异常及患精神分裂症倾向。

（3）核型　该病核型主要为 47，XXY。约 15% 的患者为 2 个或更多细胞系的嵌合体，其中常见的为 46，XY/47，XXY；46，XY/48，XXXY。核型中 X 染色体数量越多，表现的症状越严重。例如，49，XXXXY 的个体除了本病的典型症状外，还具有智力极度低下（智商常低于 20），小头，短颈、蹼颈，腭裂，眼距宽，斜视、近视，内眦赘皮，桡尺骨连合、肘外翻、膝外翻、脊柱畸形，先天性心脏病（常见动脉导管未闭）等异常。

（4）发生原因　该病主要是因为患者双亲之一的生殖细胞在减数分裂时发生 X 染色体不分离，多了 1 条 X 染色体。研究表明，额外形成的 X 染色体主要来自患者母亲，随着母亲年龄的增长，生出本病患儿的风险也相应增高。

（5）预后　该病一般用睾酮治疗具有一定的效果，它可促使患者第二性征发育并消除患者的心理障碍。

2. 特纳综合征　特纳综合征（Turner syndrome）在 1938 年由 Turner 首先确认并进行详细临床描述，随后人们发现患者体内有条索状卵巢，无卵泡发生，因此本病又称为性腺发育障碍症或先天性卵巢发育不全。

（1）发病率　特纳综合征是目前最常见的性染色体数目异常病。其在新生女婴中的发病率为 1/10 000～4/10 000，在自发流产胚胎中的发生率可高达 18%～20%。

（2）临床表现　该病患者表型为女性，主要临床表现为出生体重轻，新生儿期脚背有淋巴样肿，第 4 和第 5 指骨短小或畸形；身材发育迟缓，成年身材矮小，智力一般正常，下颌面呈三角形，颈部发际很低；约 50% 患者有蹼颈；盾状胸、肘外翻、乳头间距过宽、皮纹异常等。患者第二性征发育差，表现为成年外阴幼稚、阴毛稀少、乳房发育不良、子宫发育不良、卵巢无卵泡、原发闭经，因而不能生育。此外，约 1/2 的患者有主动脉狭窄和马蹄肾等畸形，少部分患者智力发育迟缓，一些个体空间感知能力差。

（3）核型　该病核型主要为 45，X（约占 55%），其余为各种嵌合型和结构异常的核型。最常见的是嵌合型 46，XX/45，X 和 46，X，i（Xq）。一般说来嵌合型的临床表现较轻。

（4）发生原因　特纳综合征中核型为 45，X 的患者体细胞中仅有 1 条 X 染色体（X 染色体单体型），其发病的主要机制是双亲之一在配子形成过程中发生了性染色体不分离，其中约 75% 的染色体丢失发生在父方，约 10% 染色体的丢失发生在受精后的早期卵裂期，结果导致各种嵌合体。

（5）预后　特纳综合征的少数患儿在新生儿期常因严重畸形导致死亡，存活的患者一般在青春期才被检出，其智力发育障碍也较轻，在 14 岁以前开始应用性激素治疗可以促进患儿身高、第二性征和生殖器官的发育，月经来潮，心理状态改变。

3. XXX 综合征　1959 年 Jacob 首次描述相关临床表现，又称为超雌或 X 三体综合征(trisomy X syndrome)。本病是一种女性常见的性染色体病,发病率在女性中约占1/1 000。其主要临床表现:患者多数表型正常,约70%的病例青春期第二性征发育正常,内外生殖器、性功能一般正常且具有生育能力。少数患者表现异常,主要表现为间歇性闭经、月经失调、过早绝经、乳房发育不良、卵巢功能障碍。约2/3的患者可伴有有轻度智力障碍,1/3的患者可伴有先天性心脏病和髋脱位等畸形。XXX综合征患者的核型多数为47,XXX。研究表明X染色体数越多,症状将越严重,可有严重智力低下、精神异常和多发性骨骼畸形。XXX综合征形成的主要原因是额外的X染色体几乎都来自于母亲减数分裂的不分离,且主要发生在第一次减数分裂。

4. XYY综合征　1961年Sandberg等首先描述该病。在男性新生儿中的发生率为1/1 500～1/1 000。其临床主要表现为患者表型为男性,一般身材高大(常超过180 cm),多数个体智力、性征和生育能力一般正常,少数患者有性腺发育障碍、隐睾、尿道下裂和不育。患者核型主要为47,XYY,其形成原因主要是额外的Y染色体来源于父亲Y染色体减数分裂不分离,但也有来自47,XYY父亲的生殖细胞发生的次级不分离。此外,少数个体还有48,XXYY;49,XYYYY;48,XYYY;46,XY/47,XYY;45,X/49,XYYYY等特殊核型。通常研究表明核型中Y染色体越多,这些类型的患者出现智力发育障碍和各种畸形就越严重。

(二)性染色体的结构异常

脆性X染色体综合征(fragile X syndrome)是最常见的性染色体结构异常病。1969年H. A. Lubs在1个家族性X连锁智力障碍家庭中首次观察到X染色体的q27～q28具有"随体呈细丝状次缢痕"的结构,由于该结构容易发生断裂,故称为脆性部位(fragile site),后进一步确定该脆性细丝部位在Xq27.3。Xq27具有脆性部位的X染色体称为脆性X染色体(fragile X chromosome,fraX)(图3-25)。由脆性X染色体所导致的一系列病症称为脆性X染色体综合征。一般认为在缺乏叶酸或低叶酸等特定条件下脆性X染色体的脆性位点容易断裂。

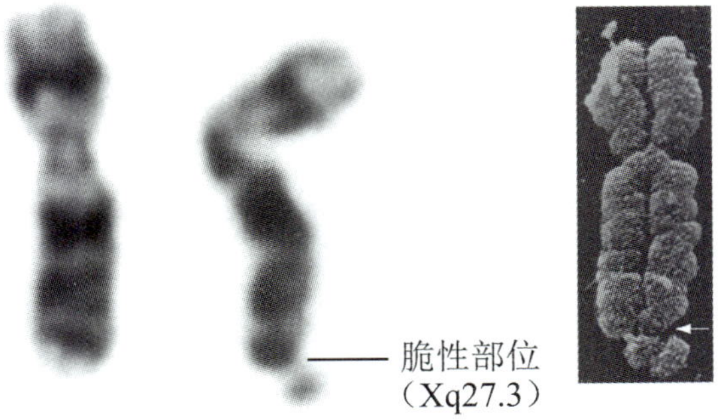

图3-25　脆性X染色体的特征

1. 发病率　本病在男性中发病率较高,为1/1 500～1/10 000,仅次于唐氏综合征,没有明显的种族特异性。在智力低下男性患者中,10%～20%可由本病所引起。

2. 临床表现　本病主要临床表现为中度到重度的智力低下,表现和语言障碍,行为异常,大睾丸和伴有特殊面容。特殊面容包括面中部发育不良、长脸、前额突出、下颌大而前突、大耳、高腭弓、唇厚、下唇突出。患者青春期后的典型表现是睾丸巨大,但

笔记栏

具有正常的生育能力。一些患者还具有多动症、攻击性行为或孤僻症，约 20% 患者可发生癫痫。

3. 核型　该病核型可表示为 46，fraX(q27)Y。

4. 病因　该病主要原因是男性患者的脆性 X 染色体来自于携带者母亲。受累女性的临床症状通常较轻，1/3 的女性杂合子有轻度智力发育障碍，其发病与女性正常的 X 染色体随机失活，而脆性 X 染色体在体细胞中保持活性有关。女性只有遗传自母亲携带者时才发病。正常男性携带者的女儿不发病，但其外孙或孙女可能发病。该病在连续遗传时具有发病年龄逐代提前并加重的早现现象倾向。

1991 年，K. Verker 等在染色体 Xq27.3 处克隆到脆性 X 染色体综合征的致病基因，并命名为脆性 X 智力低下基因(fragile X metal retardation-1，FMR1)。*FMR*1 基因 5′端非翻译区不稳定遗传的三聚核苷酸(CGG)串联重复序列过度增加和异常甲基化易导致脆性 X 染色体综合征。

四、两性畸形

人类胚胎发育过程中受到内外异常因素影响时易产生性别异常，但这些个体的染色体核型往往正常，不属于性染色体异常。一般根据染色体、染色质、性腺和外生殖器的不一致可分为真两性畸形和假两性畸形。

(一)真两性畸形

真两性畸形(true hermaphroditism)是指患者体内常兼有两种性腺，体内的卵巢和睾丸都具有内分泌功能，可分泌雌激素和雄激素，但一般以其中一种激素为主。外生殖器多为性别不明，其副性征可以是男性或女性。患者中约 40% 的性腺一侧有卵巢，另一侧有睾丸；约 40% 一侧有卵巢或睾丸，另一侧有卵睾；约 20% 两侧有卵睾。患者常有以下几种核型。

1. 46，XX 型　此类约占真两性畸形患者 57% 以上，是真两性畸形中最常见的类型。患者的临床特征是体内均具有男性和女性的性腺，一侧有卵巢、输卵管和发育良好的子宫，另一侧有卵巢睾，但输精管发育不良。外生殖器为阴茎而无阴囊或有阴囊但无睾丸，伴有尿道下裂，阴毛呈女性分布。患者表型为女性或男性，具有女性副性征，乳房发育。一些 46，XX 型真两性畸形呈家族性，以常染色体隐性遗传方式传递。这类患者一般可进行激素及矫形手术治疗。

2. 46，XY 型　此类约占真两性畸形患者 12%。患者主要临床表征是外观男性，但第二性征女性化，一侧有睾丸，另一侧有卵巢，有发育不良的输精管、输卵管和子宫，外生殖器为阴茎，但阴囊中无睾丸，阴茎下有尿道裂，阴毛呈女性化分布。此类型可能与患者体内有部分细胞具有 46，XX 或 45，X 核型有关。患者一般进行矫形手术治疗。

3. 46，XX/46，XY 嵌合型　此类约占真两性畸形患者 5%。患者临床表征外观可为男性或女性，体内一侧有睾丸，另一侧有卵巢，或一侧有睾丸，另一侧有卵巢与睾丸相互融合的卵巢睾，输精管、输卵管均可发育良好。这类患者确诊后，通常根据外生殖器特点进行手术矫形，一般治疗后不具有男性性功能的采取向女性矫正的原则。如果表型为男性，可切除卵巢等，并辅以男性激素进行治疗。

（二）假两性畸形

假两性畸形（pseudohemaphroditism）是指患者体内仅有一种性腺，外表和第二性征极为模糊，难以断定性别，外生殖器都有两性特征或不同程度畸形。根据性腺为睾丸或卵巢，可将假两性畸形分为男性假两性畸形和女性假两性畸形。

1. 男性假两性畸形　核型为46，XY。其临床表现是患者表型为女性，有乳房发育，有阴唇和阴道，但阴道短止于盲端，无子宫和输卵管。男性假两性畸形又可分为两种类型：睾丸女性化综合征（testicular feminization syndrome）和Ⅰ型家族性男性假两性畸形（Reifenstein综合征）。睾丸女性化综合征患者表型为正常女性，有睾丸（常位于腹腔内、腹股沟或大阴唇内），可产生雄激素，但雄激素较难发挥作用，患者性征因此趋于女性，又称为雄激素不敏感综合征。Ⅰ型家族性男性假两性畸形患者睾丸小，阴茎短小，有尿道下裂，阴囊深度分裂似大阴唇，乳房发育女性化。上述两种类型男性假两性畸形病都属于X连锁隐性遗传，可有家族史，男性为患者，女性是携带者。

2. 女性假两性畸形　又称为女性男性化，核型为46，XX。女性假两性畸形包括先天性肾上腺增生和特发性女性假两性畸形。先天性肾上腺增生又称为肾上腺性征异常综合征，其患者有卵巢，内生殖器有子宫、输卵管，阴蒂肥大，原发性闭经，副性征多呈男性。其致病基因定位于6p21.3，临床上常见为Ⅰ型（21-羟化酶缺陷）和Ⅱ型（11-羟化酶缺陷），这两型都属于常染色体隐性遗传。特发性女性假两性畸形患者有卵巢，外阴可呈男性，有尿道下裂，或呈女性而阴蒂肥大，阴毛多呈女性分布，多有输卵管和子宫，但均发育不良。原发性闭经，第二性征多呈男性。一般进行手术治疗并配合激素治疗。

五、染色体微结构异常综合征

染色体微结构异常综合征是染色体微小片段缺失或重复，使正常基因组剂量发生改变而导致临床可识别的一组疾病。染色体微结构异常是不能或不容易用常规的染色体显带核型分析方法检测出的染色体结构异常，需用高分辨染色体核型分析。微缺失（重复）不但具有较高的发生率和致畸致残率，更具有遗传性强的特点。20世纪90年代以来，随着分子遗传学技术的发展，特别是荧光原位杂交（fluorescence in situ hybridization，FISH）技术、荧光定量聚合酶链反应通过扩增短串联重复序列检测和CGH微阵列检测方法的普及，染色体微结构引起的疾病越来越多地被发现或确认。下面简单介绍几种常见的染色体微缺失综合征。

（一）22q11.2微缺失综合征

22q11.2微缺失综合征是由22号染色体长臂近着丝粒端微片段22q11.21缺失引起的遗传综合征，是人类最常见的染色体微缺失综合征。其发病率为活产新生儿的1/4 000～1/3 000。主要临床表现为心脏畸形、面容异常、胸腺发育不良、腭裂及低钙血症。该病又称为迪格奥尔格综合征（DiGeorge syndrome，DGS）和腭心面综合征（velocardiofacial syndrome，VCFS）。近年研究认为22q11.2微缺失综合征与学习认知障碍、精神异常、发育迟缓等有关。

（二）22q11微重复综合征

22q11微重复综合征是由22q11.2区域所含的DNA微重复所致。临床表现与22q11.13微缺失综合征相似，但有其特殊表型，其中包括上位眉毛、眼眶下斜、轻度小

笔记栏

颌、脸部细长等。

(三)普拉德-威利综合征

普拉德-威利综合征(Prader-Willi syndrome)又称为张力减退-智力减退-性腺功能减退与肥胖综合征,是安格尔曼综合征同系 15q11 ~ q13 的缺失所致。

(四)威廉斯综合征

威廉斯综合征(Williams syndrome)是由 7 号染色体长臂近着丝粒端片段 7q11.23 微缺失引起,主要临床表现有动脉狭窄、精神发育不良和认知缺陷。发病率为1/10 000。

(五)其他染色体微缺失综合征

目前已知的染色体微缺失综合征还有 1p36 单体综合征,1q 部分单体综合征,1q 部分三体综合征,4p 部分单体综合征,5p 部分单体综合征,18q24.1 ~ q24.13 缺失和 16 号、7 号染色体短臂部分缺失综合征。

六、异常染色体携带者

异常染色体携带者是指本身带有结构异常染色体而表型正常的个体。至今大约已有记载的异常染色体携带者的核型有 1 600 多种,几乎涉及人体的每条染色体的每个区带。染色体结构异常一般包括倒位和易位两大类,由于倒位和易位这两种畸变一般来说没有遗传物质丢失,所以异常染色体携带者的临床特征主要有个体表型正常,以及婚后不育、流产、死胎、新生儿死亡、生育畸形儿和智力低下儿等。举例如下。

(一)相互易位携带者

某一非同源染色体间的相互易位携带者,其缺少 2 条正常的非同源染色体,多了 2 条衍生染色体,根据配子形成中同源染色体节段相互配对的特性,易位染色体在第一次减数分裂中和正常染色体的配对,将形成四射体,不论在哪一位点经过分离、交换、组合,至少可形成 18 种类型的配子,它们分别与正常配子结合,可形成 18 种受精卵,其中仅 1 种为正常者,1 种为表型正常的易位携带者,其他均为单体、部分单体、三体、部分三体型患儿而导致流产、死胎或畸形。

同源染色体间的相互易位携带者与非同源染色体间的相互易位携带者具有不同的遗传效应,按照分离定律,它不可能形成正常配子,但按照分离和交换律,在其配子形成的减数分裂中,可形成易位圈,再经过易位圈内的奇数互换,可形成 4 种类型的配子,其中 3 种具有部分重复和缺失的染色体,1 种为正常配子,即可形成正常的后代。因此,在遗传咨询中,不能简单地根据分离定律劝止妊娠,应建议在宫内诊断监护下选择生育正常胎儿。

(二)罗伯逊易位携带者

染色体平衡易位携带者由于染色体的位置发生了变异,导致经减数分裂形成精子时,可出现 6 种不同类型的精子,进一步与染色体正常的卵子结合后,可产生 6 种不同核型的胚胎。其中只有 1 种胚胎核型完全正常,剩余均为染色体异常(部分单体或部分三体)。这类染色体异常的胎儿在妊娠过程中可能流产、死胎,或者在出生后智力低下和多发畸形。

非同源的罗伯逊易位携带者生育的后代有1/2的可能性为三体型或单体型患者，有1/4的可能性是携带者，1/4的可能性为正常者。

在减数分裂中，每条同源的罗伯逊易位染色体有可能分离成2条独立的染色体而形成带有23条正常染色体的配子，因而同源罗伯逊易位携带者可生育出正常的后代。

（三）倒位携带者

1. 臂间倒位携带者　臂间倒位携带者通常表型正常，按照配子形成中同源染色体节段相互配对的规律，在第一次减数分裂中将形成特有的倒位环，经过在倒位环内的奇数互换，理论上将形成4种不同的配子，1种具有正常染色体，1种具有倒位染色体，其余2种均带有部分重复和缺失的异常染色体（部分三体和部分单体型）。研究表明这2种异常染色体各有1个着丝粒，属于稳定型畸变且可向后代遗传，因而其遗传效应主要决定于重复和缺失片段的长短及其所含基因的致死效应。通常情况下，当倒位片段越短，则重复和缺失的部分越大，其配子和受精卵正常发育的可能性越小，临床上出现婚后不育、月经期延长、早期流产及死产的比例越高，生出子女的可能性相对较低；反之，当倒位片段越长，则其重复和缺失的部分越短，其配子和受精卵正常发育的可能性越大，则生出畸形患儿的危险性也越高。因此，加强对倒位携带者的检出和对倒位携带者妊娠期的产前诊断，能有效防止该染色体病患儿的出生。

2. 臂内倒位携带者　臂内倒位如果在倒位环内发生同源染色体重组，那么将形成4种配子：1种具有正常染色体，1种具有倒位染色体，其余2种分别可能形成具有部分重复和缺失的无着丝粒片段或双着丝粒染色体。重复和缺失片段的大小及其所含基因致死的作用，可导致半数配子形成障碍，或形成半数畸形、无功能的配子，导致婚后多年不孕；同时双着丝粒染色体和无着丝粒片段是有丝分裂中的一种非稳定性畸变，不能稳定遗传，双着丝粒染色体在受精卵早期分裂中通过形成染色体桥，将使受精卵在早期卵裂中致死，临床上往往仅可观察到月经期延长；无着丝粒片段在受精卵卵裂中也将被丢失而造成单体型胚胎。研究表明，除X、21、22号染色体以外，其他的单体均不可能发育成熟，因此，在临床上常表现出妊娠期的前3个月内发生流产。

笔记栏

复习知识要点

- 人类染色体与染色体病
  - 人类染色体
    - 常染色质；异染色质
    - 人类染色体基本特征；核型
    - 性染色质；Lyon假说
  - 染色体畸变
    - 染色体数目畸变及机制：三倍体、多倍体；双雄受精、双雌受精；核内复制、核内有丝分裂；单体型、三体型；染色体不分离、减数分裂不分离、染色体丢失
    - 染色体结构畸变及机制：染色体畸变分类、描述
  - 染色体病
    - 常染色体病：唐氏综合征、18三体综合征、13三体综合征、猫叫综合征等核型和临床表现
    - 性染色体病：克兰费尔特综合征、特纳综合征、XXX综合征、XYY综合征等核型和临床表现；两性畸形；异常染色体携带者

问题分析与能力提升

患儿，男，4岁2个月，因发育异常前来就诊，病史由其母亲代述，可靠。患儿在其母亲妊娠期间，B超检查发现其发育比正常水平迟缓，出生时体重为1 800 g，哭叫声小、尖细、无力似猫叫。1岁后发现其发育依然迟缓，语言和行为障碍，智力低下。体格检查：体弱，四肢无力，反应迟钝，精神萎靡。小头，眼裂过宽，眼角向下斜视，下颌小，身高72 cm，体重20 kg，心率110次/min，彩超显示房间隔缺失。染色体核型为46，XY，5p^{-}。

问题：①该患儿患何种疾病？②其诊断依据是什么？

笔记栏

同步练习

一、单项选择题

1. 非整倍体的形成原因可能是(　　)
A. 双雌受精　　B. 双雄受精　　C. 核内复制
D. 染色体不分离　　E. 核内有丝分裂

2. 体细胞中染色体数目为47被称为(　　)
A. 单体型　　B. 三倍体　　C. 单倍体
D. 三体型　　E. 亚二倍体

3. 近端着丝粒染色体之间通过着丝粒融合形成的易位称为(　　)
A. 单方易位　　B. 串联易位　　C. 罗伯逊易位
D. 不平衡易位　　E. 复杂易位

4. 若某人核型为46,XY,inv(2)(p21q31),其染色体可能发生了(　　)
A. 缺失　　B. 倒位　　C. 易位
D. 插入　　E. 重复

5. 1条染色体发生断裂后,断片插入其同源染色体,结果造成(　　)
A. 缺失　　B. 倒位　　C. 易位
D. 重复　　E. 插入

6. 先天性卵巢发育不全的最常见核型是(　　)
A. 45,X　　B. 47,XXY　　C. 47,XYY
D. 47,XXX　　E. 46,XY

7. 假二倍体的染色体数目可能是(　　)
A. 46　　B. 45　　C. 47
D. 44　　E. 数目不确定

8. 唐氏综合征是(　　)
A. 单基因遗传病　　B. 染色体病　　C. 体细胞遗传病
D. 多基因遗传病　　E. 线粒体病

9. 具有摇椅足表型的染色体病是(　　)
A. 克兰费尔特综合征　　B. 18三体综合征　　C. 11p缺失综合征
D. 猫叫综合征　　E. 唐氏综合征

10. 典型的特纳综合征患者少了1条(　　)染色体
A. 13号　　B. 18号　　C. 21号
D. X　　E. Y

二、简答题

1. 简述Lyon假说的要点。

2. 何谓染色体整倍体畸变？三倍体和四倍体产生的机制是什么？

3. 唐氏综合征的常见核型是什么？根据其核型分析其发生的原因。

4. 1对表型正常夫妇,生出1个核型为46,XX,-14,-21,t(14;21)(p21;q11)的先天愚型女儿,试分析这对夫妇能不能生出1个完全正常的孩子？请描述这对夫妇可能的核型。

(南阳医学高等专科学校　张冬)

第四章 单基因遗传与单基因遗传病

学习目标

1. 掌握　三大遗传学定律，单基因遗传病的种类、遗传方式、系谱特点及发病风险的估计。
2. 熟悉　遗传定律的细胞学基础，系谱的概念及系谱分析。
3. 了解　近亲结婚的危害，影响单基因遗传分析的因素。

单基因遗传是指某种性状或疾病主要受1对等位基因控制，其遗传方式符合孟德尔定律，故又称为孟德尔式遗传(Mendelian inheritance)。这种性状或疾病则称为单基因遗传性状或单基因遗传病(简称单基因病)。

第一节　遗传的基本规律

现代遗传学的奠基人孟德尔(G. Mendel，1822—1884年)选用豌豆作为实验材料，通过8年的实验，提出了生物性状是通过遗传因子(现称为基因)传递的，并于1865年提出了分离定律和自由组合定律。1910年美国学者摩尔根(T. H. Morgan，1866—1945年)利用果蝇进行杂交实验，发现了连锁互换定律。分离定律、自由组合定律和连锁互换定律，被称为遗传学的三大定律。遗传学三大定律不仅适用于动植物，同样也适用于人类遗传。

一、分离定律

从孟德尔成功的例子可以得到哪些启发？

孟德尔所从事的植物杂交实验，选用自花授粉豌豆作为实验材料，以7对相互容易区别又稳定的性状作为研究对象，进行实验观察。对实验结果进行统计学处理，得出了遗传学上的2个基本规律。

(一)1对相对性状的杂交实验——分离现象

孟德尔首先对1对相对性状进行杂交实验，他用纯种的高茎豌豆和矮茎豌豆作亲本，人为地去掉豌豆的雌蕊或雄蕊，然后进行人工授粉，子一代(F_1)都表现为高茎。

让 F_1 植株进行自花授粉（自交）所得子二代（F_2），既有高茎又有矮茎，两者的数量接近 3∶1。

孟德尔除了研究豌豆植株高茎和矮茎这一相对性状外，还研究了其他 6 种相对性状，结果都是在子一代中可以看到显性现象，在子二代中出现性状分离，且分离比近似 3∶1（表 4–1）。

表 4–1　孟德尔豌豆 7 对相对性状的杂交实验结果

性状类别	亲本的性状	F_1 性状	F_2 性状及数量	分离比
种子的形状	圆滑×皱形	圆滑	5 474 株圆滑；1 850 株皱形	2.96∶1
子叶的颜色	黄色×绿色	黄色	6 022 株黄色；2 001 株绿色	3.01∶1
花的位置	腋生×顶生	腋生	651 株腋生；207 株顶生	3.14∶1
花的颜色	红花×白花	红花	705 株红色；224 株白色	3.15∶1
茎的高度	高茎×矮茎	高茎	787 株高茎；277 株矮茎	2.84∶1
豆荚的形状	饱满×皱缩	饱满	882 株饱满；299 株皱缩	2.95∶1
豆荚颜色（未成熟）	绿色×黄色	绿色	428 株绿色；152 株黄色	2.82∶1

（二）对性状分离现象的解释

为了解释上述分离现象，孟德尔提出了遗传因子假设。

其一，生物性状是由遗传因子控制的。

其二，控制显性性状的基因是显性基因，用大写字母（如 *D*）表示，控制隐性性状的基因是隐性基因，用小写字母（如 *d*）表示。

其三，在生物体细胞中，控制性状的遗传因子是成对存在的。如纯种高茎豌豆的体细胞中含有成对的基因 *DD*，纯种矮茎豌豆的体细胞中含有成对的矮茎基因 *dd*，像这样由相同基因的配子结合成合子发育成的个体，称为纯合体。

其四，生物体在形成配子时，成对的基因彼此分离，分别进入不同的配子。因此纯种高茎豌豆的配子只含有 1 个 *D* 显性基因，纯种矮茎豌豆的配子只含有 1 个 *d* 隐性基因。授粉时雌雄配子彼此结合，合子中的基因又恢复成对（*Dd*），像这样由不同基因的配子结合成的合子发育成的个体，称为杂合体。在杂合体中，由于基因 *D* 对基因 *d* 的显性作用，所以 F_1 只表现为高茎。

在 F_1 自交产生配子时，基因 *D* 和 *d* 又彼此分离，这样 F_1 产生的雌配子和雄配子各有 2 种，即 *D* 和 *d*，而且数目相等。受精时雌雄配子随机结合，F_2 出现 3 种基因组合——*DD*、*Dd*、*dd*，它们之间的比例为 1∶2∶1；在性状表现上便出现了 3（高）∶1（矮）的比例（图 4–1）。

（三）对分离定律的验证和细胞学基础

为了验证上述假设，孟德尔设计了测交实验。即用子一代与纯合隐性亲本杂交。如果上述假设正确，子二代高茎和矮茎的比例应是 1∶1，实验结果和预期完全相符。由此总结出了分离定律，即生物的成对遗传因子在杂合状态时保持独立性，而在配子形成时，成对的基因彼此分离，分别进入不同的配子中。分离定律的细胞学基础是减数分裂时同源染色体的分离。

分离定律的实质是什么？其产生的细胞学基础是什么？

笔记栏

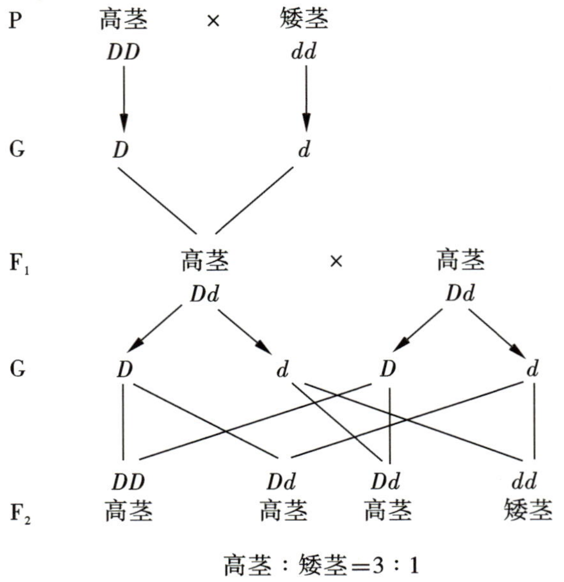

图4-1　高茎豌豆与矮茎豌豆杂交遗传分析

二、自由组合定律

孟德尔在研究了1对性状的遗传规律后，又对2对相对性状的遗传现象进行了分析研究，得出了自由组合定律。

（一）2对相对性状的遗传实验

孟德尔选用子叶黄色圆滑的种子和绿色皱缩的种子作为亲本进行杂交实验。结果F_1全部表现为黄色圆滑，F_1自花授粉后，F_2共得到种子556粒，表现型有4种：黄色圆滑315粒、绿色圆滑108粒、黄色皱缩101粒、绿色皱缩32粒。计算4种表现型的比例，近似于9∶3∶3∶1。其中黄色圆滑和绿色皱缩与亲本性状相同，称为亲组合；绿色圆滑和黄色皱缩是亲本性状的重新组合，称为重组合。

上述的实验结果，如果按1对相对性状进行分析，其结果如下。

1. 种子形状　圆滑种子数315+108=423，皱缩种子数101+32=133，比例近似3∶1。

2. 子叶颜色　黄色种子数315+101=416，绿色种子数108+32=140，比例近似3∶1。

数据表明，虽然2对相对性状的遗传分别由2对等位基因控制，但每对等位基因的传递仍符合分离定律。把2对相对性状联系在一起分析，却出现了9∶3∶3∶1，为什么出现这样的比例呢？

（二）对自由组合现象的遗传分析

子叶的颜色（黄色和绿色）和种子的形状（圆滑和皱缩），分别是2对同源染色体上的2对等位基因控制，*Y*基因控制子叶黄色、*y*基因控制子叶绿色、*R*基因控制种子圆滑、*r*基因控制种子皱缩。则亲本黄圆的基因型为*YYRR*，亲本绿皱的基因型为*yyrr*，它们产

生的配子分别是 *YR* 和 *yr*。通过杂交产生的 F_1 的基因型是 *YyRr*，表因型是黄圆。

当 F_1 经过减数分裂产生配子时，根据分离定律，等位基因彼此分离，即 *Y* 与 *y*、*R* 与 *r* 分离，非等位基因之间可以随机组合，产生了 4 种雌、雄配子：*YR*、*Yr*、*yR*、*yr*，它们的比是 1∶1∶1∶1。雌、雄配子随机结合，共有 16 种组合方式，产生 9 种基因型：*YYRR*、*YYRr*、*YyRR*、*YyRr*、*YYrr*、*Yyrr*、*yyRR*、*yyRr*、*yyrr*；4 种表现型：黄圆、黄皱、绿圆、绿皱，它们之间的比例都近似于 9∶3∶3∶1（图 4-2）。

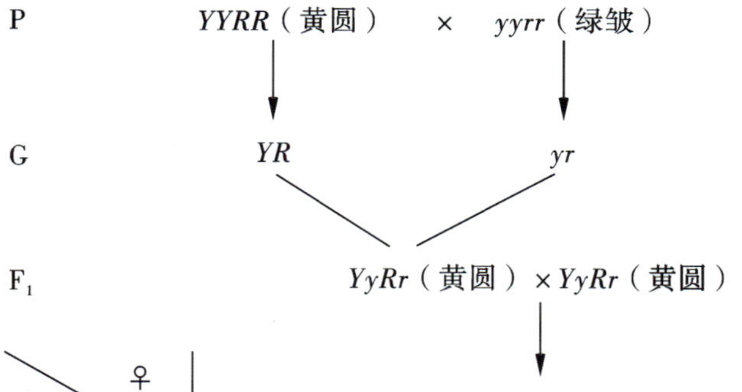

G ♂ \ ♀		*YR*	*Yr*	*yR*	*yr*
F_2	*YR*	*YYRR*（黄圆）	*YYRr*（黄圆）	*YyRR*（黄圆）	*YyRr*（黄圆）
	Yr	*YYRr*（黄圆）	*YYrr*（黄皱）	*YyRr*（黄圆）	*Yyrr*（黄皱）
	yR	*YyRR*（黄圆）	*YyRr*（黄圆）	*yyRR*（绿圆）	*yyRr*（绿圆）
	yr	*YyRr*（黄圆）	*Yyrr*（黄皱）	*yyRr*（绿圆）	*yyrr*（绿皱）

比例　　黄圆∶黄皱∶绿圆∶绿皱=9∶3∶3∶1

图 4-2　黄圆豌豆与绿皱豌豆杂交遗传分析

（三）对自由组合现象遗传分析的验证

孟德尔仍然用测交的方法来验证其自由组合假设的正确性。也就是用子一代的黄色圆滑豌豆（*YyRr*）与隐性绿色皱缩豌豆（*yyrr*）杂交。按照孟德尔提出的假设，等位基因分离，非等位基因自由组合，那么子一代就会产生 4 种数量相等的配子（*YR*、*Yr*、*yR*、*yr*），而隐性亲本只形成 1 种配子（*yr*）。它们随机组合形成的后代的基因型为 *YyRr*、*Yyrr*、*yyRr*、*yyrr*，其表现型为黄圆、黄皱、绿圆、绿皱，比例为 1∶1∶1∶1（图 4-3）。测交实验的结果和预期的设想完全相同，由此可证明：对 2 对相对性状的遗传规律的解释是完全正确的。

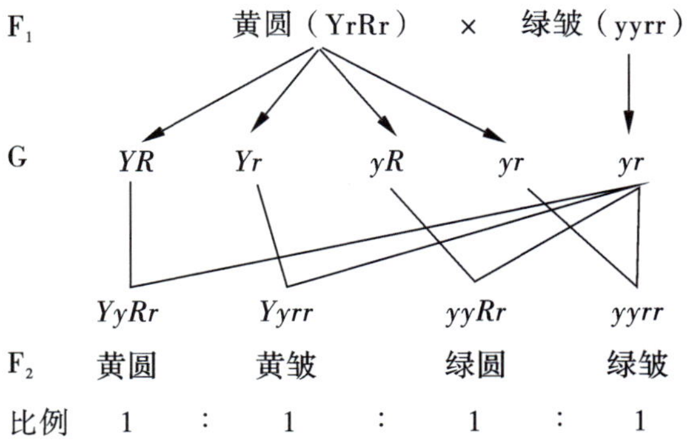

图 4-3　F_1 黄圆豌豆与绿皱豌豆测交实验

笔记栏

（四）自由组合定律的内容和细胞学基础

孟德尔总结出基因的自由组合定律：具有 2 对（或 2 对以上）相对性状的亲本进行杂交，当子一代产生配子时，在等位基因分离的同时，非同源染色体上的非等位基因自由组合。自由组合定律又称为孟德尔第二定律。其细胞学基础是，减数分裂时，非同源染色体随机组合进入生殖细胞中。

自由组合定律的内容有哪些？其产生的细胞学基础如何？

三、连锁互换定律

摩尔根用果蝇作为实验材料发现了基因的连锁互换定律，建立了果蝇的基因图，并指出基因位于染色体上并呈直线排列。因此荣获了 1933 年的诺贝尔生理学或医学奖。

（一）完全连锁

果蝇常生活在腐烂的水果和制醋的工厂里，野生的果蝇中有一种身体呈灰色、两翅很长的类型。经过人工培养后，出现了黑色身体、翅膀残缺的类型。实验证明：灰色（*B*）对黑色（*b*）为显性，长翅（*V*）对残翅（*v*）为显性。现用纯合体灰身长翅（*BBVV*）果蝇和纯合体黑身残翅（*bbvv*）果蝇杂交，子一代全部表现为灰身长翅（*BbVv*）。按照自由组合定律推测，将子一代的雄性果蝇与纯合隐性雌果蝇黑身残翅（*bbvv*）进行测交，可推出后代有 4 种基因型和 4 种表现型，即灰身长翅（*BbVv*）、灰身残翅（*Bbvv*）、黑身长翅（*bbVv*）、黑身残翅（*bbvv*），并呈 1∶1∶1∶1 的比例。然而，测交结果并非如此。在测交后代中只出现了和亲本表现型相同的两种类型，即灰身长翅和黑身残翅，且呈 1∶1 的比例（图 4–4）。

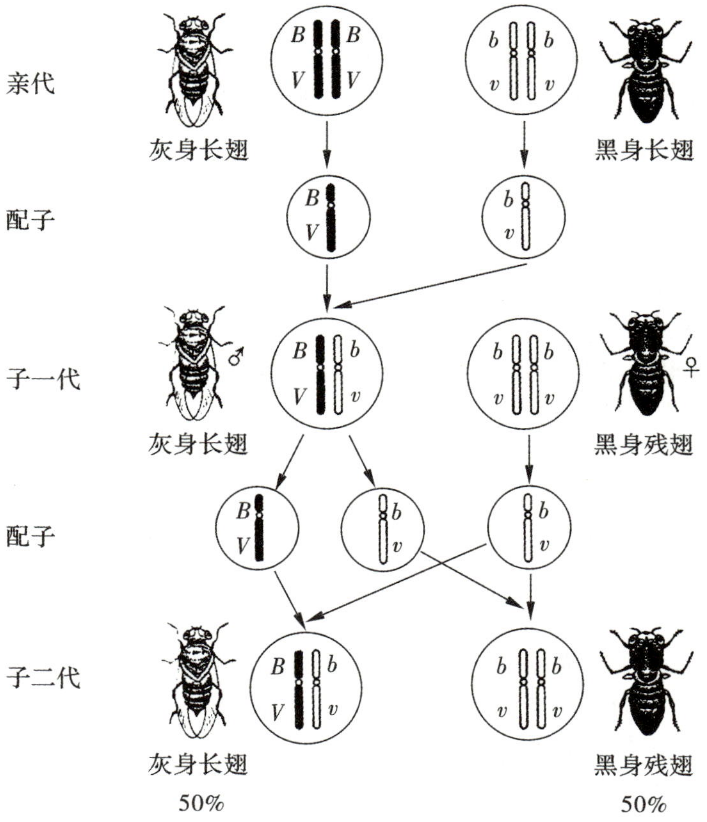

图 4–4　果蝇的完全连锁遗传

笔记栏

为了揭开实验结果与理论值的矛盾，摩尔根假设：控制上述果蝇 2 对相对性状的基因位于同一对同源染色体上。因此，子一代在形成配子时，只有 *BV* 和 *bv* 两种类型的精子，与 *bv* 的卵子受精后，产生灰身长翅（*BbVv*）和黑身残翅（*bbvv*）的子二代，呈 1∶1的比例。

像这种测交后代完全是亲本组合的现象，称为完全连锁。遗传学上把位于同一条染色体上的非等位基因连在一起传递的现象称为连锁。

（二）不完全连锁

在上述的果蝇实验中，如果让子一代雌果蝇（*BbVv*）与纯合隐性黑身残翅雄果蝇（*bbvv*）测交，后代中产生了 4 种类型，没有出现 1∶1∶1∶1 的比例，却出现了另一种现象：2 种亲本类型灰身长翅（*BbVv*）、黑身残翅（*bbvv*）分别占 41.5%，另 2 种重组类型灰身残翅（*Bbvv*）、黑身长翅（*bbVv*）分别占 8.5%（图 4–5）。这种遗传现象称为不完全连锁。

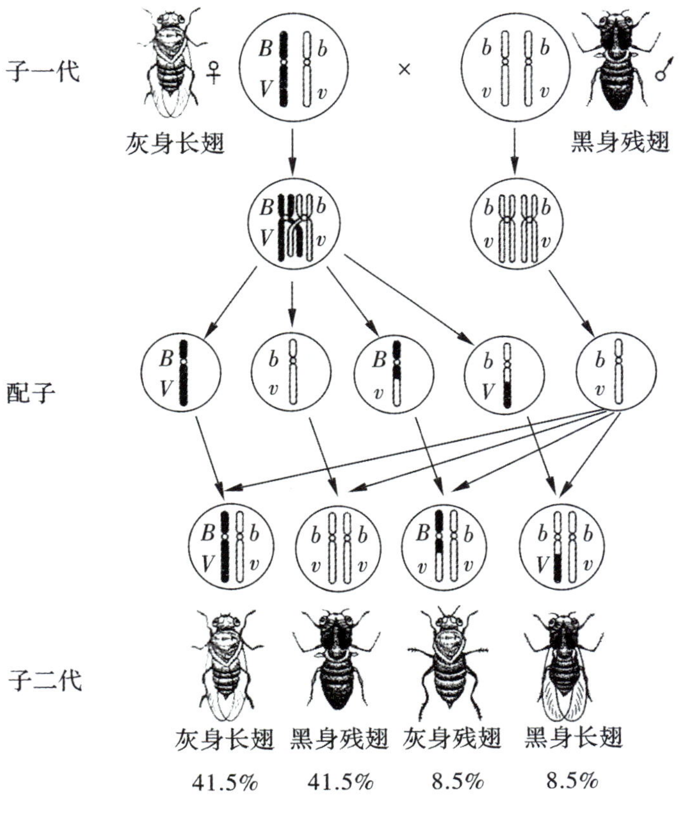

图 4–5　果蝇的不完全连锁遗传

对于上述遗传现象的解释，摩尔根认为：在子一代雌果蝇的卵子形成中，大多数条件下 *BV* 和 *bv* 基因保持原有的连锁关系，少数情况下由于同源染色体的部分片段发生交换，使连锁的 *BV* 和 *bv* 基因之间产生互换，导致少数基因重组，形成了 *Bv* 和 *bV* 新的连锁关系，就形成了 *BV*、*bv*、*Bv* 和 *bV* 4 种卵子，当与 *bv* 精子结合时，就产生了 4 种类型的后代。因基因互换而产生的重组类型占 17%。

在不完全连锁遗传中，重组合类型的个体明显少于亲本组合的原因是什么？

笔记栏

根据实验结果，摩尔根提出遗传学的第三大规律——连锁互换定律：在生殖细胞形成时，位于同一条染色体上的基因彼此连在一起传递的规律称为连锁律；同源染色体上的等位基因之间的交换现象称为互换律。减数分裂中，同源染色体的联会与交叉（互换）是连锁互换定律的细胞学基础。

（三）互换率

连锁和互换是生物界普遍存在的现象。同一对染色体上有许多的基因，它们彼此相互连锁构成 1 个连锁群。生物所具有的连锁群数目一般与生物体细胞中染色体对数一样。例如：果蝇有 4 对染色体，可构成 4 个连锁群；人类有 23 对染色体，其中 22 对常染色体构成 22 个连锁群，X 染色体和 Y 染色体的连锁基因不同，各构成 1 个连锁群，因此，人类共有 24 个连锁群。同一连锁群内的各对等位基因之间可以发生互换，通常用互换率表示，又称为重组率。互换率是指 2 对基因之间发生交换的频率，可用以下公式求得。

$$互换率(\%) = 重组合类型数/(重组合类型数+亲组合类型数)\times 100\%$$

一般地，互换率的大小与同源染色体上的 2 对等位基因之间的距离有关。距离越远，发生交换的可能性越大；距离越近，发生交换的可能性越小。可见，互换率可以反映 2 个基因在同一条染色体上的相对距离。两个基因在染色体上的距离可用图距单位来衡量，当互换率是 1% 时为 1 厘摩（cM）。由此可推测同一对染色体上非等位基因之间的相对位置，再将每一种生物染色体上连锁基因的相对位置确定下来。用这种方法绘制而成的基因组图称为连锁图。

第二节　系谱和系谱分析

一、单基因遗传的概念

某种遗传性状受 1 对等位基因控制，并通过遗传信息的传递，使这种性状能在子代重现，这种遗传方式称为单基因遗传。人类的某些遗传病也是受 1 对基因控制的，故称这类遗传病为单基因遗传病。单基因遗传病的种类很多，人们根据致病基因位于不同类别的染色体上（常染色体和性染色体），以及致病基因的性质不同（显性基因和隐性基因），将单基因遗传病分为常染色体显性遗传病（autosomal dominant diseases）、常染色体隐性遗传病（autosomal recessive diseases）、X 连锁显性遗传病（X-linked dominant disorders）、X 连锁隐性遗传病（X-linked recessive disorders）、Y 连锁遗传病（Y-linked diseases）。

二、系谱和系谱分析

先证者是家族中的第一个患者吗？系谱分析法的用途有哪些？

研究人类性状的遗传规律不能像研究动植物那样采用杂交实验的方法，必须采用适合于人类遗传特点的研究方法。系谱分析法是其中最常用的方法。系谱（pedigree）是指从先证者（家族中第一个被确诊为某种遗传病的人）入手，在详细调查其家族成员的发病情况后，按一定方式绘制成的图谱。系谱中不仅包括患病个体，也包括家族中所有的健康成员，所以又称为家系谱。绘制系谱时常用的一些符号见图 4–6。

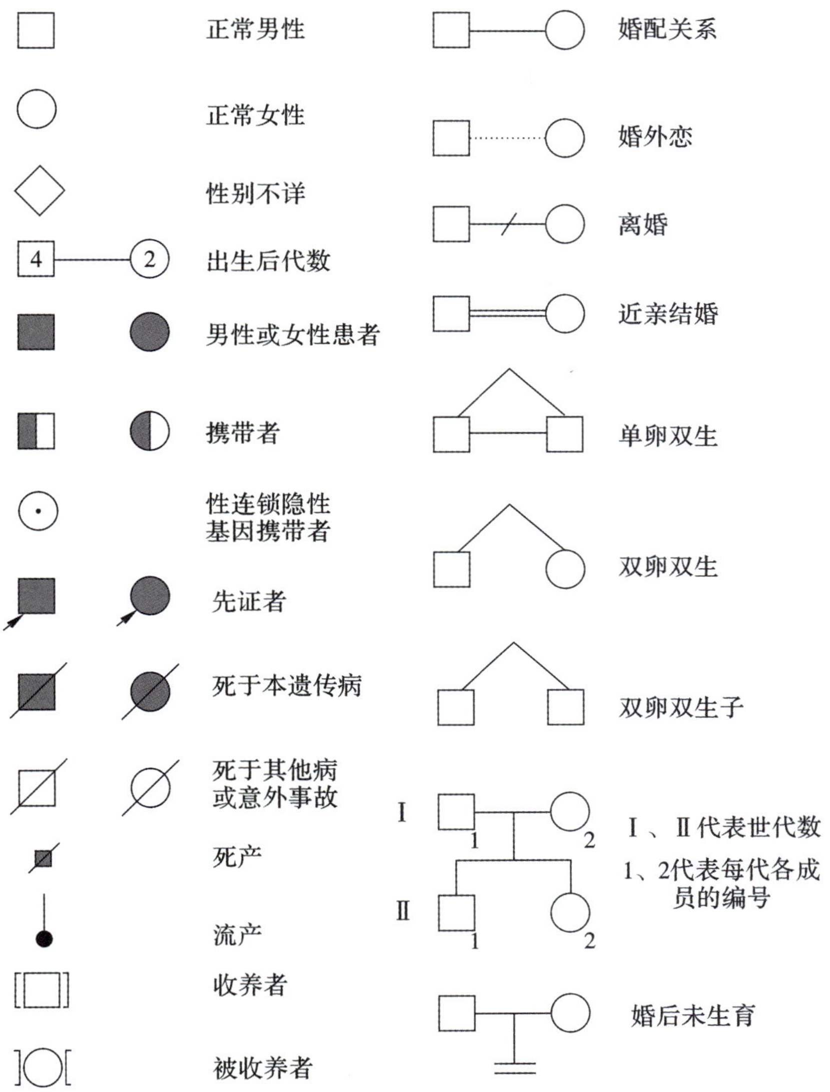

图 4–6　系谱常用符号

绘制系谱的方法：从该家族中首先被确诊的患者即先证者开始，着手调查患者家族中各成员情况，一般询问追溯其直系和旁系亲属各世代成员数目、亲缘关系、该种疾病在该家族亲属中的分布情况，逐一用符号表示绘制成图。根据绘制出来的系谱图，按遗传规律进行分析，即为家系分析。家系分析有助于确定某一特定疾病在这个家族中是否有遗传因素及其可能的遗传方式。在绘制系谱过程中应注意：①对家族中各成员的发病情况，不应只凭患者或其亲属的口述，应亲自检查，以求准确无误；②检查时，除主要临床表现外，对发病年龄、某些家族成员的死亡原因、死亡年龄也应查清；③1 个家族中调查的人数越多越好，大的家族能提供更多的信息，才能得出比较准确的结论；④系谱一般要求三代以上的成员情况，如能追溯到更多世代，则分析准确性就更高。

笔记栏

第三节　单基因遗传病的遗传方式

一、常染色体显性遗传病

控制某种性状或疾病的基因位于常染色体(第 1 ~22 号)上,且是显性的,这种遗传方式称为常染色体显性遗传(autosomal dominant,AD)。由常染色体上显性致病基因引起的疾病称为常染色体显性遗传病。群体中常染色体显性遗传病的发病率约为 0.9%。目前已被人们认识的有近 5 000 种,较为常见的如结直肠家族性腺瘤性息肉病(遗传型)、多指(趾)、慢性进行性舞蹈病、先天性耳聋(AD 型)、软骨发育不全等。

在常染色体显性遗传中,根据杂合子(*Aa*)的不同表现,又可将常染色体显性遗传分为如下几种类型。

(一)完全显性遗传

致病基因都是由正常基因突变而来,而突变的发生是稀有的事件。因此,常染色体显性遗传病的人大多数是杂合子,很少见到显性纯合子患者。如果亲代之一是某种常染色体显性遗传病患者,他(她)与正常人婚配,所生子女中,约有 1/2 是患病个体,而且杂合子患者可以表现出与显性纯合子患者相同的表现型,这就是完全显性遗传,如短指(趾)、并指Ⅰ型、齿质形成不全等。

短指(趾)就是一种常染色体完全显性遗传病,主要症状是患者指骨(或趾骨)短小或缺如,致使手指(或足趾)变短。图 4-7 是一个短指家族的系谱,可见单染色体显性遗传病的系谱特征。

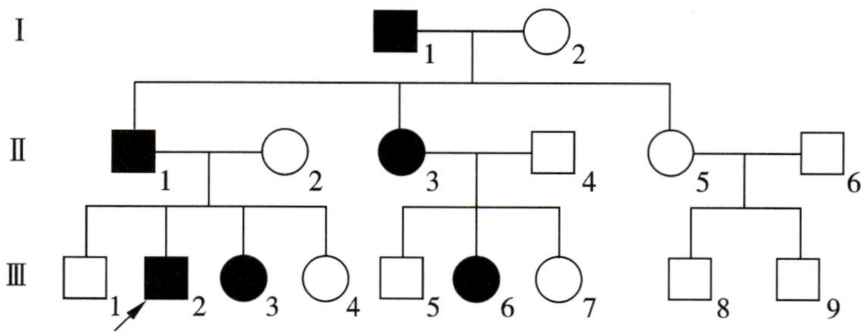

图 4-7　一个短指家族系谱

其一,患者的双亲中,往往有 1 个患有相同的疾病,患者大多数是杂合子。

其二,患者的同胞中患此病的数量约占 1/2,男女发病的机会均等。这一点在个别小家系中不一定能反映出来。如果把患有相同遗传病的几个婚配情况相同的家庭系综合在一起加以分析,就会得出近似的分离比例。

其三,在系谱中连续几代都可以看到此病患者,即常染色体显性遗传病在家族中可以连续传递。

其四,双亲都无病时,子女中一般不会出现患者,只有在基因发生突变的情况下才有例外。

笔记栏

(二)不完全显性遗传或半显性遗传

当杂合子(Aa)显示的表现型介于纯合显性(AA)和纯合隐性(aa)的表现型之间时,这种遗传方式就称为不完全显性遗传(或称半显性遗传)。在这里,杂合子中的隐性基因 a 的作用也有一定程度的表达,而且当2个杂合子(Aa)婚配时,其子代中表现型比例不是3∶1而是1∶2∶1,和基因型的比例相同。如β型地中海贫血、软骨发育不全等。

知识链接

软骨发育不全

软骨发育不全是一种骨骼疾病,患者多为杂合子。患者躯体矮小,躯干相对较长,为四肢短小性侏儒,有特征面容(如头大、额突出、面中部发育不良),腰椎明显后突,四肢管状骨短粗,骨皮质增厚,骨骺出现延迟,膝内翻,肘伸展受限,手指呈车轮样张开。该病纯合子患者很少见,因其骨骼畸形严重、胸廓小而呼吸窘迫及脑积水导致胚胎期或婴儿期死亡。该病致病基因定位于4p16.3,为成纤维细胞生长因子受体3基因突变所致。疾病的发生常由于该基因1 138位碱基由G变为C,导致380位甘氨酸变为精氨酸。

β型地中海贫血症是不完全显性遗传的典型实例。这种遗传病原发于地中海区域,我国现在也有发现,发病原因是造血系统的血红蛋白(HbA)中β链合成障碍,血红蛋白分子的化学成分发生改变,导致铁利用发生障碍而造成低血色素性贫血,红细胞的形态也易发生改变。不同基因型的个体,由于β链合成所受影响程度不同,因而在临床上会出现不同病情:重型和轻型。假如用β^{0}表示致病基因,β^{A}表示不正常基因,显性纯合子($\beta^{0}\beta^{0}$)不能合成或只能合成很少量的β链,结果形成重型患者;隐性纯合子($\beta^{A}\beta^{A}$)能正常合成β链,所以血液正常;杂合子($\beta^{0}\beta^{A}$)的β链合成部分受阻,结果表现为轻型患者。当2个杂合子轻型患者婚配时,其子代中将出现重型患者、轻型患者和正常人,其分离比为1∶2∶1。表现型和基因型的比例相同($1\beta^{0}\beta^{0}$∶$2\beta^{0}\beta^{A}$∶$1\beta^{A}\beta^{A}$)(图4-8)。

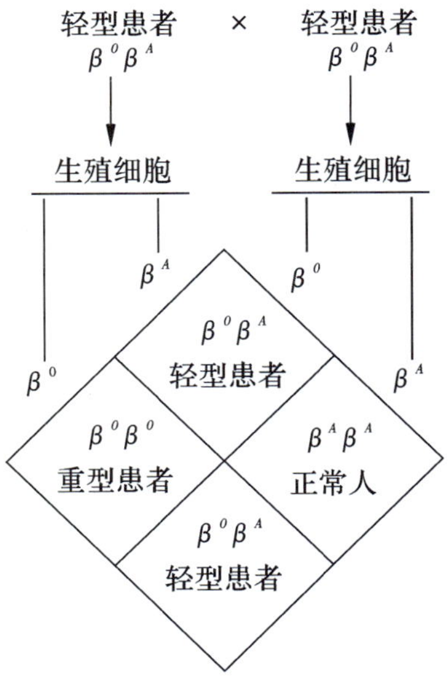

图4-8 2个轻型β地中海贫血患者间的婚配

笔记栏

多指是常染色体显性遗传病，如果一个多指患者与正常人婚配，其后代发病率一定是50%吗？

（三）不规则显性遗传

在一些常染色体显性遗传病中，有时带有某种显性致病基因的杂合子个体，因受遗传背景（指基因组中除 A 和 a 1 对主基因以外的其他基因）或环境因素的作用而并不表现出相应的症状，导致显性遗传规律出现不规则现象，这种遗传方式称为不规则显性遗传或外显不全。如多指（趾）、马方综合征（Marfan syndrome）、成骨不全Ⅰ型等。

图 4-9 为一个多指系谱，$Ⅱ_2$为型多指先证者，其子女$Ⅲ_1$和$Ⅲ_2$均为多指患者，$Ⅲ_3$的手指正常，这表明$Ⅱ_2$的基因型为杂合子，而$Ⅱ_2$的双亲（$Ⅰ_3$和$Ⅰ_4$）的手指均为正常。但$Ⅰ_3$的同胞弟兄$Ⅰ_2$是多指患者，因此，从整个系谱来看，$Ⅱ_2$的多指基因是基因突变而产生的可能性不大，这个多指基因只能是由$Ⅰ_3$传递过来。这一点可以从$Ⅰ_2$（多指患者）处得到旁证。$Ⅰ_3$的多指基因由于某些原因而未能得到表达，因而其手指仍为正常，但这并不影响其将致病基因传给后代。遇到这种情况，在常染色体显性遗传病的系谱中会出现不规则的隔代遗传现象。但从整个系谱来看，仍基本符合常染色体显性遗传的特点。

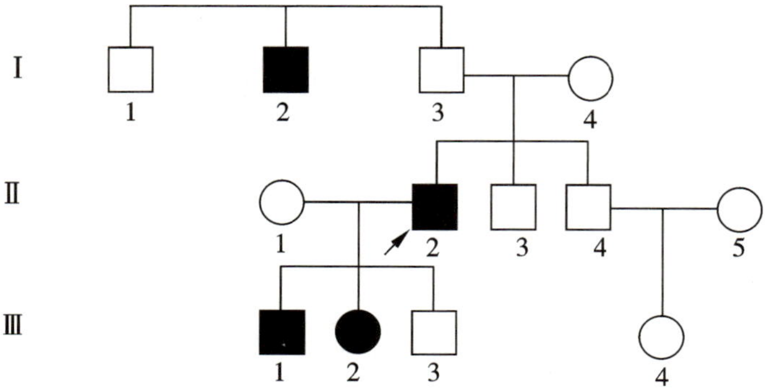

图 4-9　一个多指系谱

显性基因在杂合状态下是否全部表现出来，用外显率来表示，即一定基因型在群体中形成相应表现型的百分率。群体中如果带有某一致病基因的个体，100% 发生了该种遗传病，外显率就是 100%，称为完全外显。当外显率小于 100% 时，称为不完全外显或外显不全。

另外，同一致病基因有时虽然都表达出来，但在不同个体之间因为受遗传背景和环境因素的影响不同，所患同种遗传病的轻重程度存在差异。例如，同是多指致病基因导致患者手指异常，但不同患者表现出不同的症状，即指数多少有差异（有的多1 个赘生指，有的多 2 个或 2 个以上）；赘生指发生部位不同（有的赘生指长在拇指一侧，称轴前型；有的长在小指一侧，称轴后型）；赘生指发育程度有差异（有的赘生指发育较完善，有完整的指骨、关节、肌肉等；有的则发育不全，只有残迹，甚至只有赘生的皮肤蒂）。这种一定基因型所形成的表现型缺陷程度，称为表现度。具有同样基因型的个体，其表现型缺陷严重程度有差别，称为表现度不一致。表现度轻的患者，所生子女并非就是轻型的。

外显率和表现度是 2 个不同的概念，前者讲的是基因表达与否，后者讲的是在表达的前提下表达程度如何。

(四)共显性遗传

一对等位基因在杂合子个体中没有显性和隐性之别,它们所控制的性状都得到表达,这种遗传方式称为共显性遗传。

人类的ABO血型系统中的AB血型是共显性遗传的结果。按国际命名法,凡是红细胞表面有A抗原,血清中有β天然抗体者为A血型;红细胞表面有B抗原,血清中有α天然抗体者为B血型;红细胞表面A抗原和B抗原并存,血清中无抗体者为AB血型;红细胞表面不存在A和B两种抗原,而血清中α和β两种抗体并存者为O血型(表4-2)。

表4-2 ABO血型的特点

血型	红细胞抗原	血清中的天然抗体	基因型
A	A	β	I^AI^A,I^Ai
B	B	α	I^BI^B,I^Bi
AB	A,B	无	I^AI^B
O	无	α,β	ii

人类的ABO血型是单基因遗传形状,决定于第9号染色体(9q34)上的一组复等位基因。所谓复等位基因,是指在群体中同源染色体的相对应的基因位点上,有3个以上的成员(如I^A、I^B和i),然而对任何一个人来说,他的等位基因只能占有其中的任意2个基因。人类的ABO血型就是由I^A、I^B和i 3个基因构成的复等位基因决定的。基因I^A对i为显性,所以基因型I^AI^A和I^Ai的个体都为A血型;基因I^B对i也为显性,所以基因型I^BI^B或I^Bi的个体都为B血型;基因型ii的个体为O血型;基因I^A和I^B之间没有显性和隐性之别,所以基因型I^AI^B的个体为AB血型。

根据孟德尔的分离定律原理,已知双亲的血型,就可以估计出其子女中可能有什么血型或不可能出现什么血型(表4-3)。已知母亲血型和孩子的血型,也可以推断出孩子的父亲可能是什么血型或不可能是什么血型。

2个A型血的人结婚,孩子一定是A型血吗?为什么?

表4-3 双亲和子女之间ABO血型的遗传关系

双亲的血型	子女中可能出现的血型	子女中不可能出现的血型
A和A	A,O	B,AB
A和O	A,O	B,AB
A和B	A,B,AB,O	无
A和AB	A,B,AB	O
B和B	B,O	A,AB
B和O	B,O	A,AB
B和AB	A,B,AB	O
AB和O	A,B	AB,O
AB和AB	A,B,AB	O
O和O	O	A,B,AB

笔记栏

(五)延迟显性遗传

延迟显性(delayed dominance)是指在杂合子个体的生命早期,致病基因不表达或虽表达但不足以引起明显的临床表现,到了一定年龄后才表现出疾病来。例如:慢性进行性舞蹈病(又称亨廷顿病)是一种延迟性显性遗传病。基因型为杂合子的个体多数在35岁以后才发病,患者表现为不由自主的手舞足蹈,并且随着年龄的增大而症状逐渐加重,但在青春期以前无任何症状。

(六)从性显性遗传

从性显性是指位于常染色体上的显性基因表达受性别的影响,在某一性别表达出相应表型,在另一性别则不表达出相应的症状,如秃顶。成年男性头前部至头顶的头发慢性脱落,枕部和两侧颞部仍保留正常头发。男性杂合子有这种表型,女性杂合子则不表现早秃现象,只有纯合子才表现。但女性杂合子可将此基因传递给后代,在她的男性后代中1/2可出现早秃。这种表达上的差异可能与雄激素的作用有关。

二、常染色体隐性遗传病

控制某种性状或疾病的基因位于常染色体上,且是隐性的,这种遗传方式称为常染色体隐性遗传(autosomal recessive,AR)。由常染色体上隐性致病基因引起的疾病称为常染色体隐性遗传病。临床上常见的有白化病、先天性聋哑、苯丙酮尿症、肝豆状核变性、镰状细胞贫血等。

(一)隐性遗传病的发病特点

由于常染色体病的致病基因是隐性基因,所以只有隐性基因纯合子(aa)才能发病。在杂合子时,正常显性基因(A)的存在,使隐性基因(a)的作用不能表达出来,表现型与正常人相同。这种带有一个致病基因,而自身不发病的个体称为致病基因携带者,简称携带者。

在人类,当2个具有某一相同隐性致病基因的携带者婚配,其子女中就可能出现隐性致病基因纯合的状态,即成为某种隐性遗传病的患者。这种隐性基因纯合状态出现的概率为1/4,就是说,他们每生1个孩子都有1/4患病的可能性。在表现型正常的子女中,每个个体均有2/3的机会是携带者。白化病是一种较为常见的常染色体隐性遗传病,患者体内因缺乏一种被称为酪氨酸酶的物质,造成酪氨酸不能转化成黑色素,导致患者的虹膜、皮肤、毛发等因缺乏色素而呈白色,眼睛畏光而睁不开,图4-10是一个白化病患者的系谱,常染色体隐性遗传病系谱的特点如下。

其一,患者双亲都无病,但均为杂合子(Aa),即都是致病基因携带者。

其二,患者的同胞中,患同一种病的人数约占同胞总数的1/4,男女发病机会均等。这一点在个别小家系中不一定相符合,如果把较多的患有相同隐性遗传病的家系图综合在一起分析统计,就会得到近似1/4的分离比。

其三,在系谱中看不到连续传递的现象,往往是散发的,有时在一个家系中只能看到先证者1个患者。但在表现型正常的同胞中,每人都有2/3是携带者的可能。

其四,近亲婚配时,子女中隐性遗传病的发病率要比非近亲婚配者的子女高。常染色体隐性遗传病最容易在近亲结婚的家庭发生。这是因为近亲者有共同的祖先,往往从祖先那里获得一些相同的基因,当相同的隐性致病基因相遇而成纯合状态时,子

笔记栏

女就会发病。这种机会近亲婚配者的子女中远比非近亲婚配者的子女中多得多。

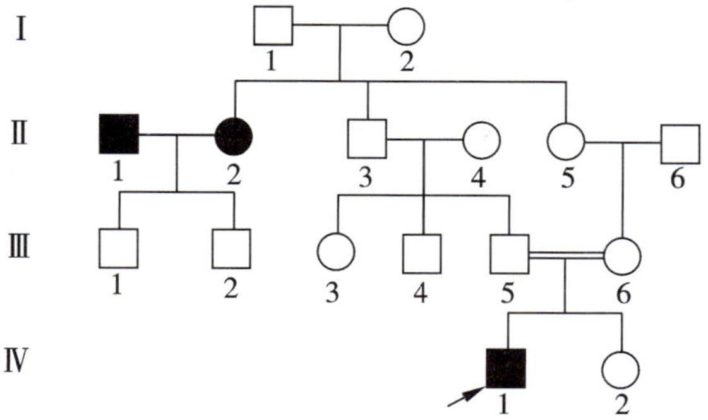

图 4-10　一个白化病系谱

(二)近亲结婚及其危害

什么是近亲婚配?请解释近亲婚配时后代常染色体隐性遗传病发病风险增高的原因。

近亲结婚是指三代以内有共同祖先的男女进行婚配。由于近亲个体可能从同一祖先得到相同的基因(包括致病基因),所以他们婚配后,其后代基因纯合概率比随机婚配高,更容易患常染色体隐性遗传病。父母和子女之间,任何基因相同的可能性是1/2,称为一级亲属。以此类推,同胞之间也是一级亲属;一个人和他(她)的祖父母、外祖父母、叔、伯、姑、姨、舅、侄、甥、孙子女、外孙子女之间,基因相同的概率为 1/4,称为二级亲属;堂兄妹或表兄妹之间基因相同的概率为 1/8,称为三级亲属。

如果某种常染色体隐性遗传病患者群中携带者的概率为 1/50,在随机婚配的情况下,夫妇两人都为携带者的概率为 1/50×1/50=1/2 500,其后代患病的概率为1/50×1/50×1/4=1/10 000。表兄妹结婚,其后代患病的概率为 1/50×1/8×1/4=1/1 600。可见表兄妹婚配比随机婚配者所生子女患常染色体隐性遗传病的风险高 6.25 倍。如果某种常染色体隐性遗传病在群体中发病率越低,则在近亲婚配者的子女中其风险就越大,即危害性越大。

近亲结婚的危害性还表现在多基因遗传病的发病风险也大。常见的一些先天出生缺陷患者和多基因遗传病,如脑积水、脊柱裂、无脑儿、唇裂、腭裂、精神分裂症、先天性心脏病等,在近亲结婚者的子女中发生率比非近亲结婚者的子女高。调查资料显示,近亲结婚者的子女中多基因遗传病的发病率为 9.9%,而非近亲结婚者的子女中多基因遗传病的发病率仅为 0.9%。

知识链接

科学家的悲剧人生

著名的科学家达尔文和他的表姐埃玛自幼相爱并结婚,他们婚后共生下 10 个孩子,其中 6 个男孩、4 个女孩。大女儿安妮聪明可爱但却一直多病,10 岁就夭折了;四女儿因多病很早就死去了,二女儿埃迪、儿子威廉和伦纳德终身不育;三女儿伊莎丽因身体不好终身未婚,其他几个孩子也常年多病。这一不幸使达尔文夫妇一生都处于焦虑之中。

笔记栏

遗传学家摩尔根和他的表妹玛丽相爱，当时摩尔根已经知道血缘关系越近越会影响子女健康，他十分矛盾，一直不敢和表妹结婚。在他33岁时情感战胜了理智，他与表妹成婚。婚后他们生了3个孩子，2个女儿因遗传病夭折，儿子是智力缺陷的半痴呆。摩尔根非常懊悔自己做出的决定。

三、X连锁显性遗传病

在人类，有些性状或疾病在男性和女性个体中发病率不同，这是因为这些性状或疾病是受性染色体上的基因控制，因此，它们的出现必然与性别有密切的关系，这种遗传方式称为性连锁遗传。控制某一性状或疾病的基因位于X染色体上，这些基因将随着X染色体的传递而传递，称为X连锁遗传。若基因为显性，则称为X连锁显性遗传（X-linked dominant ，XD）。

X连锁显性遗传病是指位于X染色体上的显性致病基因所控制的疾病。且随X染色体的行动而传递。这类遗传病在女性个体中的发病率高于男性，这是因为在女性的细胞中有2条X染色体，其中任何一条X染色体上一旦带有某种显性致病基因，都会出现相应的遗传病。而男性的细胞中只有1条X染色体，相对来说男性的发病机会只有女性的1/2。但女性患者的病情较男性轻。其原因之一是由于女性患者多数为杂合子，其中正常的等位基因可以起到功能补偿的作用。

根据X染色体上是否带有显性致病基因及受精过程中X染色体的行为，具有不同基因型的夫妇，他们婚后其子代可出现不同性别患者的比例。

抗维生素D性佝偻病是X连锁显性遗传病的一个实例。患者由于肾小管对磷的重吸收发生障碍，所以血磷水平下降，尿磷增高，小肠对磷、钙的吸收不良，导致佝偻病。患者可有“O”形腿、骨骼发育畸形、多发性骨折、行走困难和生长缓慢等症状。杂合子女性患者的病情可能较轻，有时只有血磷低，而无明显的佝偻病骨骼变化症状。图4-11是一个抗维生素D性佝偻病系谱。

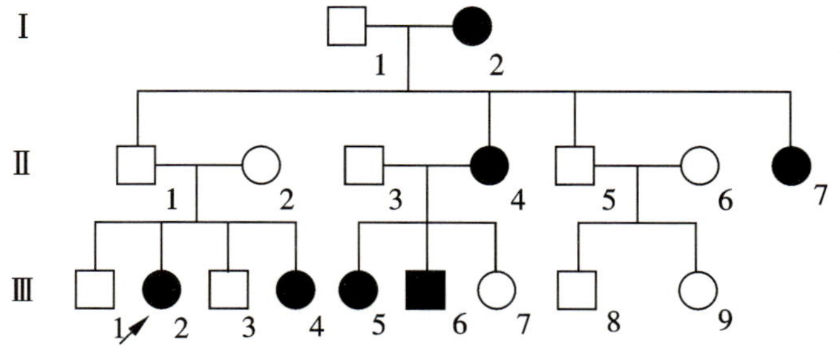

图4-11　一个抗维生素D性佝偻病系谱

X连锁显性遗传病系谱的特点如下。

其一，人群中女性患者多于男性患者，前者的病情可能较轻。

其二，患者的双亲中必有1个患有同样的疾病，如果双亲都没有这种疾病，则子代

笔记栏

中一般不会发病。

其三，男性患者的后代中，女儿都将患此病，儿子则都是正常。

其四，女性患者的后代中，儿子和女儿各有50%发病的风险。

其五，系谱中可以看到连续几代都有患者出现。

知识链接

色素失调症

色素失调症又称为色素失禁症，是一种罕见的系统性疾病，女性发病倾向明显，常见的遗传方式为X连锁显性遗传。因异常基因位于X染色体上，女性因存在于另一条X染色体上的正常基因将其掩盖，故病情不严重，而男性异常基因位于仅有的1条X染色体上，因而病情严重，常在胎儿期即死亡。

患者于出生后2周左右，躯干两侧出现荨麻疹样、水疱样、疣状皮炎改变。继发色素性斑疹，常好发于躯干、上臂和大腿。色素沉着如辣椒粉样或喷泉样，损害不沿皮纹或神经分布。色素可持续数年，消退后不留痕迹，或留有淡的色素脱失斑。其他的皮肤改变包括假性秃发、慢性萎缩性肢端皮炎样的皮肤萎缩等。

四、X连锁隐性遗传病

一种性状或疾病受X染色体上的隐性基因控制，其传递方式称为X连锁隐性遗传，这类疾病称为X连锁隐性遗传病，如红绿色盲、鱼鳞病、进行性假肥大性肌营养不良、血友病等。

男性的体细胞中只有1条X染色体，Y染色体过于短小而没有相应的等位基因，所以只有成对的等位基因中的1个基因，称为半合子。X连锁隐性遗传病中，假定隐性致病基因为a，显性正常基因为A，则女性的基因型有3种：X^AX^A、X^AX^a、X^aX^a，前两种基因型的个体表现型正常，后一种因隐性基因的纯合而患病。杂合子女性虽然表现型正常，但却是致病基因的携带者。男性的基因型有2种：X^AY、X^aY，前者表现型正常、后者为患者。由此可知，男性X染色体上只要有1个致病基因就患病，而女性则必须2条X染色体上都带有同样的隐性致病基因才会发病。因此，人群中男性发病率明显高于女性。

如果某种X连锁隐性遗传病的基因频率为0.01，则男性的发病率为1/100，女性的发病率为1/100×1/100=1/10 000。如果致病基因的频率为0.001，则男性的发病率为1/1 000，女性的发病率为1/1 000×1/1 000=1/1 000 000。从这里不难看出X连锁隐性遗传病男性和女性的发病率有明显差异，且致病基因的频率越低，女性患者在群体中就越少见。

根据X染色体在生殖细胞中的情况及其在受精过程中的行为，具有不同基因型

笔记栏

的夫妇,其后代可出现不同性别患者的比例(表 4-4)。

表 4-4　X 连锁隐性遗传病双亲组合子代的类型(分离比)

父亲	母亲	儿子	女儿
X^AY(正常)	X^AX^A(正常)	100%正常	100%正常
X^AY(正常)	X^AX^a(携带者)	50%患者,50%正常	50%携带者,50%正常
X^AY(正常)	X^aX^a(患者)	100%患者	100%携带者
X^aY(患者)	X^AX^A(正常)	100%正常	100%携带者
X^aY(患者)	X^AX^a(携带者)	50%患者,50%正常	50%携带者,50%患者
X^aY(患者)	X^aX^a(患者)	100%患者	100%患者

人的红绿色盲是 X 连锁隐性遗传病的典型实例。患者不能正确区分红色和绿色。我国汉族人群中,男性红绿色盲的发病率约为 7%,而女性的发病率仅为 $0.07 \times 0.07 = 0.0049 \approx 0.05\%$。图 4-12 是一个红绿色盲系谱。

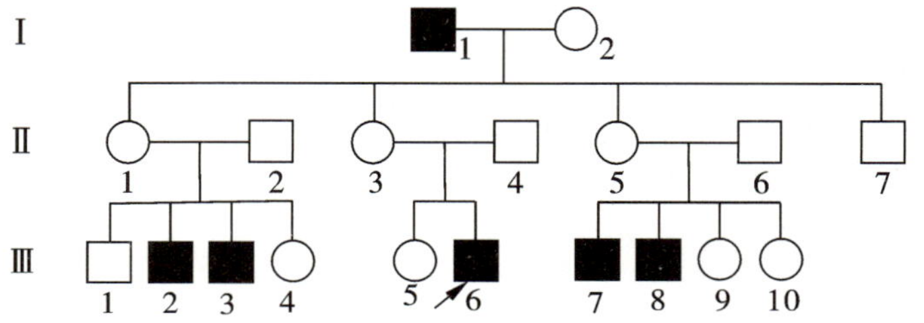

图 4-12　一个红绿色盲系谱

X 连锁隐性遗传病的系谱特点如下。

其一,人群中男性患者远多于女性患者,系谱中往往只有男性患者。

其二,双亲都无病时,子代中儿子可能发病,女儿则不会发病。儿子如果发病,其致病基因是由母亲(携带者)传来的。

其三,患者的同胞兄弟、外祖父、舅父、姨表兄弟、外甥、外孙等可能也患此病。其他亲属则不患本病。

下面是几种不同基因型的男女婚配关系,根据分离定律,可以预测其子女的发病情况。

男性红绿色盲患者(X^aY)与正常女性(X^AX^A)婚配后,子代中男孩都正常(X^AY),女孩都是携带者(X^AX^a)。男性的致病基因随 X 染色体行动只传给女儿,不会传给儿子。

女性携带者(X^AX^a)与正常男性(X^AY)婚配后,子代中,男性将有 1/2 发病的可能,女孩将有 1/2 携带者的可能。这里,男孩患病的致病基因是由他的母亲传来的。

女性携带者(X^AX^a)与男性红绿色盲患者(X^aY)婚配后,子代中,男孩将有 1/2 可能患病,1/2 可能正常;女孩将有 1/2 可能患病,1/2 将为携带者的可能。

在 X 连锁隐性遗传中,男性的致病基因只能从母亲传来,将来也只能传给女儿,不存在从男性向男性的传递,这种传递方式称为交叉遗传。

笔记栏

知识链接

进行性假肥大性肌营养不良

进行性假肥大性肌营养不良是常见的X连锁隐性遗传病，患者主要是男孩。患儿多在3～5岁时发病，表现为双下肢肌无力，走路时呈“鸭步”。腓肠肌假性肥大，即并非肌肉发达而是脂肪组织浸润。从卧位到站位表现有高尔征，即需先转身俯卧，然后双手支撑腿、膝等部位才能慢慢站起。病情进行性加重，到12岁左右下肢瘫痪，有心肌受损，20岁前死于呼吸及心力衰竭。

五、Y连锁遗传病

控制某种性状或疾病的基因位于Y染色体上，随着Y染色体的传递而传递，这种传递方式称为Y连锁遗传。这类遗传只能从男性传给男性，即父传子、子传孙，所以又称为全男性遗传。

目前已经定位在Y染色体上的基因只有45种，其中主要有睾丸决定因子（SRY）和外耳道多毛基因。正常男性的Y染色体上都有*SRY*基因，所以都能有睾丸发育而有男性表型。如果该基因发生点突变或缺失，将导致性腺发育障碍。有一些罕见的疾病，如46，XY女性，经检查虽有Y染色体存在，但*SRY*基因已经缺失，所以不能形成正常的睾丸，性腺发育呈条索状，无副性征发育，呈女性表型，并且易患性母细胞瘤和性细胞瘤。

第四节　两种单基因性状或疾病的伴随遗传

人类两种单基因性状或疾病伴随遗传的现象是普遍存在的。当一个家系中同时存在两种单基因病时，分析其遗传规律，首先要确定控制这两种单基因病的基因是位于一对同源染色体上，还是位于非同源染色体上，据此可分两种情况。

基因自由组合和连锁互换规律分别适用于哪些情况？

一、两种单基因病的致病基因位于不同对染色体上

在临床上，一个家系中如果出现两种单基因病患者，在大多数情况下，其遗传方式受孟德尔自由组合律制约。假设1个并指症（并指完全，伴有掌、跖骨融合）女性与1个甲型血友病男患者结婚，生育了1个男孩，其并指症状与母亲类同，他们要求再生一孩子，试问后代子女发病风险如何？

笔记栏

并指症是常染色体显性遗传病,因此母亲的基因型为 X^BX^BDd,甲型血友病是X 连锁隐性遗传病,男性是半合子发病,所以父亲的基因型是 X^bYdd。从图 4-13 可以看出,他们后代的女孩中,有 50% 可能患并指症伴甲型血友病携带者,50% 可能是甲型血友病携带者;男孩中,50% 可能是并指症,但有 50% 可能正常。

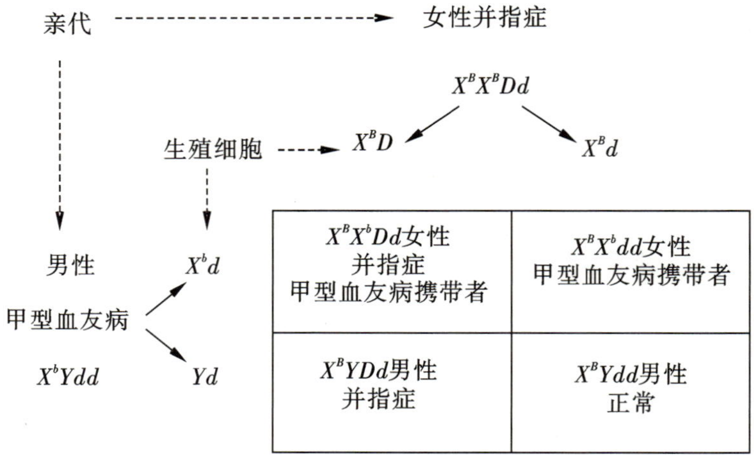

D:并指症基因。b:甲型血友病基因。

图 4-13　两种致病基因在不同染色体上的自由组合

二、两种单基因病的致病基因位于同一对染色体上

有时患者有两种单基因遗传病,如果这两种致病基因位于同一染色体上,它们将表现为连锁遗传,其遗传方式受连锁与交换定律制约。例如,红绿色盲与甲型血友病的基因都是在 X 染色体上,所以彼此连锁。假定两者间交换率是 10%。如果父亲是红绿色盲,母亲外表正常,已生出 1 个女儿是红绿色盲,1 个儿子是甲型血友病,试问他们以后所生的孩子中,这两种遗传病的发病风险如何?能生出正常的后代吗?

从 1 个女儿是红绿色盲来看,母亲必然是红绿色盲基因(b)的携带者,再从 1 个儿子是甲型血友病来看,母亲也必然是甲型血友病基因(h)的携带者。但是,这两种致病基因分别位于 2 条染色上。父亲是红绿色盲患者,所以有红绿色盲基因(b)。从图 4-14 可以看出,他们后代的女孩中,50% 可能是正常的,50% 可能患红绿色盲;男孩中,45% 可能患红绿色盲,45% 可能患甲型血友病,5% 可能同时患这两种病,只有 5% 可能是正常的。

综上所述,研究两种基因病伴随遗传规律,在遗传咨询时估测遗传病患者后代发病风险是重要的。

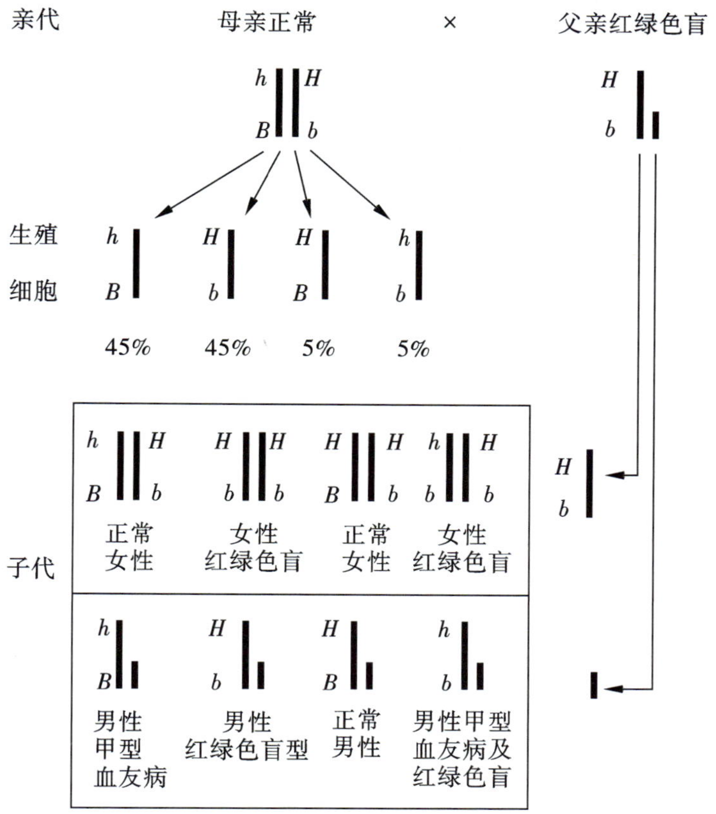

h:甲型血友病基因。b:红绿色盲基因。

图 4-14　两种 X 连锁隐性遗传病的连锁和交换

第五节　影响单基因遗传分析的因素

理论上,各种单基因遗传的性状在群体中呈现出各自的分布规律。但某些突变基因性状的遗传存在着不符合孟德尔式遗传的例外情况,这是遗传背景和环境因素造成的。

(一)遗传的异质性

在遗传学中,基因决定表型。但表型相同的个体,可能具有不同的基因型。即一种性状可以由多个不同的基因控制。这种表型相同而基因型不同的现象称为遗传异质性(genetic heterogeneity)。遗传异质性几乎成为遗传病的普遍现象。如先天性聋哑有常染色体隐性遗传、常染色体显性遗传和 X 连锁隐性遗传 3 种遗传方式。属常染色体隐性遗传的又有Ⅰ型、Ⅱ型。Ⅰ型估计有 35 个基因座位,Ⅱ型有 6 个基因座位。属常染色体显性遗传的有 6 个基因座位,属 X 连锁隐性遗传的有 4 个基因座位。因此常可见到 2 个先天性聋哑患者婚配后生育出正常孩子,这就是父母的聋哑基因不在同一个基因座位所致。由此可见,先天性聋哑具有高度的遗传异质性。

请解释:①一对表型正常的夫妇生了一个先天聋哑的孩子。②一对先天聋哑的夫妇生了一个听力正常的孩子。

哪些因素会干扰单基因遗传病分析的准确性?

笔记栏

（二）基因的多效性

基因的多效性是指一个基因可以决定或影响多个性状。在生物个体的发育过程中，各种生理、生化过程都是相互联系、相互依赖的。基因的作用是通过控制蛋白质或酶的合成，影响机体代谢的一系列生理、生化过程，从而决定性状的形成，而一个基因的改变直接影响其控制的某一环节，也必然会对其他相关的环节产生程度不同的影响，因此，常常导致一个基因可以控制或影响多个性状的产生。这就造成一种遗传病可以有复杂的临床表现。例如：苯丙酮尿症呈常染色体隐性遗传，患者缺乏苯丙氨酸羟化酶，造成体内苯丙氨酸代谢障碍，患者除苯丙酮尿外，还有其他继发症状，如脑发育障碍而导致智力低下，皮肤有轻微的白化症状等。

（三）表型模拟

在个体发育过程中，由于环境因素的作用使个体产生的症状与某一致病基因所产生的表型相同或相似，这种由环境因素引起的表型称为表型模拟或拟表型。例如，抗维生素 D 性佝偻病呈 X 连锁显性遗传，该遗传病患者不能利用维生素 D 而发生佝偻病，这是遗传因素决定的。可是如果食物中长期缺乏维生素 D，也会引起佝偻病，症状相似，这就是拟表型现象。再如常染色体隐性遗传引起的先天性聋哑与使用药物（链霉素）引起的聋哑都有一个相同的表型即聋哑，这种由药物引起的聋哑则为拟表型。

显然，拟表型是由于环境因素的影响，并非生殖细胞中基因本身改变所致，因此这种由环境因素影响而引起的疾病不遗传给后代。

（四）限性遗传

限性遗传与伴性遗传有何区别？

位于常染色体上的基因，由于基因表达的性别限制（如解剖结构上的性别差异、受性激素分泌影响的差异限制等），只在一种性别中表现，而在另一种性别中则完全不能表现，这种遗传方式称为限性遗传。

例如，子宫阴道积水由常染色体上隐性致病基因决定，由于男女两性解剖结构的差异，导致该病只在女性中表现，而男性则无法表现相应症状，因此，隐性纯合子（*aa*）女性患病，而男性正常。

（五）遗传早现

有些遗传病（通常为延迟显性遗传病）在连续几代的遗传后，有发病年龄提前和病情严重程度加剧的现象。例如，遗传性痉挛性共济失调呈常染色体显性遗传，杂合子患者在 30 岁以前一般不发病，35 ~ 40 岁才逐渐发病，临床表现早期为行走困难，站立时摇摆不定，语言不清，晚期下肢瘫痪。但连续几代后可看到有 20 岁左右就发病的。

（六）遗传印记

根据孟德尔定律，控制某一性状或遗传病的基因无论是来自父方还是母方，所产生的表型效应是相同的，但越来越多的研究显示来自父母双方的同源染色体或等位基因表现出功能上的差异，因此形成的表型也不同，像这样由双亲性别决定基因功能上的差异称为遗传印记。遗传印记是哺乳动物及人类普遍存在的一个遗传现象，很难用经典的孟德尔定律来解释。例如：亨廷顿病呈常染色体显性遗传，发病年龄一般在 25 ~ 45 岁，致病基因若为母源传递，则子女的发病年龄不会提前且症状不加重，仅表

笔记栏

现为舞蹈样动作；致病基因若为父源传递，则子女的发病年龄提前，在 20 岁以前就可发病，且病情较重。

（七）反应规范

反应规范是指某一基因型在不同的环境条件下所能发生反应的范围，有的基因所决定的反应规范比较宽，即在不同的条件下，可以形成不同的表型，人的黑色素基因 A 就是如此。具有黑色素基因 A 的人，由于受阳光照射时间不同，黑色素形成的数量也不同，这样会使受阳光照射时间长者皮肤较黑；如果缺少阳光，尽管有黑色素 A 基因，也不能形成大量的黑色素，从而肤色较淡。这样，含有黑色素基因 A 的人，肤色也就有了明显的差异，这里外界环境因素对基因的表达起到了修饰作用，所以才形成了不同的表型。另一些基因型所决定的反应规范比较狭窄，即在不同的环境条件下表型没有明显差异，表现型的形成不受环境条件的影响或影响很小。例如：白化病患者（aa），由于没有黑色素 A 基因，他（她）不论是否接受阳光照射，都不能形成黑色素，而表现白化症状。

复习知识要点

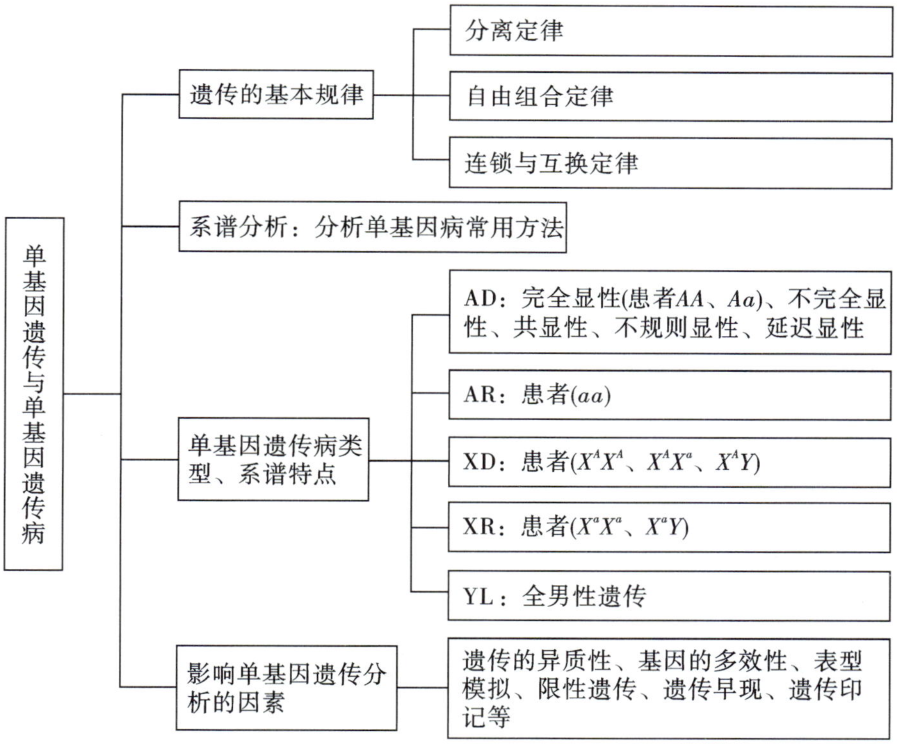

问题分析与能力提升

患者，男，54 岁。患者从 32 岁开始下肢出现进行性不自主的舞蹈样运动，病情随年龄增长逐渐加重，现舞蹈样动作快，合并肌强直、走路不稳，并出现抑郁症状。临床诊断为亨廷顿病。患者的儿子、父亲、祖母、姑姑及姑姑的女儿都患有该病，不过发病年龄和病情轻重不同。患者的儿子 21 岁发病且病情较重，其余患者发病较晚（40 岁以后）且病情较轻。

笔记栏

问题:①该病的遗传方式是什么?②为什么该家系中不同患者的发病年龄和病情轻重程度不同?

同步练习

一、单项选择题

1. 在人类中,有酒窝(A)对无酒窝是显性(a)。有1对夫妇均为有酒窝,他们各自双亲中都有1个无酒窝,这对夫妇生1个孩子是有酒窝的概率是(　　)

A. 100%　　B. 75%　　C. 50%　　D. 25%　　E. 10%

2. 父本基因型为 $YYRr$,母本基因型为 $YyRr$,其 F_1 不可能出现的基因型是(　　)

A. $yyrr$　　B. $YyRr$　　C. $Yyrr$　　D. $YYRr$　　E. $YYRR$

3. 先证者是指(　　)

A. 男性患者　　B. 女性患者　　C. 家系中第一个出现的患者　　D. 第一个被调查者发现的患者　　E. 表现型正常的人

4. 不规则显性是指(　　)

A. 隐性致病基因在杂合状态时不表现出相应的性状
B. 杂合子的表现型介于纯合显性和纯合隐性之间
C. 由于环境因素和遗传背景的作用,杂合子中的显性基因未能形成相应的表现型
D. 致病基因突变成正常基因
E. 隐性基因的作用未得到表达

5. 亨廷顿病属常染色体显性遗传病,如果外显率为90%,1个杂合型患者与正常人结婚生下患者的概率为(　　)

A. 50%　　B. 45%　　C. 75%　　D. 25%　　E. 90%

6. 双亲的血型分别为A型和B型,子女中可能出现的血型是(　　)

A. A型、B型　　B. B型、O型　　C. AB型、A型　　D. A型、B型、AB型、O型　　E. AB型、O型

7. 有关常染色体隐性遗传系谱的特点,下列叙述不正确的是(　　)

A. 男女发病机会均等　　B. 系谱中往往只有1个患者
C. 双亲无病,子女不一定无病　　D. 近亲婚配,后代发病风险增高
E. 患者的父母有一方是患者

8. X连锁显性遗传病系谱最显著的特点为(　　)

A. 患者双亲之一是患者　　B. 男性患者的女儿全是患者,儿子全正常
C. 连续传递　　D. 系谱中男性患者多于女性患者
E. 女性患者的子女各有1/2可能发病

9. 关于X连锁隐性遗传,下列说法错误的是(　　)

A. 系谱中往往只有男性患者　　B. 女儿患病,父亲也一定是同病患者
C. 双亲无病时,子女均不会患病　　D. 呈交叉遗传现象
E. 母亲正常,儿子患病,母亲一定是携带者

10. 从系谱分析角度考虑,下述哪种疾病的男性患者远多于女性患者(　　)

①甲型血友病;②红绿色盲;③先天聋哑;④抗维生素D性佝偻病;⑤苯丙酮尿症

A. ①②　　B. ①④　　C. ②③⑤

笔记栏

D. ④⑤　　E. ①③

二、简答题

1. 区别下列名词：性状与相对性状、显性性状与隐性性状、等位基因与复等位基因、显性基因与隐性基因、基因型与表现型、杂合子和纯合子。

2. 已知白化病是常染色体隐性遗传病。肤色正常的夫妇生了1个白化病的孩子，这对夫妇的基因型是什么？这对夫妇能生1个健康的孩子吗？可能性有多大？

3. ABO血型基因位于第9号染色体长臂上，MN血型基因位于第4号染色体长臂上（呈共显性遗传）。1个家庭中父亲血型为AB型M型，母亲血型为O型MN型，他们所生子女可能的血型是什么？

4. 1对夫妇听力正常，生了1个先天性聋哑的女儿，如果这对夫妇再生育，生出先天性聋哑患儿的风险如何？如果这个先天性聋哑的女儿成年后与另一先天性聋哑的男性结婚，生了1个正常的孩子，这是为什么？他们再次生育，后代患先天性聋哑的风险如何？

（尚喜雨）

第五章 多基因遗传与多基因遗传病

学习目标

1. 掌握　多基因遗传病的特征和再发风险估计。
2. 熟悉　多基因遗传的特点。
3. 了解　常见的多基因遗传病。

人类单基因遗传的特定遗传性状或遗传疾病都是受一对基因作用的结果,但是人类的许多性状是由不同位点的多对基因协同决定的。这些基因的作用是微小的,称为微效基因(minor gene)。许多对微效基因累加起来,可以形成一个明显的表型效应,即累加效应(additive effect)。一个受多基因控制的性状(或疾病)的形成,除受微效基因的累加作用外,也受环境因素的作用。这种遗传方式称为多基因遗传(polygenic inheritance),由这种遗传方式传递的疾病称为多基因遗传病。

在临床上,人类一些常见的先天缺陷或疾病,如唇裂、脊柱裂、冠心病、糖尿病、哮喘、高血压、先天性心脏病等都受多个基因的作用而形成。

第一节　多基因遗传病的特点

一、质量性状与数量性状

人类身高的遗传是受一对等位基因控制吗?

在单基因遗传中,一些遗传性状如豌豆的颜色、形状,以及多指、先天性聋哑、红绿色盲、白化病等都是受一对基因控制的性状,是单个位点上的基因效应,相对性状之间有明显的差异,其变异的个体可明显区分为2~3个群,中间没有过渡类型。这种变异在群体中呈不连续分布,称为质量性状(gualiative character)。例如:多指为常染色体显性遗传,在一个群体中,患者的基因型(AA、Aa)和正常人的基因型(aa),在表现型上出现很明显的差异(手指多于5个和手指正常)。又如苯丙酮尿症为常染色体隐性遗传病,即苯丙氨酸羟化酶基因的变异导致其活性发生变化,正常人的苯丙氨酸羟化酶活性为100%,苯丙酮尿症患者的酶活性仅为正常人的0~5%,杂合携带者的酶活性为正常人的45%~50%，这分别取决于基因 *PP*、*Pp*、*pp*，说明这3个群体的表型有明显差异，表现出不连续性（图5-1）。

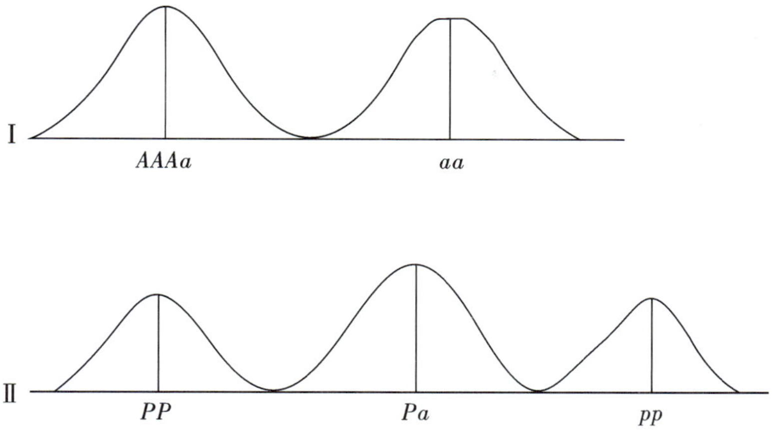

Ⅰ.完全显性遗传；Ⅱ.不完全显性遗传。

图5-1 质量性状变异分布

知识拓展

精神分裂症

精神分裂症是一种多基因遗传病，其中遗传因素起了很大的作用。该病具有家庭指向，若双亲之一是患者，其子女发病风险为15%~50%；若双亲都是患者，其子女发病风险为35%~75%。该病的临床表现较为复杂，多起病于青壮年，主要特征是性格的分裂，即精神生活脱离实际、情绪和行为互不协调、联想散漫、情感淡漠、言行怪异等多方面的障碍。一般无意识及智力障碍，病程多迁延。精神分裂症的症状，可因疾病的类型、发病阶段有很大不同。在急性阶段，以幻觉和妄想等症状为主；在慢性阶段，则以思维贫乏、情感淡漠、意志缺乏和孤僻内向等为主。

多基因控制的遗传性状与单基因控制的遗传性状是不相同的。当一种遗传性状或遗传病受多对基因控制时，每对基因彼此之间无显性与隐性之分，是共显性的。在一个群体中出现中间过渡类型，变异型的分布是连续的，只有1个峰值，即平均值。可见，这类性状的遗传呈现出数量化的特征，又称为数量性状。人的身高、血压、智力等都为数量性状。例如，正常人的身高平均值为1.65 m，在一个群体中，按身高由矮到高排列，显然是逐渐过渡的，很矮和很高的两种极端的人是极少数，大多数人身高是中间类型，接近平均值水平，说明人的身高的变化不明显而且是连续的，把这种身高分布绘成曲线，形状为正态分布曲线（图5-2）。

笔记栏

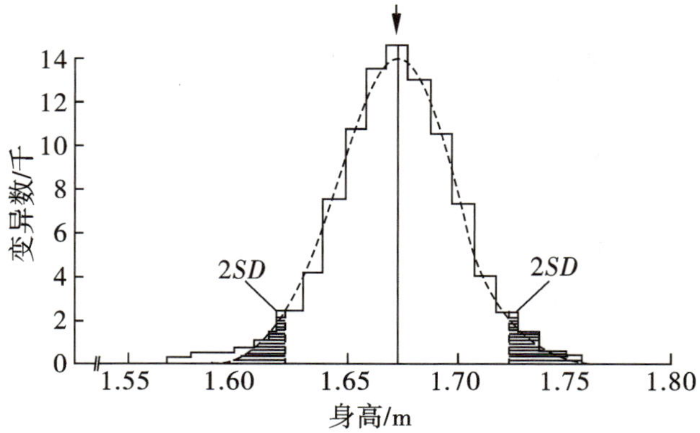

图 5-2　数量性状(人身高)变异分布

二、多基因遗传假说

多基因遗传(polygenic)是指生物和人类的很多表现型性状由不同位置的较多基因协同决定,而不是单一基因的作用,并呈现数量变化的特征,因此又称为数量性状遗传。它是微效基因累加效应的表现,同时又受环境因素的影响。

以人身高为例,基因组成如何对个体身高产生影响?这种影响与单基因对性状的影响有何不同?

受多基因控制的遗传性状为数量性状,表现为连续的变化,并可用正态曲线表示其分布。1909 年,瑞典遗传学家尼尔逊-爱尔(Nilsson-Ehle)提出了多基因假说(polygene hypothesis),并用其来说明数量性状的遗传,其要点如下。

其一,数量性状的遗传基础是多对微效基因的累加。

其二,控制多基因遗传的多个基因彼此间是共显性的,无显性和隐性之分。

其三,每对基因对表型的作用是微小的,但是可以累加的,这些基因又称为累加基因。它形成的明显表现效应,称为累加效应。

其四,多基因具有多效性,一方面对于某一数量性状起微效基因的作用,另一方面在其他性状的控制上可作修饰基因而起作用。

三、多基因遗传的特点

数量性状受多基因控制,它的遗传有哪些特点?现以人类的肤色为例,说明受多基因控制的性状是怎样遗传的。为了便于说明问题,假定肤色受 2 对等位基因(*Aa* 和 *Bb*)控制,2 对基因无连锁关系,基因 *A* 和 *B* 决定黑肤色,基因 *a* 和 *b* 决定白肤色,各个点有 3 种基因组合,即 *AA*、*Aa*、*aa*、和 *BB*、*Bb*、*bb*。当双亲为纯合型黑人时,其基因型为 *AABB*,纯合型白人时,其基因型为 *aabb*,二者婚配,其子女肤色的基因型为 *AaBb*,属中间型。当双亲肤色均为中间型,其基因型为 *AaBb*。按分离规律和自由组合定律,将产生 4 种类型的精子和卵子,出现 16 种基因组合方式,后代可能产生 4 种表现型。但是子女中出现了 5 种肤色,即纯黑肤色(*AABB*)、稍黑肤色(*AaBB* 或 *AABb*)、中间肤色(*AaBb*、*aaBB*、*AAbb*)、稍白肤色(*Aabb*、*aabB*)、纯白肤色(*aabb*)。其中大部分个体仍接近中间类型肤色,纯黑、纯白的个体占的比例很小,5 种肤色的比例是 1∶4∶6∶4∶1。不符合自由组合型的 9∶3∶3∶1 的比例,说明该性状是受多基因控制。

分析上述基因型,是 2 对基因决定肤色,出现 5 种不同表型,极端的纯黑和纯白各占1/16。若是3对基因决定肤色,其双亲为中间型的子女中会有7种肤色表型,极端的纯黑和纯白各占1/64。依次类推,基因的对数越多,极端类型越少,中间类型越多,变化曲线呈正态分布。

可见,多基因遗传有以下3个特点。

其一,2个极端变异个体(纯合子)杂交,子代大部分为中间型,由于受到环境因素的影响,所以存在一定的变异范围。

其二,2个中间类型的个体杂交,子代大部分为中间型,但变异范围广泛,也可出现极端类型的个体,这是环境因素和基因的分离组合规律共同作用形成。

其三,在一个群体中,随机进行杂交,变异范围更广,但大多数个体接近中间型,接近平均值,呈连续分布,极端个体很少,这是环境与遗传因素双重作用的结果。

第二节　多基因遗传病的特征

一些常见的先天畸形或病因复杂的疾病,在群体中的发病率一般都超过1/1 000。这类疾病的发生有一定的遗传基础,表现出家族倾向。做系谱分析时又不符合单基因遗传的特点,进行大量研究工作后表明,这些疾病有多基因遗传的基础,称为多基因遗传病。人类的高血压、糖尿病、冠状动脉病、哮喘、精神分裂症、先天畸形等都属于多基因遗传病。

在临床上,多基因遗传病的种类并不多,目前已知的有100多种,但每种病在群体中的发病率较高,平均每5~6人中就有1个人患多基因遗传病。例如,原发性高血压的发病率为6%,哮喘的发病率为4%,冠心病的发病率为2.5%,累加起来有15%~20%的人为多基因遗传病所累。多基因遗传病的遗传基础非常复杂,又加上环境因素的影响,是属于复杂遗传病。

一、易患性与发病阈值

人类的一些常见遗传病和先天畸形的出现,是遗传因素和环境因素共同作用的结果。

(一)易患性与易感性

在多基因遗传病中,很多作用微小但有累加作用的致病基因导致个体得病。这种由遗传素质决定一个个体患多基因遗传病的风险称为易感性(susceptibility)。而由遗传素质和环境条件共同作用所决定患多基因遗传病的风险,称为易患性(liability)。易感性与易患性的区别就在于前者是由若干个致病基因的微效累加使个体有了患病的遗传基础;而后者是在遗传因素和环境因素共同作用下的得病风险;易患性的高低决定了患病可能性的大小。

(二)阈值

易患性在人群中也呈正态分布,大部分个体的易患性为中间类型,接近平均值,易患性很高和很低的个体都很少。当个体的易患性高到一定水平,达到一定限度,并超过这一限度就得病,这种由易患性所导致的多基因遗传病的发病限度称为阈值(threshold)。

笔记栏

阈值也可认为是易患性的最低剂量。在一定的致病环境下,阈值表示最低致病基因数。因此,易患性的变异在群体中的分布被阈值分为两部分:多数为正常个体,少数为患者(图5-3)。

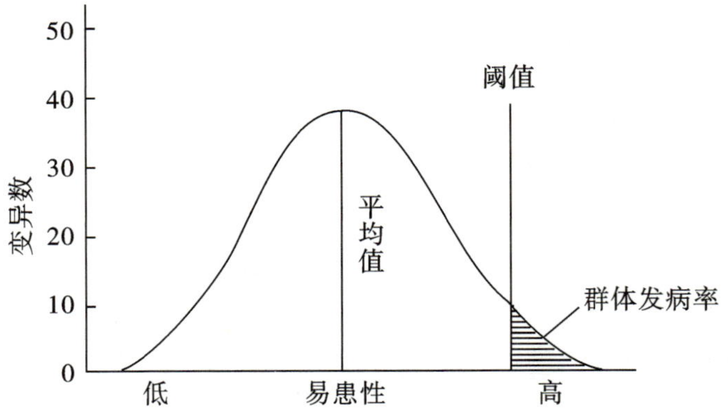

图5-3　群体中易患性变异与分布阈值

群体发病率与阈值有什么关系?这种关系对我们判断多基因遗传病发病风险有什么作用?

目前,个体易患性的高低无法测量,一般只能根据其婚后所生子女的发病情况进行估计。而一个群体的易患性平均值,则可以从该群体的患病率(易患性超过阈值的部分)来估计。简单地说,群体中患病率高,说明在群体中引起该病的基因数量多,因此该群体的易患性高,所以其平均值距阈值就近。相反,则远(图5-4)。

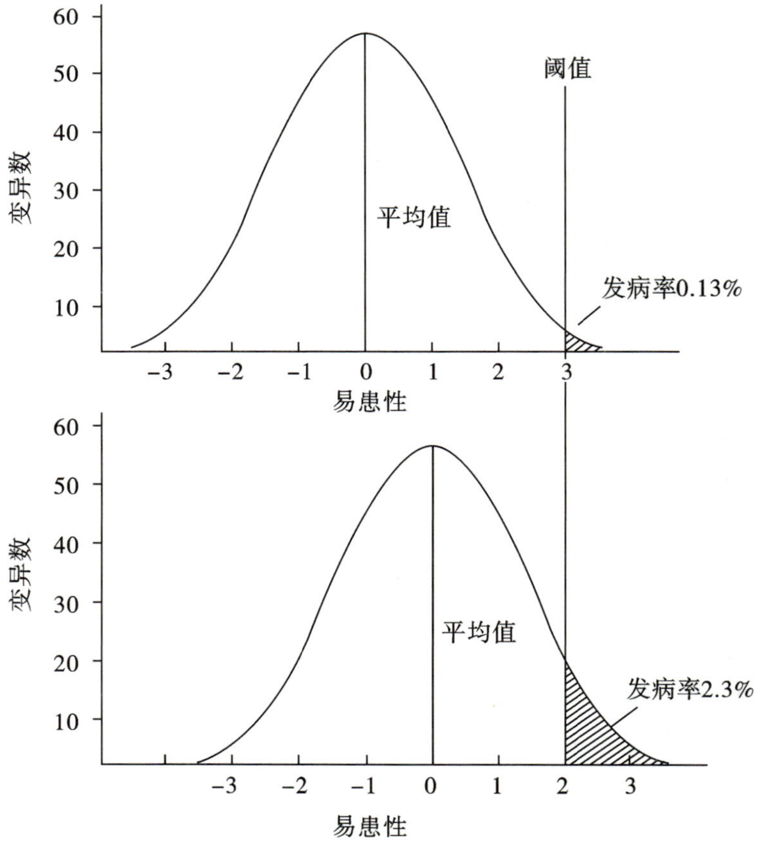

图5-4　易患性阈值、平均值距离与发病率的关系

二、遗传率

在多基因遗传中,遗传因素和环境因素都有重要作用。易患性的高低受遗传因素和环境因素的双重影响。遗传率是为了衡量多基因遗传中遗传因素与环境因素两者的相对作用大小而提出的。遗传率是指在疾病发生中,遗传因素所起的作用大小,一般用百分率(%)表示。

$$遗传率(\%)=\frac{遗传因素}{遗传因素+环境因素}\times 100\%$$

一种多基因遗传病,若其易患性变异和发病完全由遗传因素决定,其遗传率就是100%。这种情况是极少的,一般遗传率为70%~80%,表明遗传因素在决定易患性变异和发病上起重要作用,而环境因素的作用较小,即遗传度是高的。相反,遗传率在30%~40%就表明遗传因素的作用较小,而环境因素的作用很大,即遗传度是低的。

表5-1是一些多基因遗传病的遗传率、群体发病率和患者一级亲属发病率的举例。

表5-1　常见多基因遗传病的遗传率

疾病	遗传率/%	一般群体发病率/%	患者一级亲属发病率/%	男∶女
哮喘	80	4	20	0.8
先天性髋关节脱位	70	0.07	4	0.2
先天性畸形足	68	0.1	3	2.0
冠心病	65	2.5	7	1.5
先天性高血压	62	4~8	20~30	1.0
精神分裂症	80	1.0	10	1.0
先天性巨结肠	80	0.02	男先证者2,女先证者8	4.0
唇裂±腭裂	76	0.17	4	1.6
腭裂	76	0.04	2	0.7
糖尿病(早发型)	75	0.2	2~5	1.0
先天性幽门狭窄	75	0.3	男先证者2,女先证者10	5.0
强直性脊柱炎	70	0.2	男先证者7,女先证者2	0.2
脊柱裂	60	0.3	4	0.8
无脑儿	60	0.2	2	0.4

三、常见多基因遗传病及其遗传特征

(一)常见的几种多基因遗传病

在临床上,很多常见的慢性病,如原发性高血压、糖尿病、哮喘、动脉粥样硬化、冠心病等都属于多基因遗传病。其发病因素包括多基因遗传因素和环境因素。在任何一个个体,如有特殊的大量致病基因,潜在易患性很大。下面简单介绍几种多基因遗传病。

笔记栏

1. 高血压　在我国高血压患者高达 8 000 多万人，是一种复杂的多基因遗传病。具有家族聚集现象，遗传率为 30%～60%。分子遗传学研究表明，该病和 2 个重要基因有关，即血管紧张素转换酶（ACEI）基因和血管紧张素原（AGT）基因，ACEI 的产物是血管紧张素Ⅱ，它与血管的构建和细胞的生长有关，并决定血压、体液和离子的稳定性。AGT 是血管紧张素Ⅱ前体，AGT 的增加，也伴随血管紧张素Ⅱ的提高。一些激素对血压的影响也是通过 AGT 实现的。同时环境因素，如精神紧张、高盐食物等也是高血压的发病因素。

2. 糖尿病　糖尿病是胰岛素缺乏引起的代谢性疾病。按对胰岛素的需求量不同分为胰岛素依赖型糖尿病和非胰岛素依赖型糖尿病两类。其临床症状为多食、多饮、多尿，体格检查发现血糖升高，糖尿、糖耐量降低；胰岛素释放反应异常，随病程的进展可出现血管、肾、眼及周围神经等病变，属多基因遗传病，研究表明该病可能和 3 个以上基因有关。

（二）多基因遗传病的特点

多基因遗传病具有以下几个特点。

其一，多基因遗传病的群体发病率一般高于 0.1%。

其二，具有家族聚集倾向，患者亲属发病率高于群体发病率，患者同胞中发病率远低于 1/2 或 1/4。系谱分析不符合单基因遗传方式。

其三，在家族中，随着家属级别的降低，患者亲属的发病风险迅速降低；即一级亲属发病率高于二级亲属，二级亲属的发病率高于三级亲属，依次类推。

其四，近亲婚配时，子女患病风险增高，但不如常染色体隐性遗传显著。估计与多基因的累加效应有关。

其五，群体发病率有种族或民族差异（表 5-2）。这表明不同种族或民族的基因库是不同的。

表 5-2　多基因遗传病发病率的种族差异

疾病	发病率/%		
	中国人	美国人	日本人
先天性髋关节脱位	1.50	0.70	1.00
唇裂±腭裂	0.17	0.18	0.30
无脑儿	0.30	0.20	0.30
脊柱裂	0.50	0.50	0.60

第三节　多基因遗传病发病风险的估计

一、疾病的遗传率和一般群体发病率与发病风险

在多基因遗传病中，其群体发病率为 0.1%～1%，遗传率为 70%～80%。患者的

笔记栏

一级亲属的发病率(f)等于群体发病率(p)的平方根，即 $f=\sqrt{(p)}$。这就是 Edward 公式。例如，在黄种人中，唇裂的群体发病率为 0.17%，遗传率为 76%，用这些数字代入公式，即可算出患者一级亲属的发病率，$f=\sqrt{(p)}=\sqrt{(0.017)}\approx 0.04=4\%$。

当遗传率低于 70% 时，患者一级亲属的发病率将低于群体发病率的平方值，当遗传率高于 80% 时，患者一级亲属发病率也将高于群体发病率的平方值。这时可以借助图 5-5 查出。如消化性溃疡的群体发病率为 4%，遗传率为 37%，在横坐标上查出 4.0 的点，经过该点做一直线与纵坐标平行，然后，在图中找遗传率为 37% 的斜线，这条斜线与经过 4.0 的垂直线相交于一点，从这个点再做一横线与纵轴相交，该交点就是患者一级亲属的发病率，接近于 8%。

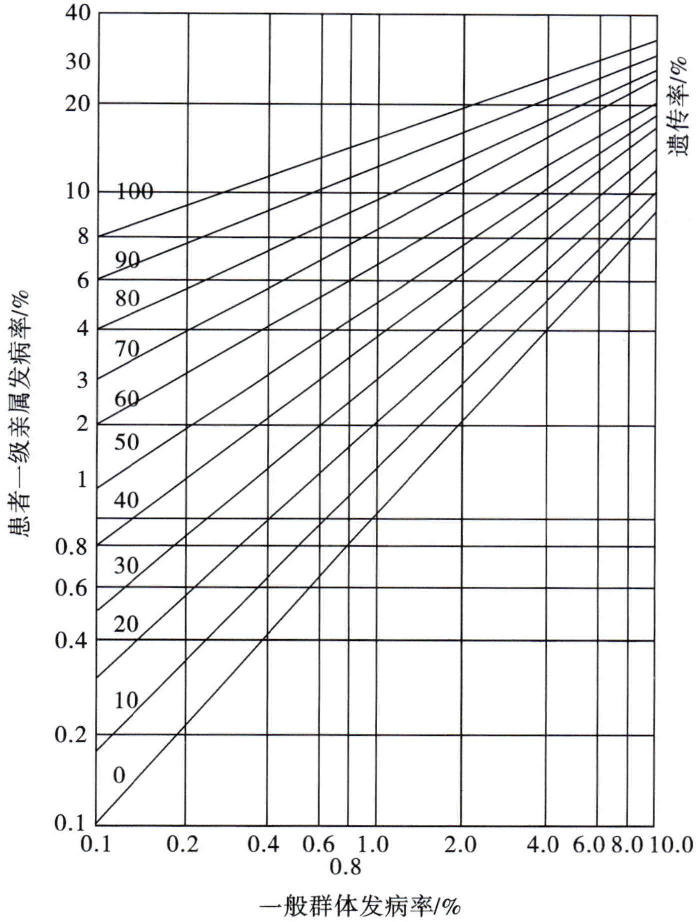

图 5-5　群体发病率、患者一级亲属发病率与遗传率的关系

二、多基因遗传病的加性效应与发病风险

(一)家庭中患者人数与再发风险有关

多基因遗传病的再发风险与家庭中患者人数呈正相关。

当一个家庭中患者人数愈多，意味着再发风险愈高。如 1 对夫妇已生过 1 个患儿，表明他们带有一定数目的致病基因，如已生过 2 个患儿，则说明夫妇二人带有更多的该病的致病基因，虽然他们本人并未发病，但他们的易患性必然更接近阈值，再次生育时的再发风险将增高 2～3 倍。例如，当 1 对夫妇生出了 2 个唇裂患儿后，复发的可能性就达 10%，这一点与单基因遗传病是不同的。这就是基因的加性效应所致。

（二）病情严重患者的一级亲属发病率高

多基因遗传病基因的累加效应还表现在病情的严重程度上。这是因为病情严重患者必然带有更多的易患基因（致病基因）。他的父母的易患性与病情轻者的父母相比，必然接近阈值，所以再发风险将会增大。例如：仅有一侧唇裂的患者，其同胞的再发风险为 2.46%；一侧唇裂并发腭裂的患者，其同胞的再发风险为 4.21%；两侧唇裂并发腭裂的患者，其同胞的再发风险为 5.74%。

三、发病率的性别差异与发病风险

多基因遗传病的发病率一般都有性别差异，当一种多基因遗传病的群体发病率有性别差异时，表明不同性别的易患性阈值不同。群体发病率高的性别阈值低，其后代发病风险低；相反，群体发病率低的性别阈值高，其后代发病风险高。这是因为群体发病率低的性别患者必然带有较多的易感性基因才能超过阈值而发病。因此，其子女中将会有更多的易感性基因而有较高的发病风险。例如：先天性幽门狭窄，男性的发病率为 0.5%，女性发病率为 0.1%。男性发病率是女性的 5 倍。男性患者的儿子发病风险为 5.5%，女儿的发病风险为 1.4%；女性患者的儿子发病风险为 20%，女儿的发病风险为 7%。

复习知识要点

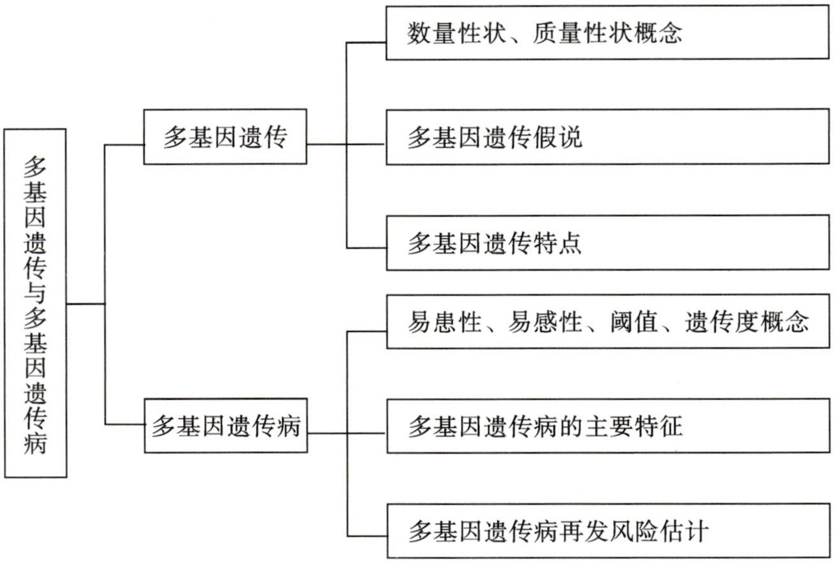

笔记栏

问题分析与能力提升

先天性髋关节脱位是一种多基因遗传病，女性发病率高于男性。有2个家庭，父母表型均正常，其中1个家庭生了1个女性患儿，另一家庭生了1个男性患儿。

问题：这2个家庭若再生育，哪个家庭的后代患此病的风险更高？

同步练习

一、单项选择题

1. 遗传度是指(　　)

A. 遗传性状的表现程度　　B. 致病基因危害的程度　　C. 遗传因素对性状的影响程度

D. 遗传病发病率的高低　　E. 遗传性状的异质性

2. 由遗传基础和环境因素决定发生某种多基因遗传病的风险大小称为(　　)

A. 遗传度　　B. 易感性　　C. 易患性

D. 阈值　　E. 表现度

3. 多基因遗传病中阈值是指造成发病的(　　)

A. 最低的易患性基因数量　　B. 最高的复等位基因数量　　C. 最低的共显性基因数量

D. 最高的易患性基因数量　　E. 最高的共显性基因数量

4. 下列关于多基因遗传病的特点，叙述正确的是(　　)

A. 近亲结婚时，子女患病风险增高，且比常染色体隐性遗传病显著

B. 具有家族聚集倾向，有明显的遗传方式

C. 易患性具有种族差异

D. 随着亲属级别的降低，患者亲属发病风险明显增高

E. 病情越轻，再发风险越大

5. 先天性幽门狭窄是一种多基因遗传病，男性发病率为0.5%，女性发病率为0.1%，亲属中发病率最高的是(　　)

A. 女性患者的儿子　　B. 男性患者的儿子　　C. 女性患者的女儿

D. 男性患者的女儿　　E. 男性患者的儿子及女儿

二、简答题

1. 简述多基因遗传的特点。

2. 多基因遗传病的特点有哪些？

（周玉金）

第六章 基因突变导致的异常疾病

学习目标

1. 掌握　血红蛋白病的种类及发病分子机制，苯丙酮尿症的发生机制。
2. 熟悉　遗传代谢病的发病机制，常见遗传代谢病的种类及其机制。
3. 了解　血浆蛋白病、膜转运蛋白病及受体蛋白病的类型及发病机制。

中心法则的内容是什么？

根据中心法则可知，基因对生物遗传性状的控制是通过合成蛋白质实现的，当基因发生突变后，其编码的蛋白质或酶将发生相应的改变，从而造成机体的代谢活动异常或功能障碍，表现为相应的遗传病。

第一节　遗传代谢病

英国医学家 Garrod 在详细研究尿黑酸尿症、白化病等疾病的基础上提出：这些疾病是由相应的酶发生遗传性缺陷造成的，并提出了“先天性代谢缺陷”的概念。现在将这类编码酶蛋白的基因发生改变，造成酶缺失或者活性异常，从而引起先天性代谢异常的疾病称为遗传代谢病或遗传性酶病。

一、遗传代谢病的发病机制

遗传代谢病可分为两种情况：一是编码酶蛋白的基因发生突变，导致其遗传性缺失或酶结构异常；二是基因的调控系统发生异常，导致酶蛋白的合成量异常改变。

图 6-1 是某一物质的代谢过程，底物 A 在一系列酶的催化作用下经过中间产物（B 和 C）转化为终产物（D）。在此过程中，当 CD 基因发生突变，则酶 CD 活性降低或丧失，导致 C 物质不能转化为 D 物质，而 A 物质依然正常代谢，从而造成 C、B 物质增多，而由于反馈抑制，酶 AB、CD 活性降低，A、B 物质的转化速率降低，造成 A 物质堆积。进而会导致旁路代谢途径打开，生成旁路代谢产物。

酶缺陷导致的疾病与摄入的物质有何关联？

由此可见，当编码某一种酶的基因发生突变导致酶活性异常时，可产生以下后果。

笔记栏

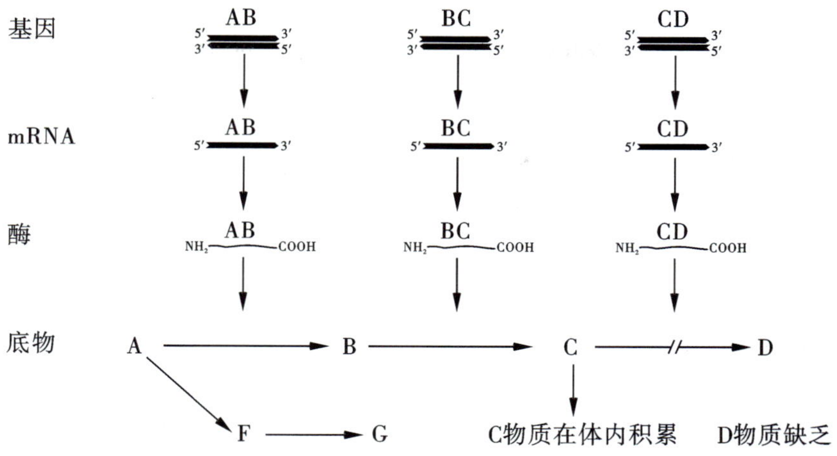

图 6-1　遗传代谢病的发病机制

1. 酶蛋白缺失导致代谢产物缺乏　基因突变导致酶活性降低或者缺失，使其催化的代谢途径受阻，导致终产物（D）缺乏而引起疾病。如白化病和家族性甲状腺肿等。

2. 酶蛋白缺失导致代谢中间产物积累　酶活性降低或缺失后，使代谢过程的中间产物（B 和 C）在体内积累，产生毒性，出现症状。如半乳糖血症、尿黑酸尿症等。

3. 酶蛋白缺失导致底物堆积　当代谢的生化反应可逆时，如果因酶的异常而导致底物（A）的代谢受阻，引起贮积性疾病。如糖原贮积症和黏多糖贮积症等。

4. 酶蛋白缺失导致副产物积累　基因突变后，代谢反应因酶异常而受阻，造成前体物质（A 或 B）积累，开启旁路途径，造成副产物（F、G）积累，危害机体。如苯丙酮尿症。

5. 酶蛋白缺失导致反馈抑制减弱　基因突变后酶缺失或者合成量减少，造成终产物（D）减少，进而导致反馈调节失控，代谢紊乱。如自毁容貌症。

6. 其他　基因突变还可导致酶蛋白结构发生改变，使酶活性增强，终产物（D）增多，从而引起不良后果，如痛风等。酶蛋白的改变也可导致机体对药物的吸收代谢发生异常，从而影响机体对药物的吸收利用，如葡萄糖-6-磷酸脱氢酶缺乏症。

二、遗传代谢病的分类

遗传代谢病按照不同的依据，可以有多种分类方式，其中按照代谢类型可分为氨基酸代谢病、糖代谢病、脂代谢病、核酸代谢病等。

1. 氨基酸代谢病　是指氨基酸在合成、分解、转化的过程中，由于编码某种酶的基因发生突变，导致氨基酸代谢所必需的酶活性异常所引起的疾病。

2. 糖代谢病　当催化糖代谢酶的基因发生突变后，会导致相应的糖代谢异常。例如：糖酵解缺陷导致的半乳糖血症；糖原代谢缺陷的糖原贮积症等。

3. 脂代谢病　是由于某种脂类在代谢过程中，酶发生遗传性缺陷，导致相应代谢物在内脏、脑部和血管中沉积，造成上述器官、系统功能紊乱。

笔记栏

4. 核酸代谢病　嘌呤分解和合成需要多种酶的催化，如果基因发生突变导致酶缺陷，则会造成嘌呤代谢过程异常，形成遗传性嘌呤代谢病。

遗传代谢病在临床上可以是无症状的，如戊糖尿症；可以是在一定外界因素诱发下才出现症状的，如葡萄糖-6-磷酸脱氢酶缺乏症；还可以是不经诱发便呈现持续症状的，如白化症等。其中轻度的可以长期存活，甚至达正常存活年龄，严重的往往导致死亡，如脂类累积病的患儿一般都在婴儿期死亡。

三、常见的遗传代谢病

(一) 氨基酸代谢病

苯丙氨酸代谢异常是最常见的氨基酸代谢病。人体的苯丙氨酸首先在苯丙氨酸羟化酶的作用下生成酪氨酸，随后在酪氨酸酶的作用下形成黑色素。酪氨酸还能够代谢成尿黑酸，并在尿黑酸氧化酶的作用下最终分解为 CO_2 和 H_2O。当此过程中的一些酶发生改变，会导致相应的疾病，包括苯丙酮尿症、白化病和尿黑酸尿症（图 6-2）。

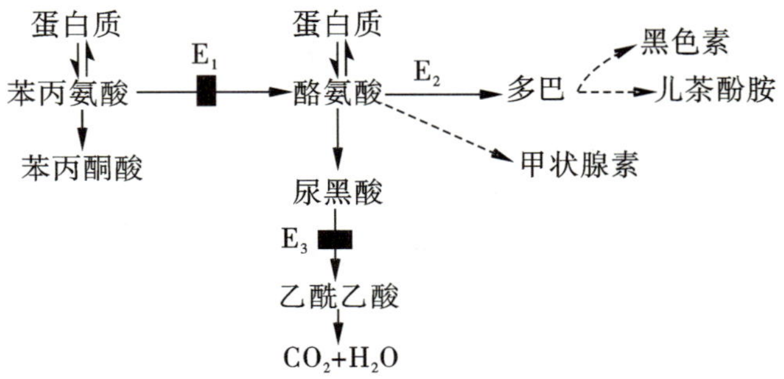

E_1：苯丙氨酸羟化酶。E_2：酪氨酸酶。E_3：尿黑酸氧化酶。

图 6-2　苯丙氨酸的代谢途径

1. 苯丙酮尿症　苯丙酮尿症（phenylketonuria，PKU）由 Folling 于 1934 年首先报道，因患者尿中含有大量苯丙酮酸而命名。主要临床特征为智力低下、精神发育迟缓和特殊的鼠臭气味等，头发呈黄褐色。经典型 PKU 是由于苯丙氨酸羟化酶缺陷，使得苯丙氨酸不能转变成为酪氨酸，过量的苯丙氨酸使旁路代谢活跃，生成苯丙酮酸，并进一步生成苯乳酸或苯乙酸。这些旁路代谢产物由尿或汗液排出，使患者有一种特殊的气味（鼠臭味或霉味）。患儿出生时如果不及时进行低苯丙氨酸饮食治疗，则会在 3～6 个月后出现大脑损伤及智力发育障碍，并随着年龄增长而加重。如果能得到早期诊断和治疗，则可改善患者症状。

PKU 是一种常染色体隐性遗传代谢病，在我国人群中的发病率约为 1/16 500，该病致病基因已定位于 12q24.1，目前已发现了 400 多种导致典型 PKU 的苯丙氨酸羟化酶基因突变，呈现明显的遗传异质性。

为何要对苯丙酮尿症患者进行早期筛查？如何治疗？

PKU 是少数可以早期诊断和治疗的遗传代谢病之一。目前临床上常在婴儿出生后 3 d 立即进行 PKU 的筛查，方法是取末梢血滴于滤纸片上进行实验室检测，若苯丙氨酸的浓度≥240 μmol/L，视为初筛阳性。一经确诊，立即给患儿低苯丙氨酸乳制品代替，患者应尽量终生维持低苯丙氨酸饮食。开始治疗的年龄越小，预后越好。所以，

笔记栏

积极开展 PKU 的筛查,能够有效避免 PKU 患儿的出生,并有助于对患儿采取有效的预防措施,确保其健康成长。PKU 女性患者在妊娠期间,苯丙氨酸含量增加,会影响胎儿发育,所以对于育龄女性患者,应该坚持低苯丙氨酸饮食,以确保后代出生质量。

2. 白化病　白化病(albinism)是一种黑色素缺乏所引起的先天性遗传性皮肤疾病。患者由于酪氨酸酶异常,不能形成黑色素,从而造成白化。白化病发病率为 1/12 000~1/10 000,呈常染色体隐性遗传,有 4 种类型:眼皮肤白化病Ⅰ型、Ⅱ型、Ⅲ型和眼白化病。不同类型发病机制不同,临床表现也不同。

眼皮肤白化病Ⅰ型是最常见的白化类型,是突变导致酪氨酸酶缺失,不能有效地催化酪氨酸转变为黑色素前体,最终导致白化。患者全身皮肤、毛发白化,视网膜无色素,怕光,眼球震颤,常伴有视力异常。患者对阳光敏感,暴晒可诱发皮肤癌。

苯丙酮尿症、白化病和尿黑酸尿症的发生有何关联?

3. 尿黑酸尿症　尿黑酸尿症(alcaptonuria)是尿中排出尿黑酸的一种代谢障碍性疾病。酪氨酸可代谢成尿黑酸,并在尿黑酸氧化酶的作用下生成乙酰乙酸和延胡索酸,尿黑酸氧化酶缺乏会导致尿黑酸不能被氧化并最终随尿液排出,当暴露于空气中时被氧化呈黑色,故又称黑尿症。该病的黑尿现象在婴儿时期就可表现出来,一般不会造成神经系统的伤害。但随着年龄增长,尿黑酸、尿酸盐结晶沉积于关节和软骨外,导致继发性关节炎;沉淀于结缔组织,表现为以面部色素沉着为特征的褐黄病。

(二)糖代谢病

1. 半乳糖血症　半乳糖血症(galactosemia)是血液中半乳糖增高的中毒性代谢综合征。该病由 von Ruess 首次发现,是半乳糖代谢过程中酶缺陷引起的一种先天性糖代谢疾病。

半乳糖主要来源于乳制品中的乳糖,正常情况下,乳糖在肠道中经乳糖酶水解后成为半乳糖和葡萄糖,最终生成葡萄糖-1-磷酸并进入葡萄糖代谢途径(图 6-3)。根据乳糖代谢过程中缺失的酶种类的差异,可以将半乳糖血症分为Ⅰ型(半乳糖-1-磷酸尿苷酰转移酶缺乏)、Ⅱ型(半乳糖激酶缺乏)和Ⅲ型(尿苷二磷酸半乳糖-4-表异构酶缺乏)。

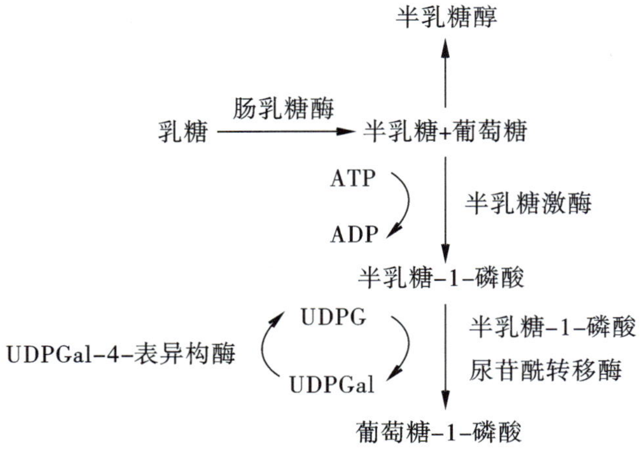

ATP:腺苷三磷酸。ADP:腺苷二磷酸。UDPG:尿苷二磷酸葡萄糖。UDPGal:尿苷二磷酸半乳糖。

图 6-3　半乳糖的体内代谢途径

笔记栏

如何及时发现半乳糖血症患儿？

半乳糖血症Ⅰ型又称为经典型，由于半乳糖-1-磷酸尿苷酰转移酶缺乏，半乳糖-1-磷酸在脑、肝、肾积累，最终导致智力障碍、肝损伤、蛋白尿等病症。半乳糖在晶状体内积累，造成白内障。另外，由于葡萄糖产生量减少，会出现低血糖。

半乳糖血症患儿出生时表现正常，但在喂乳汁（或乳类食品）后几天，会出现呕吐、拒食、腹泻等现象，1周左右会出现黄疸并有肝大等现象。当出现此类症状时，应及时检查并积极治疗，对确诊患儿严格禁止其饮食中的半乳糖成分，用其他蛋白饮食代替。如果不能及时发现并控制含乳食物摄入，患儿在1~2个月会出现白内障，并随着年龄的增长还会出现低蛋白血症、水肿、低血糖、智力发育障碍和生长迟缓。本病可以通过新生儿筛查发现，预后取决于是否能够及早发现和治疗，所以应该加强防控。

为什么糖原贮积症会使肝和肌肉受累？

2. 糖原贮积症　糖原贮积症（glycogen storage disease，GSD）是糖原代谢过程中某些酶的遗传性缺陷导致糖原积累。在肝和肌肉中数量最多，所以主要累及肌肉和肝，但也会伴有心、肾和神经系统损害，常见低血糖脑病。

糖原代谢过程中涉及多种酶类，当这些酶发生缺陷时就会造成不同组织和部位受累，表现为不同的临床表现。依照临床表现和生化特点的差异，可将糖原贮积症分为13种类型，其中以Ⅰ型最为常见，也最严重。糖原贮积症Ⅰ型又称为von Gierke病，本病因葡萄糖-6-磷酸脱氢酶活性降低，使组织中糖原蓄积。表现为患儿肝、肾肿大，同时由于葡萄糖-6-磷酸脱氢酶不能分解为游离葡萄糖，从而导致新生儿发生低血糖、抽搐、休克等，严重时会发生酸中毒，并且影响生长发育。

3. 黏多糖贮积症　该病患者细胞中缺乏黏多糖溶酶体水解酶，使黏多糖分解不全并在组织中积累，从而引起一些严重的临床表现，如面容粗犷丑陋、智力迟钝、骨骼畸形等，尿中排出大量黏多糖。该病大多数为常染色体隐性遗传病，多于幼儿期后发病。

（三）脂代谢病

1. 葡萄糖脑苷脂贮积症　又称为Gaucher病，该病是由于溶酶体的葡萄糖神经酰胺（葡萄糖脑苷脂）酶缺乏，导致葡萄糖脑苷脂在全身脏器中贮积。

2. GM2神经节苷脂贮积症　又称为家族性黑蒙性白痴，是溶酶体内氨基己糖苷酶A缺乏造成，患者GM2神经节苷脂不能降解，在神经系统中贮积，引起严重的神经系统损害。常见初发症状是听觉过敏，病程早期可见视网膜黄斑变性，呈樱桃红斑点，进行性失明，患者肌张力低下，四肢呈蛙样姿态。

（四）嘌呤代谢病

自毁容貌症又称为莱施-奈恩综合征，是基因突变导致的次黄嘌呤鸟嘌呤磷酸核糖转移酶缺乏引起的嘌呤代谢病。患者表现：初生时正常，但可能伴有尿酸结晶、血尿、尿路感染、虚弱及呕吐等症状，6~8个月开始出现神经系统症状，如手、足、面部的不自主运动，1~2岁逐渐开始有咬伤自己的手指、舌、口唇等不自主的自残行为，并可能侵害他人。患者多表现为高尿酸血症、尿酸尿、血尿及尿路结石等，晚期有痛风性关节炎、巨幼细胞贫血等，多在10岁以前因肾功不全而死亡。

为什么自毁容貌症患者男性多于女性？

该病为X连锁隐性遗传，患者多为男性（半合子），基因定位于Xq26-q27.2，患者的母亲为致病基因携带者。检测酶活性可为诊断提供依据。

第二节　非酶蛋白改变引起的疾病

非酶蛋白是指机体中没有催化能力的蛋白，这些蛋白往往是构成细胞或组织的结构成分、物质转运的载体、信号传递或各种生化反应的受体等。编码这些蛋白质的基因如果发生突变，则会影响相应的组织结构或生理功能，从而造成相应的疾病。这类由基因突变导致蛋白质结构或功能异常的疾病，又称为分子病。根据蛋白类型和功能不同，可分为血红蛋白病、血浆蛋白病、结构蛋白缺陷病、受体蛋白病及膜转运蛋白病。

一、血红蛋白病

血红蛋白（hemoglobin，Hb）的功能依赖于血红蛋白的结构及其功能的完整性，当珠蛋白基因突变导致血红蛋白合成异常时即可导致血红蛋白病（hemoglobinopathy）。该病是目前研究最透彻的分子病，同时也是严重危害人类健康的常见病之一，我国云贵地区和两广等南方地区发病率较高。

（一）正常血红蛋白的分子结构及珠蛋白的遗传基础

1. 血红蛋白的分子结构　血红蛋白由珠蛋白和血红素组成，珠蛋白由 4 条多肽链组成，其中 2 条为类 α 珠蛋白链，另 2 条为类 β 珠蛋白链，每个多肽链各结合 1 个血红素。

血红蛋白包含几个血红素辅基？

珠蛋白多肽链共 6 种，α、β、γ、δ、ε、ζ，其中 α 和 ζ 属于类 α 珠蛋白链，β、γ、δ 和 ε 属于类 β 珠蛋白链。在人个体发育的不同阶段，类 α 链和类 β 链的不同组合，构成了人类常见的几种血红蛋白（表 6-1）。

表 6-1　正常人体血红蛋白

发育阶段	血红蛋白	分子组成	正常成人中的合成比例（%）
胚胎期	Hb Gower Ⅰ	$\zeta_2\varepsilon_2$	
	Hb Gower Ⅱ	$\alpha_2\varepsilon_2$	
	Hb Portland	$\zeta_2{}^A\gamma_2$、$\zeta_2{}^G\gamma_2$	
胎儿期（8 周至出生）	HbF	$\alpha_2{}^A\gamma_2$、$\alpha_2{}^G\gamma_2$	
成人期	HbA	$\alpha_2\beta_2$	>95%
	HbA_2	$\alpha_2\delta_2$	2～3.5
	HbF	$\alpha_2{}^A\gamma_2$、$\alpha_2{}^G\gamma_2$	<1.5

2. 珠蛋白的基因　人的 6 种珠蛋白链分别由相应的珠蛋白基因编码，包括类 α 珠蛋白基因和类 β 珠蛋白基因两类。它们各含数个相同或相似的基因，紧密排列在 DNA 的特定区段，构成了基因簇。人的类珠蛋白基因簇中还存在着一些假基因，如

笔记栏

ψα、ψζ、ψβ。

类 α 珠蛋白基因簇定位于 16p13.3，按照 5′-ζ_2-$\psi\zeta_1$-$\psi\alpha_1$-α_2-α_1-3′顺序排列，总长度为 30 000 bp（图 6-4）。类 β 珠蛋白基因簇定位于 11p15.5，按照 5′-ε-$^G\gamma$-$^A\gamma$-$\psi\beta_1$-δ-β-3′顺序排列，总长度为 60 000 bp（图 6-5）。两者基因的排列顺序与发育过程中表达顺序一致。

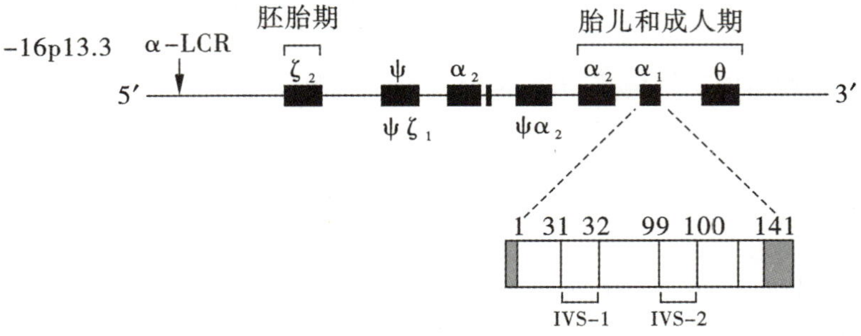

图 6-4 类 α 珠蛋白基因簇和 α 珠蛋白基因的结构

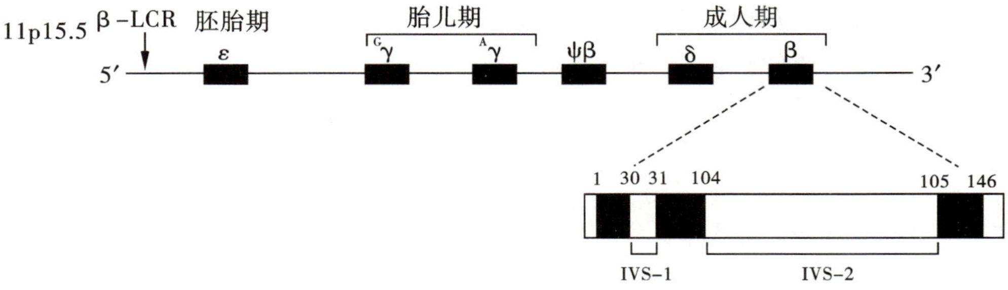

图 6-5 类 β 珠蛋白基因簇和 β 珠蛋白基因的结构

3. 珠蛋白基因的表达　珠蛋白基因的表达受到精确的调控，表现出典型的组织特异性和时间特异性，因此在人体发育不同阶段及不同的组织部位，6 种血红蛋白有规律地按照先后顺序合成（图 6-6）。人体发育的第 3～8 周，血红蛋白开始合成，首先是 ζ、ε 基因表达，随后 α、γ 基因表达，形成 Hb Gower Ⅰ（$\zeta_2\varepsilon_2$）、Hb Gower Ⅱ（$\alpha_2\varepsilon_2$）和 Hb Portland（$\zeta_2\gamma_2$）。当胚胎发育到 5～8 周，ζ、ε 基因关闭，γ 基因表达量大增，形成胎儿期血红蛋白 HbF（$\alpha_2\gamma_2$）。出生后，主要是 α 基因和 β 基因的表达，也有少量 δ 基因表达，所以成人血红蛋白主要类型为 $\alpha_2\beta_2$，还有一部分 $\alpha_2\delta_2$ 及少量的 $\alpha_2\gamma_2$（图 6-7）。

（二）血红蛋白病的类型及分子机制

根据发病机制的差异，血红蛋白病可分为异常血红蛋白病（abnormal hemoglobinopathy）和地中海贫血（thalassemia）。

1. 异常血红蛋白病　指基因突变导致珠蛋白结构异常，进而引起血红蛋白稳定性发生改变等一系列综合性病变。常见的异常血红蛋白病包括镰状细胞贫血、不稳定血红蛋白病、血红蛋白 M 病、氧亲和力改变的血红蛋白病等。

（1）镰状细胞贫血　又称为 HbS 病，是最早阐明发病机制的分子病。该病为常染色体隐性遗传病，其发病机制是 β 珠蛋白基因的第 6 位密码子由 GAG 突变为 GTG，使

笔记栏

其编码的氨基酸由正常的谷氨酸突变为缬氨酸，形成 HbS。HbS 使红细胞呈镰刀状改变，易使毛细血管栓塞（图6-8），同时镰状细胞的变形能力降低，在通过毛细血管时受到挤压易破裂，导致溶血性贫血。该病纯合子患者（HbS/HbS）表现为镰状细胞贫血，杂合子（HbA/HbS）不表现临床症状或有轻度慢性贫血。

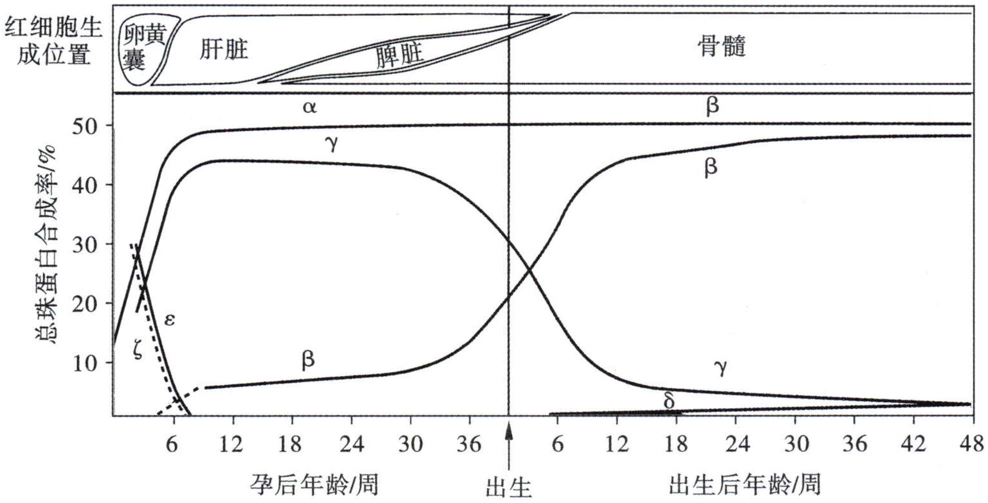

图6-6 正常人体血红蛋白肽链基因表达的发育演变

异常血红蛋白病是珠蛋白数目发生改变造成的吗？

为什么血红蛋白M病红细胞携氧能力降低？

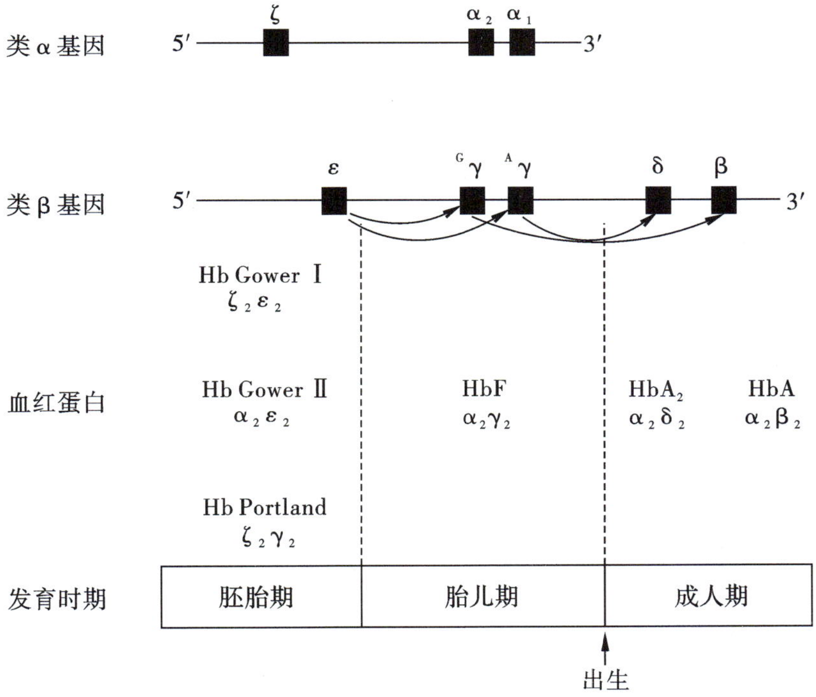

图6-7 正常人发育过程中的血红蛋白分子类型

（2）血红蛋白 M 病 又称为 HbM 高铁血红蛋白症，属于常染色体显性遗传病。

笔记栏

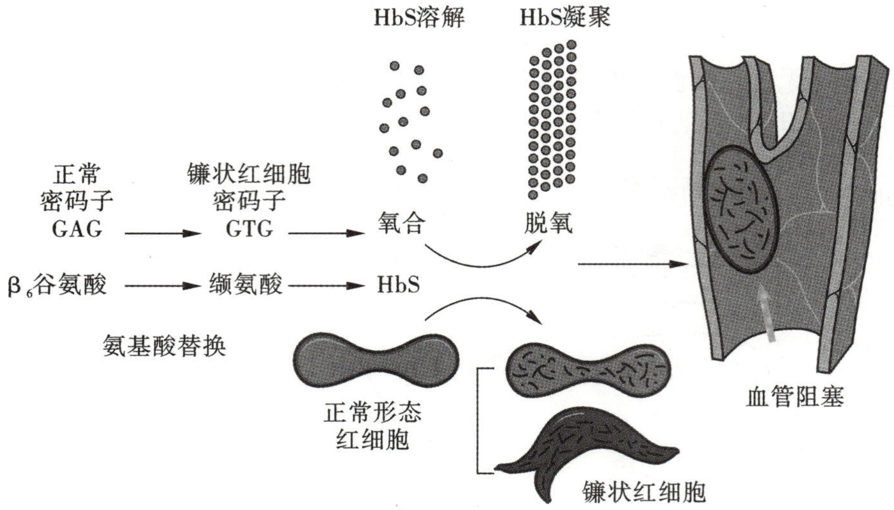

图6-8　镰状细胞贫血症的发病机制

正常血红蛋白(HbA)分子含二价铁(Fe^{2+}),当珠蛋白基因发生突变后,可能会导致Fe^{2+}变成高价铁离子(Fe^{3+}),形成高铁血红蛋白,携氧能力下降,造成组织细胞供氧不足。在临床上表现为发绀及继发性红细胞增多症。

(3)不稳定血红蛋白病　该病为不完全显性遗传,是血红蛋白肽链上正常氨基酸改变导致血红蛋白分子不稳定,形成珠蛋白小体,进而产生溶血。该病的主要临床症状为溶血性贫血,另外会出现乏力、头晕、黄疸、脾大等表现。

2. 地中海贫血　该病又称为珠蛋白生成障碍性贫血,是基因突变或缺失,导致珠蛋白肽链合成受阻,造成α链和β链合成量不均,从而引发溶血性贫血。按照珠蛋白链受阻的类型,可分为α地中海贫血、β地中海贫血,另外还有γ地中海贫血和δβ地中海贫血等。

(1)α地中海贫血　α地中海贫血(α-thalassemia,α-地贫)是基因突变导致α珠蛋白链合成减少而造成的,我国南方地区多发。不同类型的α地中海贫血患者,体内缺失的α基因越多,病情越严重。所以可以根据临床病症,分为以下几种。

1)Hb Bart's胎儿水肿综合征:是α-地贫中最严重的类型,患者4个α基因均缺失(或缺陷),完全不能形成α珠蛋白,基因型为纯合子$\alpha^0\alpha^0$(--/--)。该病发病于胎儿期,表现为全身水肿,肝、脾大,四肢短小,腹部因有腹腔积液而隆起,故称为Hb Bart's胎儿水肿综合征。

2)HbH病:患者基因型为$\alpha^0\alpha^+$(--/α-),由于α链合成不足,导致β珠蛋白链聚合为β四聚体HbH。HbH的氧亲和力高,不易释放出氧供组织利用,而且不稳定,易使红细胞膜受损,导致慢性溶血性贫血。该病患者常表现为轻(中)度贫血,一般5岁后发病。

3)轻型α地中海贫血:又称为标准型α地贫,基因型为$\alpha^0\alpha$(--/αα)或$\alpha^+\alpha^+$(α-/α-),由于能合成相当量的α珠蛋白链,所以患者无明显贫血症状,仅表现出轻度溶血性贫血。

4)静止型α地中海贫血　患者基因型为$\alpha^+\alpha$(α-/αα),临床上无症状。

笔记栏

(2)β 地中海贫血　β 地中海贫血(β-thalassemia,简称 β-地贫)是以 β 珠蛋白链合成缺陷为特征的遗传性血液病。大部分是由于点突变造成 β 珠蛋白链合成受阻,阻碍 α-β 二聚体形成,使珠蛋白链不平衡。该病为常染色体隐性遗传,好发于地中海沿岸,我国发生率为 0.66%,广东地区高发。根据患者贫血的严重程度,分为重型、中间型和轻型 3 种类型。

1)重型 β 地中海贫血:患者的基因型可能是 β^0、β^+ 或 $\delta\beta^0$ 等地中海贫血基因的纯合子,也可能是 β^0 和 β^+ 地中海贫血基因的双重杂合子(β^0/β^+)。这类患者 β 链合成量极少,过剩的 α 链沉降到红细胞膜上,引起膜的性能改变,发生严重的溶血反应。患儿出生后 36 个月便可出现严重的进行性溶血性贫血及肝、脾大等症状。可表现为"地中海贫血面容":头大额隆、颧骨突出、鼻梁塌陷、眼距宽、眼睑水肿,X 射线检查可见短发样骨刺。患者需靠输血维持生命,多数患儿于成年前死亡。

2)中间型 β 地中海贫血:该类型一般是 β 地中海贫血变异型的纯合子(β^+/β^+)或两种不同变异型地中海贫血的复合杂合子($\beta^+/\delta\beta^+$)。患者的症状介于重型和轻型之间,故称为中间型。表现为中度贫血、脾轻中度肿大、骨骼轻微改变等,患者一般能够存活至成年。

3)轻型 β 地中海贫血:该类型多为 β^0 或 β^+ 地贫基因的杂合子(β^+/β^A、β^0/β^A 或 $\beta^0/\delta\beta^A$),由于患者能合成一定数量的 β 链,所以病症较轻,多无贫血或轻度贫血。

二、血浆蛋白病

血浆蛋白病是指基因缺陷导致血浆中某种蛋白质缺陷引起的疾病,其中以血友病最为常见。血友病是一种遗传性凝血功能障碍的出血性疾病,包括 A、B、C 3 型及血管性假血友病,其中以 A 型和 B 型为主。

(一)血友病 A

血友病 A(hemophilia A)是抗血友病球蛋白遗传性缺乏导致的,称为抗血友病球蛋白缺乏症或者第Ⅷ因子缺乏症。该病临床上表现为出血倾向:反复自发性或微创伤引起的出血,出血部位以皮肤、黏膜、肌肉和关节腔为主,并以踝、膝、肘关节多见。患者常反复出血,可形成血肿、关节变形,颅内出血可导致死亡。该病一般自幼发病,部分轻型患者发病较晚。

该病约占血友病总数的 85%,其临床症状与血友病 B 一样,不易区分。本病为 X 连锁隐性遗传,男性发病人数多,女性多为携带者,我国发病率为 2.73/10 万。该病基因定位于 Xq28,可以通过检测抗血友病球蛋白水平检出杂合子,也可用分子生物学方法进行产前诊断。治疗一般采用抗血友病球蛋白制剂进行替代治疗,目前基因治疗的临床试验已经取得一定进展。

血友病曾在欧洲王室引起恐慌,主要是由于皇室男性患者发病,为什么该病男性患者多?

(二)血友病 B

该病是凝血因子Ⅸ缺乏或其凝血功能降低而导致的一种遗传性出血性疾病。发病率为 1.0/10 万~1.5/10 万,占血友病总数的 15%~20%,临床症状与血友病 A 相同。该病也是 X 连锁隐性遗传,致病基因位于 Xq27。本病多采用输血浆或者浓缩血浆制品治疗,产前诊断是防止患儿出生的有效方法。

笔记栏

(三)血友病 C

血友病 C 是凝血因子Ⅺ遗传性缺乏导致的,又称为第Ⅸ因子缺乏症。

(四)血管性血友病

该病又称为 von Willebrand 病,为常染色体显性遗传,是Ⅷ凝血因子中的促血小板黏附血管因子缺乏导致的。患者有明显的出血倾向,但症状较轻,最常见的类型表现为反复鼻出血。

三、结构蛋白缺陷病

结构蛋白缺陷病是指结构蛋白遗传性缺失造成的一类疾病。

(一)胶原蛋白病

胶原是细胞外基质的重要成分,构成结缔组织,是软骨、骨、肌腱和韧带等组织和器官的支架。常见的胶原蛋白病有成骨不全、埃勒斯-当洛斯综合征等。

脆骨病患者为何常被称为瓷娃娃?

1. 成骨不全　成骨不全是一种先天性骨骼发育障碍性疾病,以骨骼脆性增加为特征,发病率约为 1/15 000,是常见的常染色体显性遗传病。该病特点是多发性骨折、蓝巩膜、进行性耳聋等,又称为脆骨病或脆骨-蓝巩膜-耳聋综合征。根据遗传方式及临床表现,可分为多种类型,其中以Ⅰ和Ⅱ型成骨不全最为常见。

Ⅰ型成骨不全发生率为 1/30 000,症状轻,主要表现为反复骨折,容易导致肢体畸形,巩膜呈蓝色,所以又称为蓝色巩膜综合征。患者多在青春期发病,重症患者身材矮小,易骨折,要严格保护,直到骨折趋势缓解。该病致病基因定位于 17q21.31-q22。

Ⅱ型成骨不全又称为先天性致死性成骨不全,是胚胎期或新生儿期致死性疾病。胎儿在宫内即可因骨质疏松变脆而骨折,导致四肢弯曲、胸廓狭窄,该病症状非常严重,患者出生时即频繁骨折,在出生前后死亡。

2. 埃勒斯-当洛斯综合征　又称为皮肤弹性过度综合征等。主要特点为组织弹性和脆性增加,皮肤变薄,当皮肤受伤后易产生瘢痕。本综合征无特效疗法,重症者可予对症处理。

(二)肌营养不良

该类疾病常见的有进行性假肥大性肌营养不良、贝克肌营养不良等。

1. 进行性假肥大性肌营养不良　又称为迪谢内肌营养不良症,是最常见的一类进行性肌营养不良症,是一种严重致死性遗传病。

患者临床表现以肌肉的进行性萎缩和无力为主要特征,并伴有腓肠肌假性肥大,运动发育迟缓,因肌无力而行走困难,呈“鸭步”。当患者由仰卧转为站立时,表现为高尔征,即由于患者股四头肌和髂腰肌无力,必须先转为俯卧位,然后以双手支撑才能缓慢站立(图 6-9)。本病多在 3 ~5 岁发病,30% 患儿有智力障碍。12 岁以前失去行走能力,20 岁前因心肺衰竭等并发症死亡。

当一对正常表型的夫妻生育了一个 DMD 患者,那么,这个患者是男性还是女性?

本病为 X 连锁隐性遗传,致病基因定位于 Xp21.2,患病率为 3.3/10 万,主要累及青少年男性,女性为致病基因的携带者。

笔记栏

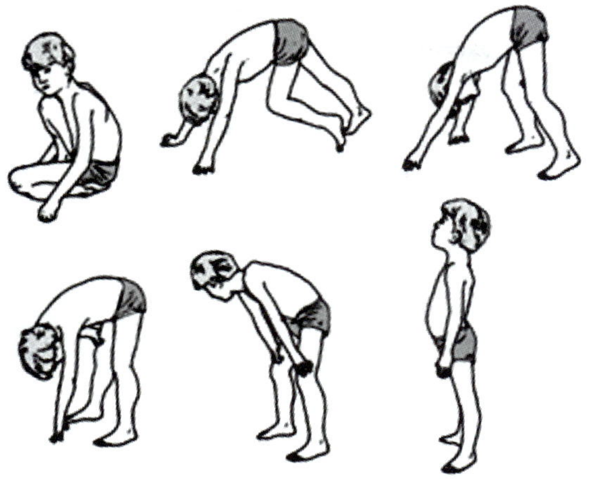

图 6-9　进行性假肥大性肌营养不良患者（高尔征）

2. 贝克肌营养不良　又称为良性假肥大性肌营养不良，该病发病年龄较晚（5 ~ 20 岁），病情较轻，病程发展缓慢，可过生育期，所以能够将致病基因传递给子代。

四、受体蛋白病

受体是存在于细胞膜上、细胞质中或者细胞核内的一类具有特殊功能的蛋白质，能够通过与外界分子的作用调节细胞生理活动。基因突变导致受体蛋白结构、功能或者数量异常而引起的遗传性缺陷疾病称为受体病（receptor disease）。

家族性胆固醇血症是研究较彻底的受体病，也是研究其他受体病的一个重要模型。该病是细胞膜上的低密度脂蛋白（low density lipoprotein，LDL）受体缺陷而致病。主要表现为血清中低密度脂蛋白胆固醇水平显著升高，并伴动脉硬化等心血管疾病。

LDL 的降解与哪种细胞器有关？

在正常代谢中，血浆中的 LDL 与细胞膜上的 LDL 受体结合，通过内吞作用进入细胞，在溶酶体中被水解，释放出游离胆固醇供细胞利用。过剩的游离胆固醇在细胞内被贮存起来，同时通过反馈抑制维持体内胆固醇水平（图 6-10）。本病患者由于 LDL 受体缺陷，血浆中的 LDL 不能被摄入细胞内，造成细胞内胆固醇合成增加并进入血浆，结果胆固醇在血浆和细胞中堆积而致病。

家族性高胆固醇血症是一种不完全显性的常染色体显性遗传病，致病基因定位于 19p13.1-p13.2，人群中发病率为 1/500。纯合子患者 20 岁以前即可出现症状，杂合子患者一般 40 岁以后才发病。

五、膜转运蛋白病

大部分的物质都需要借助膜转运蛋白的协助才能进出细胞膜，当基因突变导致膜转运蛋白发生改变时，则会影响物质运输，从而引发膜转运蛋白病。

（一）肝豆状核变性

该病又称为威尔逊氏症（Wilson disease，WD），临床表现为铜代谢障碍所导致的中枢神经系统病变及肝损伤。表现为肝硬化并伴有基底神经节豆状核变性。该病在

笔记栏

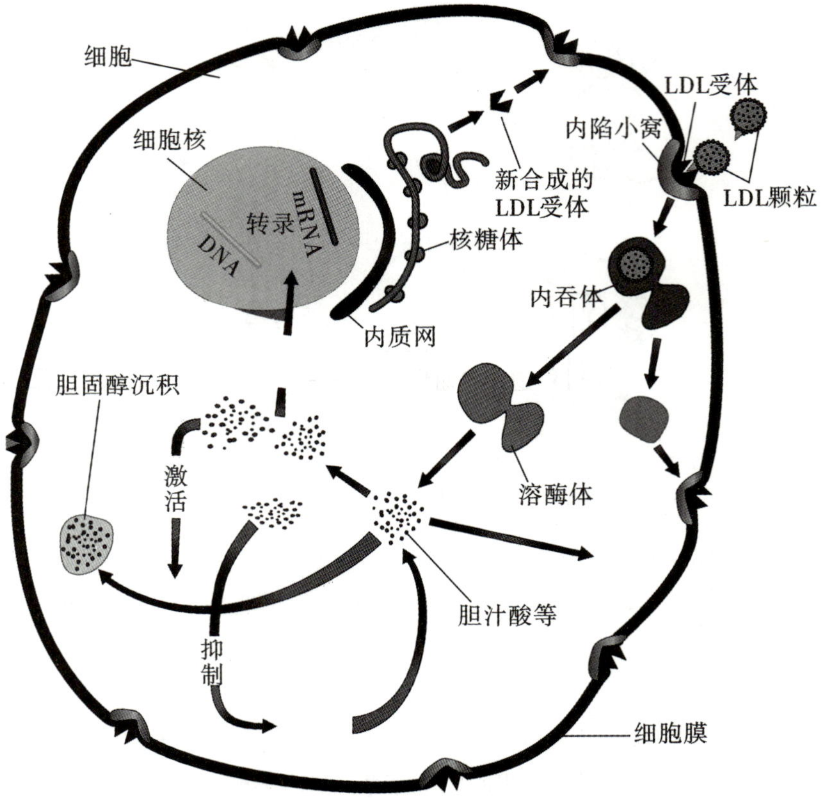

图 6-10 LDL 受体的作用示意

我国较多见，发病率为 1/100 000～1/30 000。好发于青少年，男性稍多，患者多在 15 岁以前发病。

肝豆状核变性是一种常染色体隐性遗传病，由 *ATP7B* 基因突变引起的，定位于 13q14.3。该基因编码的酶主要使原铜蓝蛋白转变为有生物活性的全铜蓝蛋白，促使铜排泄到胆汁中，从而有效清除体内过多的铜。当该基因突变，会造成铜不能在肝中和铜蓝蛋白结合，无法分泌排泄，最终导致铜在肝、肾、脑及角膜中贮积，并造成受累器官及组织病变。

如何治疗肝豆状核变性？

肝豆状核变性是至今少数几种治疗效果较好的神经遗传病之一，但治疗时期与疗效有很大关系，关键是早发现、早诊断、早治疗。直接检测该基因致病突变是早期基因诊断的可靠方法，如果得到早期诊断，可进行长期系统的驱铜治疗，能够有效改善患者生活质量和延长寿命。

（二）胱氨酸尿症

胱氨酸尿症是患者的肾小管及小肠黏膜上皮细胞的膜转运蛋白缺陷，造成胱氨酸等重吸收障碍，最终导致尿路结石、感染和绞痛等症状。患者一般到 20～30 岁时才因结石发作而确诊，一般还表现为身材矮小、智力低下。目前主要通过饮食控制和药物治疗改善症状。

笔记栏

（三）囊性纤维化

囊性纤维化（cystic fibrosis，CF）是一种典型的膜转运蛋白疾病，主要累及肺、胰腺等器官，最后因肺功能衰竭、感染和营养不良而死。

复习知识要点

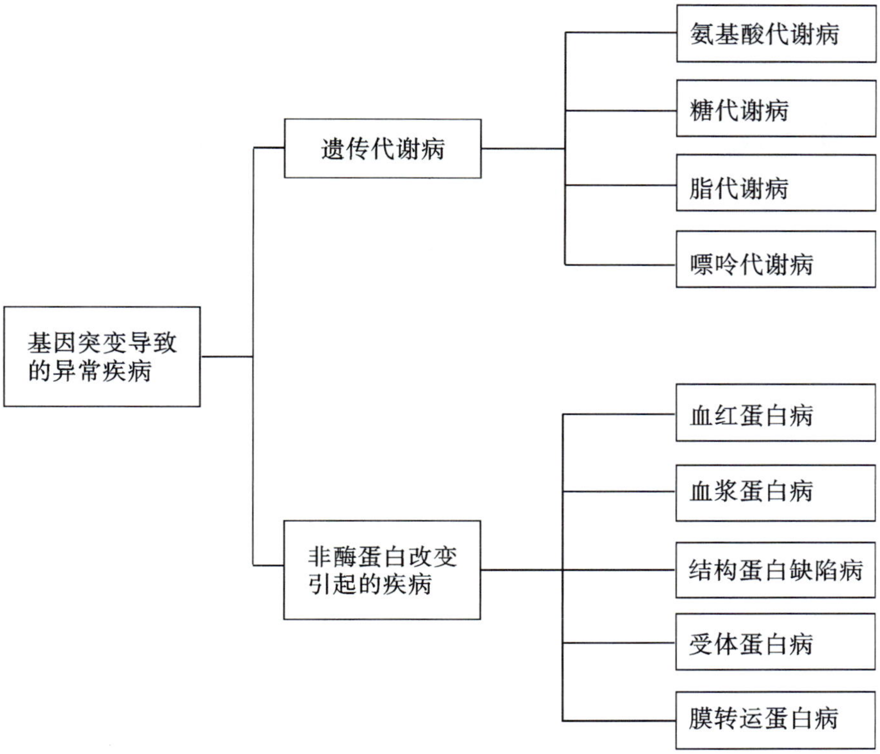

问题分析与能力提升

患儿，男性，3 岁，以乏力、腹部胀痛来医院就诊。查体：头发干枯，无光泽，皮肤、睑结膜、口唇均较苍白，头大，颧突，额突，鼻梁塌陷，巩膜黄染。其他未见异常。头颅 X 射线正侧位：头骨骨质疏松，短发直立状。腹部 B 超：肝大、脾大。血红蛋白含量检测：HbA 29.2%，HbF 53%，其他 17.8%。家族史：父母轻度贫血，家族成员中有贫血患者。

问题：①患儿可能是哪种疾病？②该疾病发病机制是什么？

同步练习

一、单项选择题

1. 镰状细胞贫血的突变方式是（　　）

A. GAG→GGG　　B. GAG→GTG　　C. GAG→GCG

D. GAG→GAT　　E. CAT→CGT

笔记栏

2. Hb Bart's 胎儿水肿综合征的基因型为(　　)

A. --/--　　B. --/α-　　C. --/αα

D. -α/αα　　E. -α/-α

3. 属于β珠蛋白基因缺陷的疾病为(　　)

A. 镰状细胞贫血　　B. HbH 病　　C. Hb Bart's 胎儿水肿综合征

D. 家族性高胆固醇血症　　E. 血友病 B

4. 属于珠蛋白生成障碍性贫血的疾病为(　　)

A. 镰状细胞贫血　　B. Hb Bart's 胎儿水肿综合征　　C. 血友病 A

D. 家族性高胆固醇血症　　E. HbM 病

5. 属于血浆蛋白病的分子病为(　　)

A. 镰状细胞贫血　　B. Hb Lepore　　C. 血友病 A

D. 家族性高胆固醇血症　　E. 自毁容貌症

6. 进行性假肥大性肌营养不良属于(　　)

A. 受体病　　B. 结构蛋白缺陷病　　C. 膜转运蛋白病

D. 珠蛋白生成性障碍疾病　　E. 血红蛋白病

7. 苯丙酮尿症是一种隐性纯合的严重的代谢缺陷病症,基因位于常染色体上。如果2个正常的双亲生了1个患病的女儿和1个正常表型的儿子,那么儿子是此病基因携带者的概率是(　　)

A. 3/4　　B. 2/3　　C. 1/2

D. 1/4　　E. 1/8

8. 下列哪项不属于苯丙氨酸异常引起的疾病(　　)

A. 苯丙酮尿症　　B. 白化病　　C. 尿黑酸尿症

D. 半乳糖血症　　E. 恶性苯丙酮尿症

9. 半乳糖-1-磷酸尿苷酰转移酶缺乏造成(　　)

A. 尿黑酸尿症　　B. 自毁容貌症　　C. 痛风

D. 半乳糖血症　　E. 苯丙酮尿症

10. 苯丙酮尿症是(　　)缺乏造成的

A. 尿黑酸氧化酶　　B. 苯丙氨酸羟化酶　　C. 酪氨酸酶

D. 胰岛素酶　　E. 苯丙氨酸还原酶

二、简答题

1. 试述镰状细胞贫血和地中海贫血的异同点。

2. 1对正常双亲有4个儿子,其中2人为血友病患者。以后,这对夫妇离了婚并各自与一表型正常的人结婚。女方再婚后生6个孩子,4个女儿表型正常,2个儿子中有1人患血友病。男方再婚后生了8个孩子,4男4女都正常。

问题:①血友病是由显性基因还是隐性基因决定?②血友病的遗传类型是性连锁,还是常染色体基因的遗传?③这对双亲的基因型如何?

(漯河医学高等专科学校　周伟)

第七章

线粒体病

学习目标

1. 掌握　线粒体病、杂质性、阈值效应的概念，线粒体 DNA 基因组的结构特征和遗传特征。
2. 熟悉　线粒体基因组与核基因组的关系。
3. 了解　常见的线粒体病。

广义的线粒体病是指以线粒体功能异常为病因的一大类疾病，包括线粒体基因组、核基因组的遗传缺陷及二者之间的遗传物质传递缺陷引起的疾病。狭义的线粒体病是指线粒体 DNA 突变（自发或遗传）所导致的线粒体功能异常而引起的疾病。通常所说的线粒体病是狭义的线粒体病。

广义线粒体病和狭义线粒体病的主要区别是什么？

第一节　线粒体基因组的特征

线粒体 DNA（mitochondrial DNA，mtDNA）是独立于细胞核染色体之外的又一基因组，被称为人类第 25 号染色体，遗传特点表现为非孟德尔遗传方式，又称为核外遗传。mtDNA 分子小，结构简单，进化速度快，无组织特异性，具有特殊的结构特征、遗传特征和重要功能。

一、mtDNA 的结构特征

线粒体基因组全长 16 569 bp，不与组蛋白结合，呈裸露闭环双链状，外环为重链（H 链），富含鸟嘌呤，内环为轻链（L 链），富含胞嘧啶。

mtDNA 分为编码区与非编码区。编码区为保守序列，此区包括 37 个基因：2 个基因编码线粒体核糖体的 rRNA（16S、12S），22 个基因编码线粒体中的 tRNA，13 个基因编码与线粒体氧化磷酸化有关的蛋白质。各基因之间排列极为紧凑，部分区域还出现重叠，即前一个基因的最后一段碱基与下一个基因的第一段碱基相衔接，利用率极高。无启动子和内含子，缺少终止密码子，仅以 U 或 UA 结尾。基因间隔区只有 87 bp，

笔记栏

占 mtDNA 总长度的 0.5%。因而，mtDNA 任何区域的突变都可能导致线粒体氧化磷酸化功能的病理性改变。

mtDNA 有 2 个非编码区，一个是控制区（CR），又称为 D 环区（D-loop），由 1 122 bp组成，与 mtDNA 的复制及转录有关，包含 H 链复制的起始点（OH）、H 链和 L 链转录的启动子（PH1、PH2、PL）及 4 个保守序列。另一个非编码区是 L 链复制起始区。

二、mtDNA 的遗传特征

mtDNA 的遗传特征有哪些?

每个细胞中 mtDNA 与核 DNA 相比具有其独特的传递规律，了解线粒体的遗传规律可以更好地认识线粒体病的病因学与发病机制。

（一）mtDNA 的复制具有半自主性

线粒体具有自己的遗传物质，mtDNA 能够独立地复制、转录和翻译。但其自身只能合成 13 种与呼吸链-氧化磷酸化系统相关的蛋白质亚基，其余绝大多数蛋白质亚基是有核基因编码的，而且维持线粒体结构和功能的蛋白质，如用于启动 mtDNA 复制、转录和翻译，促进各种物质通过线粒体膜转运的蛋白质都是有核基因编码的，故 mtDNA 的功能又受核 DNA（nDNA）的影响，因而 mtDNA 具有半自主性。

（二）线粒体基因组所用的遗传密码和通用密码不同

1979 年，Barrell 报道了人 mtDNA 所用的遗传密码，线粒体遗传密码和通用遗传密码有不少的差异。

1. UGA 不是终止信号而是色氨酸的密码　因此，mtRNAtrp 可以识别 UGG 和 UGA 2 个密码子。多肽内部的甲硫氨酸由 AUG 和 AUA 2 个密码子编码，而起始甲硫氨酸由 AUG、AUA、AUU 和 AUC 4 个密码子编码。AGA、AGG 不是精氨酸的密码子，而是终止密码子，因而，在线粒体密码系统中有 4 个终止密码子（UAA、UAG、AGA、AGG）。

2. mtDNA 密码的兼用性　tRNA 兼用性较强，仅用 22 个 tRNA 来识别多达 48 个密码子。

（三）mtDNA 为母系遗传

在精卵结合时，卵母细胞拥有上百万拷贝的 mtDNA，而精子中只有很少的线粒体，受精时几乎不进入受精卵，因此，受精卵中的线粒体 DNA 几乎全都来自于卵子，来源于精子的 mtDNA 对表型无明显作用，这种双亲信息的不等量表现决定了线粒体病的传递方式不符合孟德尔遗传，而是表现为母系遗传，即母亲将 mtDNA 传递给她的儿子和女儿，但只有女儿能将其 mtDNA 传递给下一代。因此，如果家族中发现一些成员具有相同的临床症状，而且是从受累的女性传递下来，不是从受累的男性传递时，就应考虑可能是 mtDNA 突变造成的。

（四）mtDNA 的突变率极高

mtDNA 突变率极高，多态现象比较普遍。mtDNA 极易突变的原因有许多，主要是 mtDNA 排列紧凑，没有内含子，任何 mtDNA 的突变都可能影响其基因组的重要功能；mtDNA 缺少组蛋白的保护，容易被呼吸链生成的自由基氧化损伤；mtDNA 没有

DNA 损伤的修复系统;复制频率高,H 链长期单链裸露,可自发脱氨基导致突变。

(五)mtDNA 在有丝分裂和减数分裂期间都要经过复制分离

虽然一个人的卵母细胞大约有 10 万个线粒体,但是当卵母细胞成熟时,有丝分裂和减数分裂期间线粒体都要经过复制分离,绝大多数会丧失,数目可能会少于 10 个,最多不会超出 100 个。这种线粒体数目从 10 万个锐减到少于 100 个的过程称为遗传瓶颈。此后,经过早期胚胎细胞分裂,繁殖的线粒体会达到每个细胞含有 1 万个或更多。

(六)mtDNA 的杂质性和阈值效应

1. 杂质性　如果同一组织或细胞中的 mtDNA 分子都是一致的,称为纯质。个体中同时存在两种或两种以上类型的 mtDNA 分子时,称为杂质。

不同组织中杂质水平的比率和发生率各不相同,中枢神经系统、肌肉中发生率较高,血液中则较低;在成人中的发生率远远高于儿童中的发生率,而且随着年龄的增长,杂质的发生率也越高。

2. 阈值效应　杂质性细胞的表现型依赖于细胞内突变型和野生型 mtDNA 的相对比例,能引起特定组织和器官功能障碍的突变 mtDNA 的最少数量称为阈值。在特定组织中,突变型 mtDNA 积累到一定程度,超过阈值时,能量的产生就会急剧地降到正常的细胞、组织和器官的功能最低需求量以下,引起某些器官或组织功能异常,其能量缺损程度与突变型 mtDNA 所占的比例大致相当。中枢神经系统对 ATP 依赖程度最高,易受阈值效应的影响而受累,其他依次为骨骼肌、心脏、胰腺、肾、肝。

第二节　线粒体基因突变与常见线粒体病

一、线粒体基因突变的类型

线粒体基因不同的突变方式各与哪些遗传病有关?

导致线粒体功能异常的 mtDNA 突变主要有碱基突变、缺失或重组等。

(一)碱基突变

1. 错义突变　又称为氨基酸替换突变,主要与脑脊髓及神经疾病有关,如 Leber 遗传性视神经病和神经肌病。

2. 蛋白质生物合成基因突变　为 tRNA 基因突变,这类突变所致的疾病较错义突变所致疾病表现出更具有系统性的临床特征,而且几乎所有突变都是 tRNA 突变,并与线粒体肌病相关。典型疾病有肌阵挛性癫痫伴破碎红纤维病、线粒体脑肌病合并乳酸血症及卒中样发作、母系遗传的肌病及心肌病。

(二)缺失、插入突变

经常是以缺失为多见,缺失突变主要引起绝大多数眼肌病,这类疾病往往无家族史,呈散发,mtDNA 缺失发生的原因往往由 mtDNA 的异常重组或在复制过程中异常滑动所致。常发生于神经疾病及一些退化性疾病,如慢性进行性眼外肌瘫痪。

笔记栏

（三）mtDNA 拷贝数目突变

拷贝数目突变是指 mtDNA 拷贝数大大低于正常，这种突变较少，仅见于一些致死性婴儿呼吸障碍、乳酸中毒或肌、肝、肾衰竭的病例。

二、常见线粒体病

线粒体病是一组多系统疾病，因中枢神经系统和骨骼肌对能量的依赖性最强，故临床症状以中枢神经系统和骨骼肌病变为特征。如果病变是以中枢神经系统为主，称为线粒体脑病；如果病变以骨骼肌为主，称为线粒体肌病；如果病变同时侵犯中枢神经系统和骨骼肌，则称为线粒体脑肌病。

（一）Leber 遗传性视神经病

1. 基本概况　Leber 遗传性视神经病于 1871 年由德国眼科医生 Leber 首次报道，因主要症状为视神经退行性病变，故又称为 Leber 视神经萎缩。患者多在 15～30 岁时发病，通常存在性别差异，一般男性患病率是女性的 5 倍，但这种差异的原因还不清楚。

Leber 遗传性视神经病有哪些症状？

2. 临床表现　临床上一般可分为临床前期、急性期和亚急性期、慢性萎缩期。早期视网膜受累，其后继发视神经病变，称为视神经网膜病。急性期视力可急剧下降，视盘充血，盘周有毛细血管扩张及神经纤维肿胀，视盘可出现视网膜动静脉不同程度迂曲扩张。视野异常以中心暗点和旁中心暗点最多见，色觉障碍常见，为后天获得性。如果病情好转，色觉障碍也随之好转，常以红绿色盲多见。可伴有神经、心血管、骨骼肌等系统异常，如头痛、癫痫及心律失常等。

（二）肌阵挛性癫痫伴破碎红纤维病

肌阵挛性癫痫伴破碎红纤维病患者多见于儿童，以肌阵挛性癫痫和小脑共济失调为主要临床特征，常合并智力减退、视神经萎缩、神经性耳聋、周围神经病。患者在骨骼肌病例中，常出现肌纤维紊乱、粗糙，线粒体形态异常并在骨骼肌细胞中积累，用 Gomori Trichrome 染色显示为红色，称破碎红纤维。

（三）线粒体脑肌病合并乳酸血症及卒中样发作

线粒体脑肌病合并乳酸血症及卒中样发作患者通常在 10～20 岁发病，脑和肌肉的小动脉和毛细血管管壁中有大量异常形态的线粒体积聚。主要临床表现为阵发性呕吐、癫痫发作和卒中样发作、乳酸酸中毒、近心端四肢乏力等。

（四）慢性进行性眼外肌瘫痪

慢性进行性眼外肌瘫痪，又称为卡恩斯-塞尔综合征，是患者以眼外肌麻痹为主要症状，伴眼睑下垂、四肢无力，常在青春期或成年发病；患者除进行性眼肌麻痹外，还具有色素视网膜炎、心脏传导功能障碍、听力丧失、共济失调、痴呆等症状，常在婴儿、儿童或青春期发病。

（五）利氏病

利氏病（Leigh disease）是以高乳酸血症、低肌张力为主要表现的进行性脑病，主要侵犯婴儿。患者表现为亚急性精神运动阻滞、肌张力减退、共济失调、吞咽困难、视力丧失、乳酸酸中毒。

（六）帕金森病

帕金森病（Parkinson disease，PD）又称为震颤麻痹，是一种晚年发病的神经系统变性疾病，患者表现为运动失调、震颤、动作迟缓等，少数患者有痴呆症状。神经病理学特征包括黑质致密区多巴胺能神经元发生退行性变，部分存活的神经元内出现路易体（Lewy body）。

复习知识要点

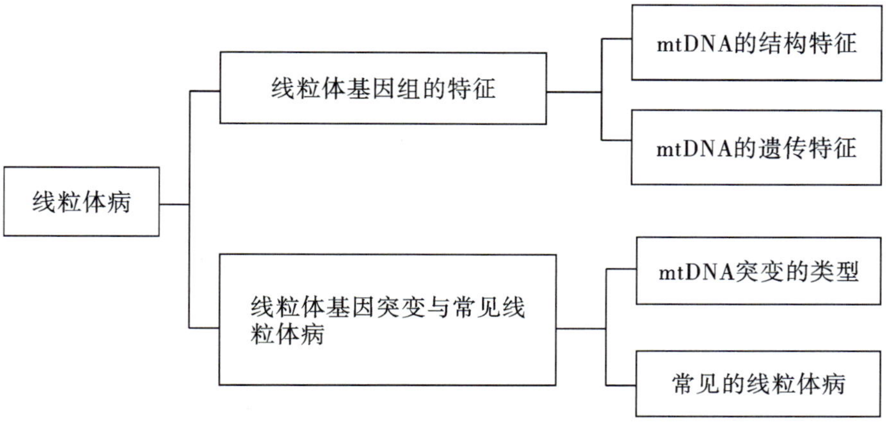

问题分析与能力提升

患者，男性，17 岁，正值高考前期，视力突然下降，看不清黑板、课本；到眼镜店查视力为弱视，到眼科医院就诊，遵医嘱服用激素类药同时注射神经生长因子制剂，但视力仍无任何好转，而且还在下降。医院进一步做了 DNA 检查，确诊为 Leber 遗传性视神经病。

问题：怎样给患者提供进一步的治疗建议？

同步练习

一、单项选择题

1. 下面关于 mtDNA 的描述，哪一项是不正确的（　　）

A. mtDNA 的表达与核 DNA 无关　　B. mtDNA 是双链环状 DNA

C. mtDNA 转录方式类似于原核细胞　　D. mtDNA 有重链和轻链之分

E. mtDNA 的 2 条链都有编码功能

2. 线粒体遗传病的遗传特征是（　　）

A. 母系遗传　　B. 近亲婚配的子女发病率增高

C. 交叉遗传　　D. 发病率有明显的性别差异

E. 女患者的子女约 1/2 发病

3. 遗传瓶颈效应是指（　　）

A. 卵细胞形成期 mtDNA 数量剧减　　B. 卵细胞形成期 nDNA 数量剧减

笔记栏

C. 受精过程中 nDNA 数量剧减　　D. 受精过程中 mtDNA 数量剧减

E. 卵细胞形成期突变 mtDNA 数量剧减

二、简答题

常见的线粒体遗传病有哪些?

（洛阳职业技术学院　辛利军）

第八章

群体遗传学

学习目标

1. 掌握　遗传平衡定律、基因频率及基因型频率的计算方法。
2. 熟悉　近亲婚配类型、近婚系数及近亲婚配的危害。
3. 了解　影响遗传平衡的因素；遗传负荷。

群体（population）又称为种群，是指在一定时间内占据一定空间的同种生物的所有个体。在一个群体里，基因的传递是以孟德尔遗传定律为基础，因此又称为孟德尔群体（Mendelian population），种群是进化的基本单位。

群体遗传学（population genetics）是通过运用数学和统计的方法来研究群体的遗传结构及其变化规律的一门学科。医学群体遗传学则主要研究人群中致病基因的变化规律，从而阐明遗传病在群体中的发生和流行特点，为监控、防治遗传病提供信息和理论依据。

第一节　群体中的遗传平衡

一个群体所具有的全部遗传信息称为基因库，群体的遗传结构是指在该种群基因库中某一基因的频率和其基因型频率，而等位基因频率和基因型频率是群体遗传和变异的基础。

一、基因频率和基因型频率

基因频率和基因型频率有何关联？

基因频率（gene frequency）是指群体中某个特定的等位基因占该座位等位基因总数的比例。假设某基因座位上有 1 对等位基因 A 和 a，基因 A 的频率就是基因 A 在该群体中基因 A 和基因 a 总和中所占的比例，所以该基因座位上所有基因频率的总和应该为 1。如果显性基因 A 的频率用 p 来表示，隐性基因 a 的频率用 q 来表示，则 $p+q=1$。

基因型频率（genotype frequency）是指群体某一特定基因型个体占总个体数的比例。以 1 对等位基因 A 和 a 为例，其基因型有 AA、Aa、aa 3 种，如果 AA 的频率为 D，Aa

笔记栏

的频率为 H，aa 的频率为 R，则 $D+H+R=1$。

对于杂合子、纯合显性和纯合隐性的表型均有差异的性状，在群体中每一种基因型的频率可以通过群体表型的统计直接算出，进而推算出基因频率。例如，人类 MN 血型中，M 和 N 是共显性基因，MN、MM 和 NN 基因型分别对应 MN 血型、M 血型和 N 血型，假设在 1 个 500 人的群体中，MN 血型 240 人，M 血型 160 人，N 血型 100 人，则该群体中的基因型频率分别为 MN 占 48%（240/500），MM 占 32%（160/500），NN 占 20%（100/500）。在计算该群体中基因频率时，则要考虑每一种基因型的基因组成，每个 MM 带有 2 个 M 基因，每个 NN 带有 2 个 N 基因，每个 MN 带有 1 个 M 基因和 1 个 N 基因，所以 M 基因的频率 p 和 N 基因的频率 q 分别如下。

$$p=\frac{500\times 32\%\times 2+500\times 48\%}{500\times 2}=\frac{32\%\times 2+48\%}{2}=32\%+\frac{1}{2}\times 48\%=56\%$$

$$q=\frac{500\times 20\%\times 2+500\times 48\%}{500\times 2}=\frac{20\%\times 2+48\%}{2}=20\%+\frac{1}{2}\times 48\%=44\%$$

由此可见，假设 1 个由 N 个个体组成的群体中，有 1 对等位基因 A、a，两基因表现为共显性或者不完全显性，现已知群体中 3 种基因型的个数（通过表现型统计）分别为 AA 有 n_1 个，Aa 有 n_2 个，aa 有 n_3 个，当 $n_1+n_2+n_3=1$ 时，基因型 AA、基因型 Aa 和基因型 aa 的频率分别为 D、H 和 R。其基因型频率计算公式为 $D=n_1/N$，$H=n_2/N$，$R=n_3/N$。

假设 A 基因频率为 p，a 基因频率为 q，A 和 a 的基因频率则是通过以下方式进行计算。

A 基因的频率：$p=A$ 基因的数目/基因总数 $=(2n_1+n_2)/2N=n_1/N+1/2(n_2/N)=D+1/2H$。

a 的基因频率：$q=a$ 基因的数目/基因总数 $=(2n_3+n_2)/2N=n_3/N+1/2(n_2/N)=R+1/2H$。

由此可见，共显性和不完全显性的性状能够利用基因型频率计算出基因频率。但人的绝大多数性状都属于隐性性状，杂合子的表现型与显性纯合子的表现型一样，通过调查无法计算出各种基因型数量，基因频率和基因型频率需要通过群体遗传平衡定律进行估算。

二、Hardy － Weinberg 定律

群体达到遗传平衡需要满足哪些条件？

Hardy-Weinberg 定律是 Hardy 和 Weinberg 两位学者分别运用数学方法对群体遗传结构及其变化规律进行研究，得出关于群体内基因频率和基因型频率的结论，又称为遗传平衡定律。该理论认为，在一定的条件下，群体中某基因座位上的基因频率和基因型频率在世代传递中保持不变。该条件包括群体必须足够大、随机交配、没有突变、没有自然选择、没有大规模的个体迁移。如果一个群体达到以上状态，就达到了遗传平衡。未达到状态的群体通过随机交配即可达到平衡，该理论是群体遗传学的基础。

假设某个性状由 1 对等位基因 A 和 a 控制，其基因频率为 p 和 q，则 $p+q=1$，而其基因型频率则可以按照以下方式进行计算：该群体任何个体所产生的配子中分别含有 A 或者 a，频率也是 p 和 q，在随机婚配的条件下，精卵自由结合，则其类型和频率如表

笔记栏

8-1 所示。

表 8-1　随机婚配后子一代基因型频率

亲代	精子 $A(p)$	精子 $a(q)$
卵子 $A(p)$	$AA(p^2)$	$Aa(pq)$
卵子 $a(q)$	$Aa(pq)$	$Aa(q^2)$

从表中可知，该理想的群体中，子一代 AA 基因型频率 D 为 p^2，Aa 基因型频率 H 为 $2pq$，aa 基因型频率 R 为 q^2。

在子一代中，基因 A 和 a 的频率分别为 p_1、q_1，则 $p_1=D+1/2H=p^2+1/2(2pq)=p(p+q)=p$；$q_1=R+1/2H=q^2+1/2(2pq)=q(p+q)=q$。

由此看出，在理想条件的群体中，每一代的基因频率和基因型频率均恒定。

通过数学方法对该遗传群体进行分析，则可有以下推导过程。

由 $p+q=1$ 可得 $(p+q)^2=1$，即 $p^2+2pq+q^2=1$，p^2、q^2 和 $2pq$ 分别代表基因型 AA、aa 和 Aa 的频率。当一个群体达到基因型频率的比例为 $AA:Aa:aa=p^2:2pq:q^2$ 的时候，表明群体达到了遗传平衡，所以 $p^2+2pq+q^2=1$ 就是遗传平衡公式，由此可以判断一个群体是否达到遗传平衡。一般先计算群体中的基因频率，然后估算基因型频率，当理论值与实际值相等时，表明该群体处于遗传平衡状态。

三、遗传平衡定律的应用

遗传平衡定律针对的是同一位点的等位基因，不适用于连锁现象。该定律既可用于研究群体遗传结构是否处于平衡状态，也可以计算基因频率和基因型频率。能够分析遗传病在一个群体中传递情况，并对该疾病进行预防和监测。

同一条染色体上的基因是否适用于遗传平衡定律？

（一）遗传平衡群体的判定

遗传平衡群体的判定是通过比较一个群体中的基因型频率与其理论值是否一致。步骤：抽样调查统计该样本中不同基因型数量，计算其基因频率，估算其平衡状态下基因型频率，最后将其实际值与理论值比较来判断群体是否处于遗传平衡。如果两者无显著性差异，则该群体就是遗传平衡群体，否则就是不平衡群体。

例如：苯硫脲（PTC）属于不完全显性遗传，在某 1 000 人的汉族中，敏感型（TT）380 人，不敏感型（Tt）470 人，味盲（tt）150 人，该群体是否是遗传平衡群体？

首先计算基因型频率：TT 基因型频率 $D=380/1\ 000=0.38$；Tt 基因型频率 $H=470/1\ 000=0.47$；tt 基因型频率 $R=150/1\ 000=0.15$。

则该群体的实际基因频率：基因 T 的频率 $p=D+1/2H=0.615$；基因 t 的频率 $q=R+1/2H=0.385$。

根据遗传平衡公式，可算出在平衡状态下 3 种基因型的理论频率值：TT 基因型 $p^2=0.3782$；Tt 基因型 $q^2=0.4736$；Tt 基因型 $q^2=0.1482$。

对该结果通过卡方检验进行显著性检验，见表 8-2。

$\chi^2=\sum(A-T)^2/T=0.0578$，通过 χ^2 值表可查得 P 值大于 0.05，说明此群体的实

笔记栏

际值与平衡状态理论值没有显著性差异，此群体是遗传平衡群体。如果通过以上检验得出 P 值小于 0.05，说明实际值与平衡状态有显著性差异，则这个群体是遗传不平衡群体，对于遗传不平衡的群体，经过随机交配一代之后，即可达到遗传平衡。

表 8-2　PTC 频率的 χ^2 值

	TT	*Tt*	*tt*
实际值	380	470	150
理论值	378.2	473.6	148.2

（二）遗传频率的计算

Hardy-Weinberg 定律在研究群体的遗传结构特征时，不仅能够判断一个群体是否处于平衡，还能够计算群体的基因频率和基因型频率。

常染色体隐性遗传病的显性表型频率与显性基因型频率是否一致？

1. 常染色体隐性遗传病的基因频率计算　在常染色体隐性遗传病中，只有纯合隐性基因型才能发病，所以隐性表型频率和隐性基因型频率完全一致，该疾病在某一群体中的发病率就是隐性纯合子 aa 的基因型频率，通过调查常染色隐性遗传病的群体发病率就可直接算出基因频率。

例如：苯丙酮尿症在我国发病率为 1/16 500，则隐性基因 a 的频率 $q=\sqrt{1/16\,500}=0.0078$，显性基因 A 的频率为 $p=1-q=0.992\,2$，显性纯合子 AA 的基因型频率为 $p^2=0.9845$，杂合子 Aa（携带者）基因型频率为 0.01524。

由于隐性纯合子的基因型频率 $R=q^2$，隐性基因频率 $q=\sqrt{q^2}=\sqrt{R}=\sqrt{\text{隐性表型频率}}$，而显性基因频率 $p=1-q$。由于常染色体隐性遗传病的纯合患者出现频率很低，所以 $p=1-q\approx1$，携带者基因型频率 $2pq\approx2q$，此结果表明携带者的频率约为致病基因频率的 2 倍。

2. 常染色体显性遗传病的基因频率计算　在常染色体显性遗传病的完全显性类型中，AA 和 Aa 发病，其群体发病率 $=D+H=p^2+2pq$。由于纯合显性患者频率极低，所以 $D\approx0$，患者几乎均为杂合子，群体发病率 $=H\approx2pq$。同时，由于 p 值可以忽略，所以 q 值接近 1，则群体发病率 $\approx2p$，进一步可知 $p=1/2$ 群体发病率。

3. X 连锁的基因频率计算　对于 X 连锁基因，男女基因频率不同，女性的基因频率类似常染色体遗传，而由于男性只有 1 条 X 染色体，所以只要其 X 染色体含有致病基因，即可患病。故男性发病率等于其表型频率，并与其致病基因的频率相同。所以在 X 连锁的遗传中，男女基因型频率如表 8-3。

表 8-3　遗传平衡群体中 X 连锁基因的基因型及其频率

	女性			男性	
基因型	X^AX^A	X^aX^A	X^aX^a	X^AY	X^aY
基因型频率	p^2	$2pq$	q^2	p	q

笔记栏

由此表可知，在X连锁隐性遗传病中，男性发病率为 q，女性发病率为 q^2，但该群体中有携带者，携带者的频率为 $2pq$。一般X连锁隐性遗传病中，女性发病率极低，多以携带者存在于该群体中，p 接近1，$2pq\approx 2q$。所以在X连锁隐性遗传病中，女性携带者约为男性患者的2倍。

在X连锁显性遗传病中，女性发病率为 p^2+2pq，男性发病率为 p，男女发病率之比为 $p/(p^2+2pq)=1/(p+2q)$，由于 p 很小，q 接近1，所以 $1/(p+2q)\approx 1/2$。由此可见，对于X连锁显性遗传病，女性患者是男性患者的2倍。

第二节　影响群体遗传平衡的因素

Hardy-Weinberg 定律是在理想条件下得出的结论，但在自然界中，这种群体并不存在，理想条件中的任何一项发生改变，都会影响遗传平衡。一个群体越接近理想状态，越符合遗传平衡中的基因频率和基因型频率。

一、突变

突变在自然界中普遍存在，会改变基因频率和基因型频率，打破原有的遗传平衡。每个基因在群体中发生突变的频率，称为突变率(mutation rate)。一般基因的突变率很低，通常用每100万个配子中基因发生突变的次数来表示，即 $n\times10^{-6}$ 配子/代。

突变是可逆的，也就是说基因 A 可以突变为 a，a 还可以重新突变回 A，前者称为正向突变，后者称为回复突变。假设正向突变($A\rightarrow a$)率为 u，回复突变($A\leftarrow a$)率为 v，则每一代中有 pu 的基因 A 突变为 a，而有 qv 的基因突变为 A。当 $pu>qv$ 时，群体中 A 基因频率降低，基因 a 的频率升高，反之亦然。只有当 $pu=qv$ 时候，两者达到动态平衡。

根据以上公式可推导如下。

在1个平衡群体中，因为 $pu=qv$ 和 $p+q=1$，所以 $(1-q)u=qv$。

最后可得 $q=u/(v+u)$；$p=v/(v+u)$。这说明1个随机群体，如果只存在无害也无益的中性突变，则群体的基因频率由突变率决定。对于不同人群，基因频率的差异由突变率差异决定。

如果出现有害突变，会出现什么后果？

二、选择

在自然环境中，有的突变是中性的，而有的突变则对生物生存、生育能力产生不同的影响，这就要受到环境的选择。

(一)适合度

适合度(fitness)是指个体在同一环境下生存并将其基因传递给后代的能力。选择的作用是增加或者减少个体的适合度。一般来说，适合度高的个体，对环境适应能力强，生育率高，反之亦然。适合度由该基因型物种的生育能力决定，可用相对生育率(relative fertility，f)衡量。f=患者平均生育子女数/正常同胞生育子女数。

笔记栏

（二）选择系数

选择作用常用选择系数（selective coefficient，S）来表示，代表在选择作用下降低的适合度，一般计算公式为 $S=1-f$。

（三）选择效应

选择后能够导致群体中各种基因型的比例发生变化，选择引起的基因频率和基因型频率大小和方向的改变称为选择效应。不同类型的基因，选择效应不同。

1. 对常染色体显性基因的作用　对于常染色体显性遗传来说，显性基因（A）起决定作用，如果突变对 A 基因不利，则群体中 AA 和 Aa 基因型均会被选择淘汰，所以选择对基因频率的影响与选择系数呈正相关。如果突变是致死的，则选择系数 $S=1$，适合度 $f=0$，有害基因将在后代中完全消失。对于 $0<S<1$ 的情况，S 越大，则适合度 f 越小，后代显性有害基因的频率越低。随着有害基因的逐代传递，其在群体中所占比例越来越低，每一代中因选择而减少的基因 A 的比例为 Sp，直到最终被清除。但实际上群体中显性有害基因频率保持恒定，这是由于存在新发生的 $a \to A$ 的突变，补偿了这种损失。所以突变率 v 计算公式为 $v=Sp$。

在常染色体显性遗传中，患者几乎都为杂合子（Aa），发病率 $H=2pq$，由于显性基因频率极低，所以隐性基因频率接近 1，$H \approx 2p$，所以 $p=1/2 \cdot H$。将其带入突变率公式可得 $v=Sp=1/2 \cdot S \cdot H$。

2. 对常染色体隐性基因的作用　对于常染色体隐性基因来说，aa 基因型患病，所以当基因发生有害突变时，群体中只有隐性纯合子（aa）被选择，其隐性基因 a 的频率将逐代降低，但由于隐性基因主要存在于杂合子携带者中，在选择的过程中几乎不受影响，所以群体中隐性基因 a 消失得非常缓慢。当该群体选择系数为 S 时，每一代基因频率的减少为 Sq^2，这些淘汰的基因由新突变的基因来补充以达到平衡，所以隐性基因突变率 $u=Sq^2$。如苯丙酮尿症为常染色体隐性遗传，发病率为 1/16 500，该病适合度为 0.3，则其致病基因突变率为 $(1-0.3) \times 1/16\,500 = 42 \times 10^{-6}$/代。

3. 对 X 连锁显性基因的作用　对于 X 连锁隐性基因，X^AX^A、X^AX^a，X^AY 3 种基因型均发病，所以都受到选择作用。由于男性有 1 条 X 染色体，女性有 2 条 X 染色体，所以男性 X 染色体占整个群体的 1/3，而女性占 2/3。因为 X^A 基因频率 p 很低，所以 q 值接近 1，故男性基因频率为 $p \cdot 1/3$，女性为 $2pq \cdot 1/3 \approx p \cdot 2/3$，当选择系数为 S 时，每一代被淘汰的基因系数为 $S(p \cdot 1/3 + p \cdot 2/3) = Sp$，这将由新的突变补偿，所以 $v=Sp$。

4. 对 X 连锁隐性基因的作用　当选择对 X 连锁隐性基因起作用时，X^aX^a、X^aY 在女性中所起的作用与常染色体隐性遗传相似，而在男性中则与常染色体显性遗传相同。由于女性纯合子（X^aX^a）患者频率很低，可以忽略不计，所以选择主要对男性起作用。男性致病频率为 X^a 的基因频率，由于男性 X 染色体只占 1/3，所以经过选择，每一代中致病基因有 $Sq \cdot 1/3$ 被淘汰，淘汰部分由新突变补偿，即 $u=Sq \cdot 1/3$。

（四）选择压力与选择放松

选择在改变群体结构时候的作用称为选择压力（selection pressure），选择压力的改变会影响群体的遗传结构，选择压力增加会引起疾病基因频率降低。

选择放松（selection relaxation）是指随着医学技术的进步，一些遗传病患者能够延

笔记栏

长生命,并有可能生育后代,从而造成致病基因频率在群体中增高。

三、遗传漂变

遗传漂变(genetic drift)是指在小的隔离群体中,由于个体间婚配机会不均,导致某些基因丢失或被固定遗传,使群体中基因频率发生较大波动,从而造成遗传结构明显改变的现象。遗传漂变的速度取决于群体大小,群体越小,漂变速度越快。

遗传漂变对于基因的弃留不同于选择,其对有利、不利及中性基因的作用都一样,取决于群体的大小和生殖机遇。小群体不能充分地随机交配,基因不能完全自由地分离和组合,会导致基因比例失衡,某些基因消失,另外一些基因被固定下来,从而导致某些致病基因在一些群体中比例较高。

在一个足够大的群体中,存在遗传漂变吗?

四、迁移

迁移(migration)是指一个群体中的一部分个体迁入另一个群体并定居繁衍。前者称为迁入群,后者称为接受群,两者的比值为迁移率。迁移改变了迁出人群和迁入人群的基因频率,造成了基因从一个群体扩散到另一个群体,称为基因流。迁入引起的群体中遗传结构的改变,称为迁移压力。迁移压力一方面取决于2个人群等位基因频率的差异,差异越大,压力越大,频率改变越大;另一方面取决于移入基因的比例,基因越多,压力越大。在人类社会中,2个群体居住距离越近,基因频率差异越小,距离越远,则差异越大。

五、近亲婚配

随机婚配是一个群体达到Hardy-Weinberg遗传平衡的群体,但实际生活中,婚配受到地域、民族、风俗等因素的影响,不可能完全随机,甚至存在有亲缘关系的人群间相互婚配的现象,这将影响群体的遗传平衡。

一般将3～4代内有共同祖先的个体之间的婚配称为近亲婚配。近亲个体之间从同一祖先繁衍而来,婚配使其后代获得某等位基因纯合子的概率增加。对于常染色体隐性遗传病,近亲婚配能够导致后代发病风险增高。在评价近亲婚配的危害时,近亲系数有重要意义。

高血压、精神分裂症、先天性心脏病、癫痫等多基因遗传病,在近亲结婚所生子女中的发病率明显高于非近亲结婚。为此,许多国家通过法律禁止近亲结婚。虽然,从另外一个方面来说,近亲婚配也会使优秀的基因进一步纯合,但是,这存在极大的不确定性,其弊远大于利。因此禁止近亲结婚是降低以至消除隐性遗传病发病率、提高人口素质的有效措施,是优生的主要内容之一。《中华人民共和国婚姻法》规定:直系血亲和三代以内的旁系血亲禁止结婚。

(一)近亲婚配的主要形式

在近亲婚配中,一般将系谱图简化,具有直接亲缘关系的亲属称为直系血亲,如父母与子女、祖父母与孙子(女)等,在系谱图中用竖线串联,按辈分上下排列;同出一血缘的亲属称为旁系血亲,如兄弟姐妹、堂(表)兄弟姐妹、叔侄、舅甥等。近亲婚配的形式包括表亲婚配、隔代表亲婚配、隔山表亲婚配及隔山从表亲婚配等,详见图8-1。

笔记栏

(二)亲缘关系和近婚系数

近亲个体之间的血缘关系的远近一般用亲缘关系(relation coefficient,r)表示,是指家族不同成员之间携带源于同一祖先某相同基因的概率。根据孟德尔遗传定律,下一代获得上一代基因的概率为1/2,所以一个个体与其父母带有同一基因的概率为1/2。

当具有直系或者旁系亲缘关系的2个个体婚配,将有可能从共同祖先获得同一基因,并将其传递给后代,使后代获得1对遗传完全相同的基因。近婚系数(coefficient of inbreeding,F)是指近亲婚配的配偶从共同祖先得到同一基因,同时又将该基因传递给后代并使其成为纯合子的概率。通过计算近亲系数,可了解近亲婚配所生后代基因的纯合的可能性。

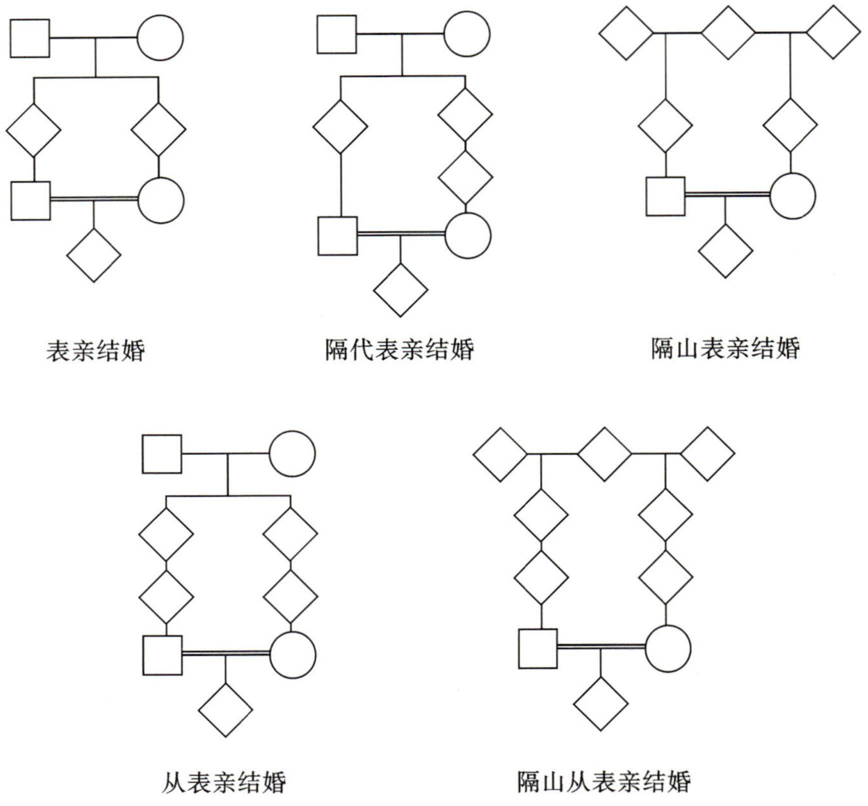

图8-1　近亲结婚类型

1.常染色体基因近婚系数　由以上推理可知,当近亲婚配的2个个体有共同祖先时,计算常染色体近婚系数的公式为 $F=\sum 4\times(\frac{1}{2})^{n}$,$n$ 为该基因传递给近亲婚配后代并使之纯合的步骤数。当2个个体有1个共同祖先(隔山)时,因只有2条染色体,所以其近婚系数为 $F=2\times(\frac{1}{2})^{n}$。

2.X连锁基因的近婚系数　由于X染色体在男女性别中存在的情况不同,所以X连锁的基因传递与常染色体不同:首先,男性为半合子,只有1条X染色体,并将

笔记栏

其传递给女儿，而女性有纯合子和杂合子之分，所以在计算X连锁遗传近婚系数时，只计算所生女儿的F值。其次，男性将其X染色体传递给女儿，概率为1，而不传递给儿子，概率为0，所以只计算女性向后代传递的步骤数，不计算男性的传递步数。当遇到男性传递给男性的时候，基因传递中断。所以对于X连锁基因的近婚系数来说，其公式为 $F = 2\times(\frac{1}{2})^n + (\frac{1}{2})^m$，其中 n 为母方共同祖先的某等位基因传递给近亲婚配后代并使之成为纯合子所需步骤，m 为父方共同祖先某等位基因在后代纯合所需步骤。

3. 平均近婚系数　近婚系数是从个体角度反应后代获得隐性纯合子的概率，如果从群体角度出发，则需要计算平均近婚系数（average inbredding coefficient，a），用于评价近亲婚配对于群体的危害。通常需要在调查各种近亲婚配的基础上进行计算。

$a = \sum \frac{M_i}{N}F_i$，公式中 M_i 表示某种类型的近亲婚配数，F_i 表示相应近亲婚配的近婚系数，N 表示总婚配数。一般 a 值达到0.01即为高发值。

第三节　遗传负荷

遗传负荷（genetic load）是指一个群体由于有害基因存在（或导致死亡）而使群体适合度降低的现象。一般用群体中每个个体平均所携带有害基因的数目来表示。据估计，我国人群中至少每人携带5个有害基因，这就是中国人的遗传负荷。

一、突变负荷

突变负荷是指正常的等位基因发生有害突变（或致死突变），使群体适合度降低。显性致死基因可以随突变个体的死亡而消失，不会增加群体遗传负荷。

二、分离负荷

分离负荷是指适合度较高的杂合子（Aa）之间婚配后，由于基因分离而出现适合度较低的纯合子，从而降低群体适合度形成遗传负荷。

笔记栏

复习知识要点

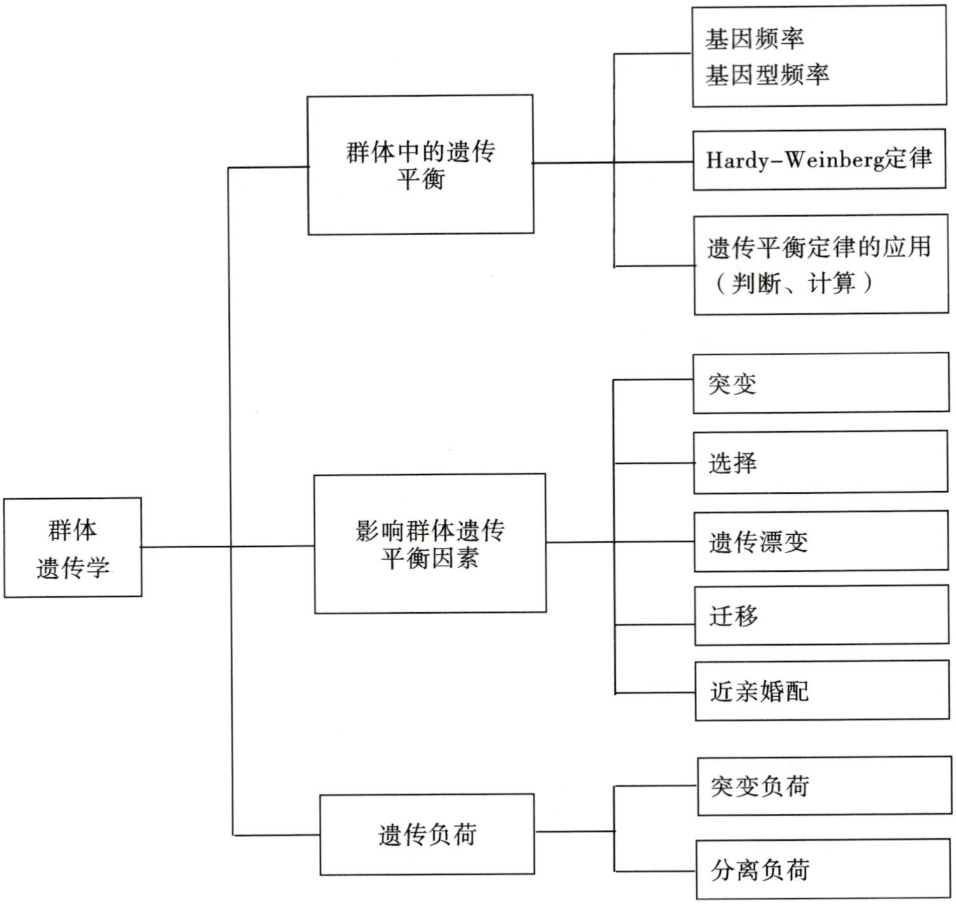

问题分析与能力提升

假定苯丙酮尿症(常染色体隐性遗传病)的群体发病率为1/10 000,Smith的外祖母是一苯丙酮尿症患者,他和姨表妹结婚后生有1个正常女儿和1个正常儿子。Smith和姨表妹离婚后与无血缘关系的Jane结婚。

问题:根据Bayes定理,Smith和Jane生出苯丙酮尿症患儿的风险有多大?

同步练习

一、单项选择题

1. 1个947人的群体,M血型348人,N血型103人,MN血型496人,则(　　)

   A. M血型者占36.7%　　B. M基因的频率为0.66

   C. N基因的频率为0.63　　D. MN血型者占55.4%

   E. MN基因型频率为0.524

笔记栏

2. 近亲婚配的主要危害是(　　)

A. 易引起染色体畸变

B. 自发流产率增高

C. 群体隐性致病基因频率增高

D. 后代 X 连锁遗传病发病风险增高

E. 群体隐性致病基因频率降低

二、简答题

人类某群体中镰状细胞贫血(常染色体隐性遗传病)的发病率为 1/400。求该群体中致病基因的频率、非致病基因的频率和杂合子的频率。

(周　伟)

第九章
肿瘤遗传学

学习目标

1. 掌握　癌基因、原癌基因、肿瘤抑制基因的概念，恶性肿瘤发生的遗传学基础。
2. 熟悉　肿瘤发生机制的相关假说，遗传性恶性肿瘤、遗传性癌前病变及染色体异常相关的肿瘤及其表现。
3. 了解　癌基因激活方式及抑癌基因类型。

肿瘤就是癌症吗？

肿瘤(tumour)是指机体在各种致瘤因子作用下，局部组织在基因水平上失去对其生长的正常调控，从而导致细胞增生，形成块状新生物。根据其危害性程度，可分为良性肿瘤和恶性肿瘤。恶性肿瘤的持续生长将引起严重的组织损伤和器官衰竭，最终导致死亡。一般人们所说的“癌症”习惯上泛指所有恶性肿瘤。

肿瘤的发生与环境因素有关，但是在相似的致癌环境下，个体是否患癌，存在较大差异。这说明肿瘤的发生是个体在不同的内外环境因素的作用下，细胞内遗传物质发生改变所引起的。肿瘤遗传学就是遗传学和肿瘤学相互融合的交叉学科，着重研究在肿瘤的发生过程中遗传和环境间相互关系的学科。

第一节　肿瘤发生的遗传基础

大量研究显示，肿瘤发生具有明显的遗传基础，除了母细胞瘤等少数类型外，绝大多数的肿瘤都是体细胞遗传物质发生改变的结果，所以肿瘤可视为一种体细胞遗传病。

一、肿瘤发生的种族差异

为什么不同种族同一肿瘤的发生率不同？

由于不同种族在地理、文化及遗传背景方面存在一定隔离，所以其遗传物质有一定差异。调查显示，中国人鼻咽癌发病率比印度人高30倍，比日本人高60倍；在同一地区，中国人鼻咽癌的发病率也明显高于其他民族，例如，美国的华人鼻咽癌发病率比

笔记栏

美国白人高34倍,这说明鼻咽癌的发生与种族的基因组成有关,不会因为生活环境的改变而降低。欧美人群的乳腺癌发病率远高于其他人群;日本人松果体瘤发病率比其他种族高十几倍;总之,不同种族遗传基础的差异,造成了癌症发生率的差异,所以肿瘤发生中遗传因素起着重要作用

二、肿瘤发生的家族聚集现象

研究者对癌症患者的家族调查结果显示,许多肿瘤患者亲属发生癌症的危险性明显高于普通人群,具有家族聚集现象,如结直肠癌、乳腺癌等。这种聚集现象有两种表现:癌家族和家族性癌。

癌家族(cancer family)是指1个家族中有较多的成员发生相同器官或不同器官的肿瘤。其特点是发病年龄较低,发病率较高。Broca首先发现其妻子家族18个女性成员中有9人死于乳腺癌,6人死于其他癌症,表现出癌症的家族性特点。而最著名的癌家族则是Warthin发现的G家族,该家族842名后裔中,有95位癌症患者,其中72人双亲之一患癌,且男女比例为47∶48(约1∶1),符合孟德尔常染色体遗传的特点。

家族性癌(familial carcinoma)是指1个家族中有多个成员罹患同一种类型的肿瘤。如乳腺癌、黑色素瘤、肝癌等,这类肿瘤在人群中通常是散发的,但有时会表现出家族聚集现象。如12%~25%的结肠癌患者具有结肠癌家族史,家族成员对结肠癌的易感性明显增高。另外,胃癌、肺癌等患者的一级亲属发病率比一般人群高3倍左右,这些事实都说明遗传因素在肿瘤的发生中具有重要作用。

三、遗传性恶性肿瘤

一些恶性肿瘤是由单基因异常造成,通常以孟德尔遗传方式传递,这类肿瘤称为遗传性恶性肿瘤。这类肿瘤的发病率低,但是对患癌者家族的危害较大。与散发型肿瘤相比,遗传性恶性肿瘤的发生具有发病年龄早、发病率高、双侧性或者多发性的特点。

(一)视网膜母细胞瘤

如何及时发现视网膜母细胞瘤患者?

视网膜母细胞瘤(retinoblastoma,Rb)是一种视网膜母细胞来源的恶性肿瘤,多发于儿童眼球视网膜,发病率为1/21 000~1/10 000,一般在4岁前发病。该病发病初期无自觉症状,很难发现,随着肿瘤逐渐长入玻璃体,使瞳孔呈黄色反射,称为“猫眼”,这时才易被发现。该肿瘤可引起青光眼、眼球突出,并可以通过视神经侵入颅内或者随血液循环向全身转移,恶性程度很高,预后不佳,因此早期发现、早期诊断及早期治疗是提高治愈率、降低死亡率的关键,手术治疗主要采用眼球摘除术。

视网膜母细胞瘤在临床上分为遗传型和散发型,遗传型占20%~25%,发病年龄小,多在1岁半以前发病,双侧相继发病,可见家族史。散发型占75%~80%,发病年龄较大,一般2岁后发病,常为单侧性,无家族聚集现象。

关于视网膜母细胞瘤的发生机制,Knudson认为该肿瘤的发生是*RB*基因二次突变的结果。*RB*是一种抑癌基因,正常人体的基因型为*RRBB*,只有当2个基因发生突变,形成隐性纯合子后,才失去抑癌作用,导致肿瘤。遗传型的病因可能是父母携带

笔记栏

RB 突变基因或者生殖细胞中的 *RB* 基因突变，遗传给患儿，患儿 *RB* 基因发生第二次突变，形成隐性纯合子（*rrbb*），从而发生癌变。而散发型则是在患者出生后，其体细胞中 *RB* 基因发生两次突变造成的。

（二）肾母细胞瘤

肾母细胞瘤又称为维尔姆斯瘤（Wilms tumor，WT），是一种婴幼儿肾恶性胚胎性肿瘤，呈常染色体显性遗传，发病率为 1/10 000，发病率仅次于白血病和神经母细胞瘤。3/4 的肿瘤发生于 4 岁以前，其临床症状表现为腹部有无症状的肿块，伴血尿、腹痛、肠梗阻等。

在临床上，维尔姆斯瘤也分为遗传型和非遗传型两类，遗传型约占 38%，多为双侧发病，时间早，符合孟德尔常染色体显性遗传特点。非遗传型约占 62%，常单侧发病，年龄晚。研究表明，维尔姆斯瘤可能与 *WT* 基因有关，发生机制与视网膜母细胞瘤相似。

（三）神经母细胞瘤

为什么有些肿瘤会有遗传性和散发性之分？

神经母细胞瘤（neuroblastoma）也是一种儿童常见的恶性胚胎性肿瘤，起源于神经嵴，发病率为 1/10 000，约有 75% 的神经母细胞瘤患者在 5 岁以下发病，某些患者表现为家族聚集倾向。该病临床表现为贫血、疲乏、兴奋或不定型发热。

神经母细胞瘤也分为遗传型和散发型两种，遗传型占 20%，发病早，有多发性，符合孟德尔常染色体显性遗传特点，致病基因位于 1p36.1–36.2。非遗传型神经母细胞瘤常为单发且发病晚。

四、遗传性癌前病变

一些单基因遗传病具有不同程度的恶性倾向，这些遗传病称为遗传性癌前病变。其遗传方式大部分为常染色体显性遗传，小部分为常染色体隐性遗传和 X 连锁遗传。

（一）结直肠家族性腺瘤性息肉病

结直肠家族性腺瘤性息肉病（colorectal familial adenomatous polyposis，FAP）属于常染色体显性遗传病，在临床上以结肠和直肠多发腺瘤性息肉为主要特征，是一种严重的癌前病变。患者在十几岁时便开始向多发性息肉发展，直至产生癌症。典型的突变患者发生癌变的平均年龄为 39 岁，而散发突变型，息肉生长较慢，发生癌变的平均年龄为 55 岁。患者发生癌变后的表现为血性腹泻、肠梗阻、营养不良等，肿瘤可转移至脑、肝、甲状腺等器官。

目前认为该病的主要致病基因定位于染色体 5p21–q22 的 *APC* 基因，该基因是一种抑癌基因，突变后引起细胞过度生长，从而导致息肉发生，最后癌变。

（二）神经纤维瘤

神经纤维瘤（neurofibromatosis，NF）是一种由基因缺陷造成神经嵴细胞发育异常，进而导致多系统损伤而引起的疾病，属于常染色体显性遗传病，可分为神经纤维瘤 Ⅰ 型（NF1）和神经纤维瘤 Ⅱ 型（NF2）。NF1 主要特征是患者沿躯干外周神经有多发性神经纤维瘤，皮肤上可见多个浅棕色的“牛奶咖啡斑”，90% 以上成年患者有虹膜的 Lisch 结节（图 9–1）。该病主要致病基因是 *NF1* 基因，它是一种抑癌基因，位于染色体 17q11.2。

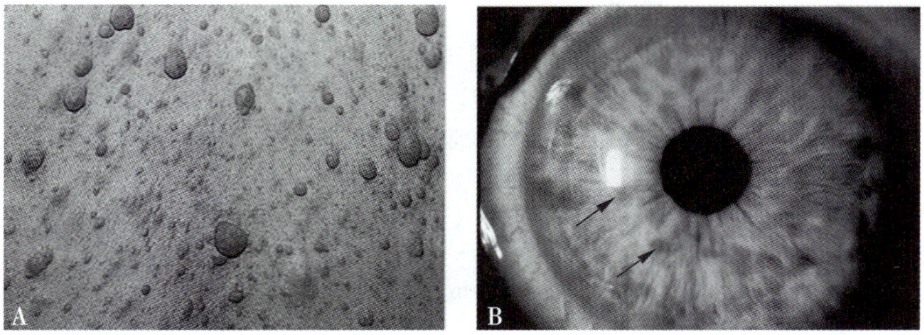

图 9-1　神经纤维瘤患者皮肤上的“牛奶咖啡斑”（A）及虹膜的 Lisch 结节（B）

五、染色体不稳定综合征与肿瘤发生

人类一些以体细胞染色体断裂为主要特征的综合征称为染色体不稳定综合征，多表现为常染色体隐性、显性或者 X 连锁隐性遗传，它们具有不同程度的易患肿瘤风险。

（一）范科尼贫血

范科尼贫血（Fanconi anemia）是一种罕见的常染色体隐性遗传病，发病率为 1/350 000。患者有贫血、易疲乏、易出血和感染等症状，多数伴有多发性的先天畸形，其中以骨骼系统最为明显，如拇指短小或缺如、体格矮小和小头等，少数伴有肾畸形及心血管畸形等。儿童期癌症发生的危险性增高，白血病发病率比常人高约 20 倍。该病患者染色体不稳定表现为染色体自发断裂率明显增高。

（二）布卢姆综合征

布卢姆综合征（Bloom syndrome，BS）又称为面部红斑侏儒综合征，为光敏-侏儒-智力低下三联征，其主要原因是染色体或基因组不稳定，表现为常染色体隐性遗传。临床表现以日光敏感性面部红斑（呈蝴蝶状）为主要特征，患者身材矮小，免疫功能缺陷，易发各种肿瘤和白血病。造成 Bloom 综合征的主要原因是染色体或基因组不稳定。患者多在 30 岁之前发病，易患白血病和其他恶性肿瘤。

（三）共济失调毛细血管扩张症

共济失调毛细血管扩张症（ataxia-telangiectasia，AT）也是一种多见于儿童的常染色体隐性遗传病，发病率为 1/100 000 ~ 1/40 000。其临床症状为进行性小脑共济失调、眼和面部皮肤的毛细血管扩张。患者对射线异常敏感，染色体不稳定增加，细胞中有较多染色体断裂，易患免疫缺陷和肿瘤，尤其以淋巴瘤和白血病最为常见。

（四）着色性干皮病

着色性干皮病（xeroderma pigmentosum，XP）是一种罕见的、致死性常染色体隐性遗传病，发病率为 1/250 000。其主要临床特点为对光极为敏感，皮肤、舌和眼易受损，皮肤有许多小斑点，是癌症发生的部位，患者易患其他肿瘤。部分患者还伴有生长缓慢、性发育不良、智力障碍、小头和神经性耳聋等神经方面表现。本病患者常在 10 岁

笔记栏

前死亡,2/3 的患者于 20 岁前死亡。

六、染色体异常与肿瘤

随着细胞遗传学技术在肿瘤研究中的深入应用,越来越多的证据表明,大多数恶性肿瘤细胞都伴有染色体数目和结构的异常。

(一)肿瘤中的染色体数目异常

恶性肿瘤细胞多伴有染色体数目改变,其中以非整倍变化最为突出(图 9-2),多见于 8、9、12 和 21 号染色体。另有一些形成亚三倍体或亚四倍等。

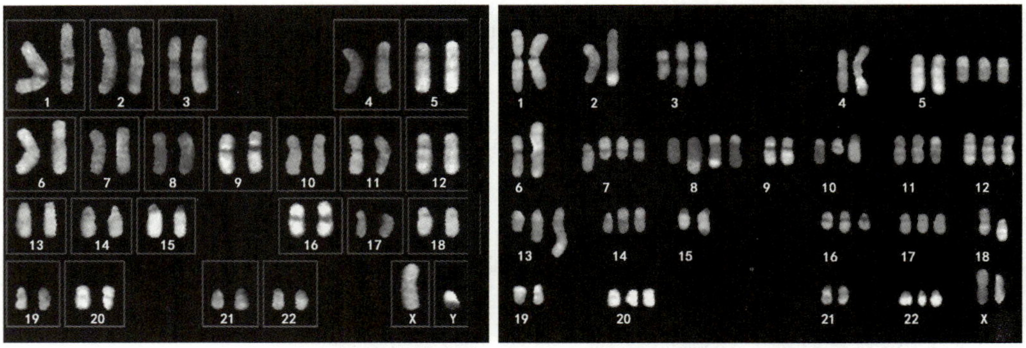

图 9-2　人正常体细胞(左)与肿瘤细胞(右)染色体组成

(二)肿瘤中的染色体结构异常

在肿瘤发展的过程中,肿瘤细胞的增殖失控等原因,导致细胞有丝分裂异常并导致染色体断裂、缺失、易位等,形成一系列特殊结构的染色体,称为标记染色体(maker chromosome)。它与肿瘤的恶性程度和转移能力密切相关,被看作癌细胞的特征之一。标记染色体可分为特异性标记染色体和非特异性标记染色体。

特异性标记染色体通常出现在某一类肿瘤细胞中,为该类型肿瘤特有。非特异性染色体是指在某一肿瘤的少数细胞出现或者在不同肿瘤中均可出现的标记染色体。目前发现的特异性标记染色体以慢性粒细胞白血病的 Ph 染色体和伯基特淋巴瘤的 $14q^{+}$染色体为代表。

1. Ph 染色体　该染色体类型首先在美国费城的慢性粒细胞白血病患者外周血中发现的,故命名为 Ph 染色体。Ph 染色体是由 9 号染色体和 22 号染色体相互易位形成,即 t(9;22)(q34;q11)(图 9-3)。

约有 95% 的慢性粒细胞白血病患者具有该染色体(阳性),所以核型分析结果可作为临床诊断依据,并可区分骨髓纤维化等与慢性粒细胞白血病相似的疾病。另外,由于该染色体可见于患者早期骨髓中,所以具有早期诊断价值。Ph 染色体的发现首次证明了一种染色体畸变与一种特异性肿瘤之间的密切关系,在肿瘤细胞遗传学研究中具有里程碑意义。

2. $14q^{+}$染色体　伯基特淋巴瘤是多发于非洲儿童的一种恶性肿瘤,75%～90% 的患者肿瘤细胞中可见一长臂增长的 14 号染色体($14q^{+}$),该染色体是 8 号染色体和 14 号染色体相互易位形成的。

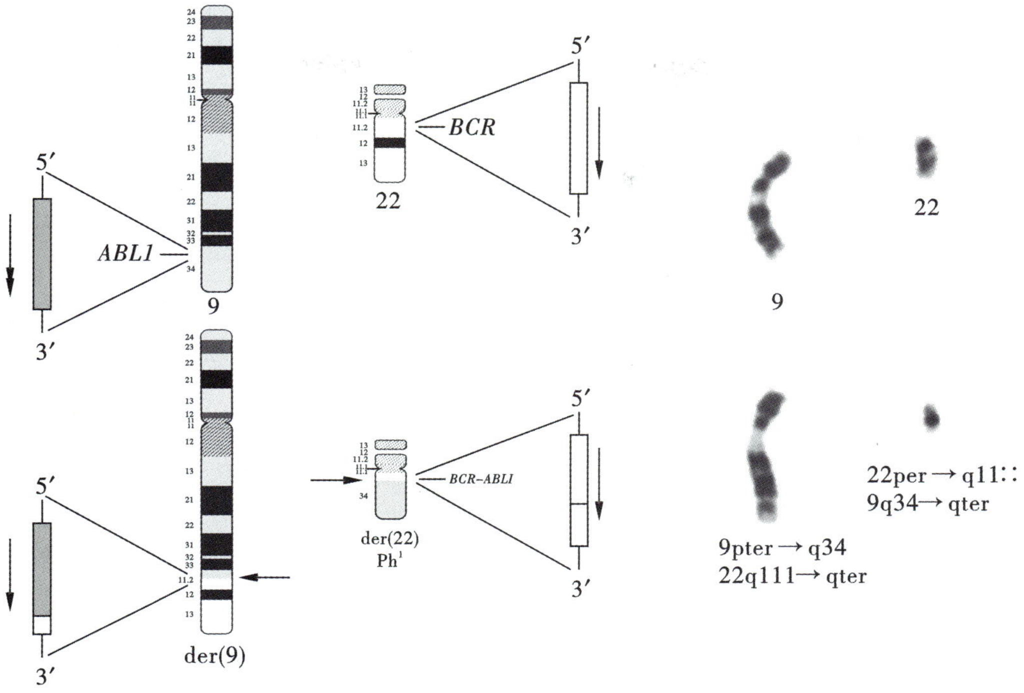

图 9-3 Ph 染色体的形成

第二节 肿瘤发生的遗传学机制

无论是遗传因素还是环境因素引起的肿瘤，基因突变是其发生和发展的分子基础。目前认为，引起细胞癌变的相关基因主要有两类，即癌基因与抑癌基因。

一、癌基因和抑癌基因

（一）癌基因

细胞癌基因和病毒癌基因有什么区别？

癌基因（oncogene）是指能够导致细胞恶性转化的基因。癌基因分为两大类：一类是病毒癌基因（viral oncogene，v-onc），是存在于病毒基因组的癌基因，当其整合到宿主体内时，可以使宿主细胞持续增殖；另一类是细胞癌基因（cell oncogene，c-onc），也称为原癌基因，存在于正常细胞基因组中，一般不表达或者有限制地表达，一旦异常活化，即可导致细胞癌变。癌基因多编码调控细胞增殖的蛋白质，通过其异常激活转变为癌基因并出现功能或表达改变，使细胞癌变。

1. 原癌基因的激活　一般情况下，细胞原癌基因具有正常的功能或者处于沉默状态，只有当其被病毒感染或者在外界的物理、化学致突变因素作用下，才被激活，使细胞癌变。不同的癌基因可能通过不同的途径被激活。

（1）点突变　原癌基因的单个碱基发生改变，导致基因表达产物异常，造成细胞增殖失控。点突变是导致癌基因活化的主要方式。

（2）启动子插入　原癌基因附近插入 1 个强启动子，会导致细胞恶性转化。

笔记栏

(3)基因扩增　原癌基因通过扩增使其拷贝数增加,导致其过度表达,引发细胞癌变。

(4)染色体易位　当染色体易位或者重排,可改变原癌基因的结构,使其被激活。

(5)基因异常甲基化　DNA 甲基化能引起染色质结构、DNA 构象、DNA 稳定性及 DNA 与蛋白质相互作用方式的改变,从而控制基因表达。

2. 癌基因分类　根据原癌基因蛋白产物的功能和生化特征,将癌症基因分为 5 类:生长因子、生长因子受体、信号转导因子、转录因子及其他。

(二)抑癌基因

抑癌基因(tumor suppressor gene)又称为肿瘤抑制基因,是存在于正常细胞中,与原癌基因共同调控细胞生长和分化的基因,当其发生突变,可导致细胞持续增长而发生癌变。

1. *RB* 基因　*RB* 基因是最早发现的抑癌基因,首先在人视网膜母细胞瘤中发现。该基因主要调节细胞周期,突变可引起细胞增殖失控,造成细胞癌变。

2. *p53* 基因　*p53* 基因是人类恶性肿瘤中最常见的基因。一旦 *p53* 基因发生突变、丢失即可引发细胞癌变。*p53* 基因在肿瘤诊疗中具有重要意义,以该基因为靶点的基因治疗是目前肿瘤生物治疗研究的热点。

3. *BRCA1* 和 *BRCA2* 基因　在乳腺癌的发生中,一级亲属中有多人患病的个体发病风险最高,所以家族史是乳腺癌发病的重要风险因素。*BRCA1* 基因与家族性乳腺癌有关,40%~50% 的乳腺癌家系中存在 *BRCA1* 突变,是乳腺癌易感性的主要原因。该基因在生殖细胞中发生了一次突变,当乳腺组织再次发生突变时,即可发生肿瘤,符合 Knudson 的二次突变假说。而另外一部分家系中存在易感基因 *BRCA2*。

4. *WT1* 基因　该基因在胚胎肾组织中高表达,其缺失或突变,会造成维尔姆斯瘤。

5. *APC* 基因　该基因在结直肠家族性腺瘤性息肉病的形成中起到关键作用,1 个 *APC* 基因突变即可导致结肠息肉,1 对等位基因突变或者失活即可导致结肠癌。

除了以上较为常见的抑癌基因之外,目前已发现 30 多种抑癌基因。

(三)肿瘤转移基因和肿瘤抑制基因

在肿瘤转移过程中还存在肿瘤转移基因和肿瘤转移抑制基因。肿瘤转移基因是指能够促进和导致肿瘤细胞发生转移的基因,而肿瘤转移抑制基因则是指能够抑制肿瘤转移的基因。

二、有关肿瘤发生的遗传学说

(一)单克隆起源假说

该理论认为,肿瘤的突变是由 1 个突变细胞增殖而成的单克隆增殖群。肿瘤细胞遗传学研究结果也表明,几乎所有类型的肿瘤都起源于患者体内的 1 个前体细胞。

Lyon 假说认为,虽然女性有 2 条 X 染色体,但其中 1 条在早期胚胎中已经随机失活,所以女性体内存在两种类型的细胞,一类是父源 X 染色体失活,另外一类是母源失活。一些有关恶性肿瘤的研究发现,癌细胞都含有同一类失活的 X 染色体,表明它们起源于患者体内的单一细胞。

为什么视网膜母细胞有遗传型和非遗传型?

(二)二次突变假说

该学说认为肿瘤的恶性转变是由于相关基因发生两次或者两次以上的突变。最初是由 Knudson 在视网膜母细胞瘤的研究中提出来，该肿瘤有遗传型和非遗传型两种，在遗传型病例中，第一次突变发生在生殖细胞，并传递给后代，该突变存在于后代的所有体细胞中，体细胞发生第二次突变即可发病，所以发病年龄早，且多为双侧发病。而非遗传型两次突变都发生在体细胞中，而且两次突变都要发生在同一基因座位，所以发病晚，单侧发病，且不具有遗传性。二次突变假说能够较好地解释某些肿瘤（视网膜母细胞瘤和肾母细胞瘤等）存在遗传型和非遗传型的原因及其临床特点。

（三）多步骤损伤学说

该理论认为细胞的癌变涉及多个相关基因，每个基因的改变只完成其中的 1 个步骤，经过多阶段的演变导致了细胞癌变。肿瘤发生的多阶段性决定了肿瘤是逐步形成的，所以随着年龄的增长，肿瘤的发病率明显增高。

（四）其他关于肿瘤发生的理论

1. 细胞凋亡学说　在生物体内，细胞凋亡能够调节细胞数量及机体稳定。如果异常表达的细胞不能正常启动凋亡过程，即有可能导致肿瘤。

2. 染色体畸变理论　染色体数目或者结构畸变都会导致细胞中基因及其相关区域的结构改变，从而使所涉及的基因激活、失活及调节异常，进而形成肿瘤。

3. 端粒酶假说　端粒位于染色体末端，能够维持染色体稳定性。端粒酶可保持端粒长度，从而维持细胞分裂能力。在正常细胞中，端粒酶被严格控制。而大量的研究表明，绝大多数恶性肿瘤细胞中端粒酶特异性表达，参与细胞恶性转化，使肿瘤细胞具有无限增殖能力。

复习知识要点

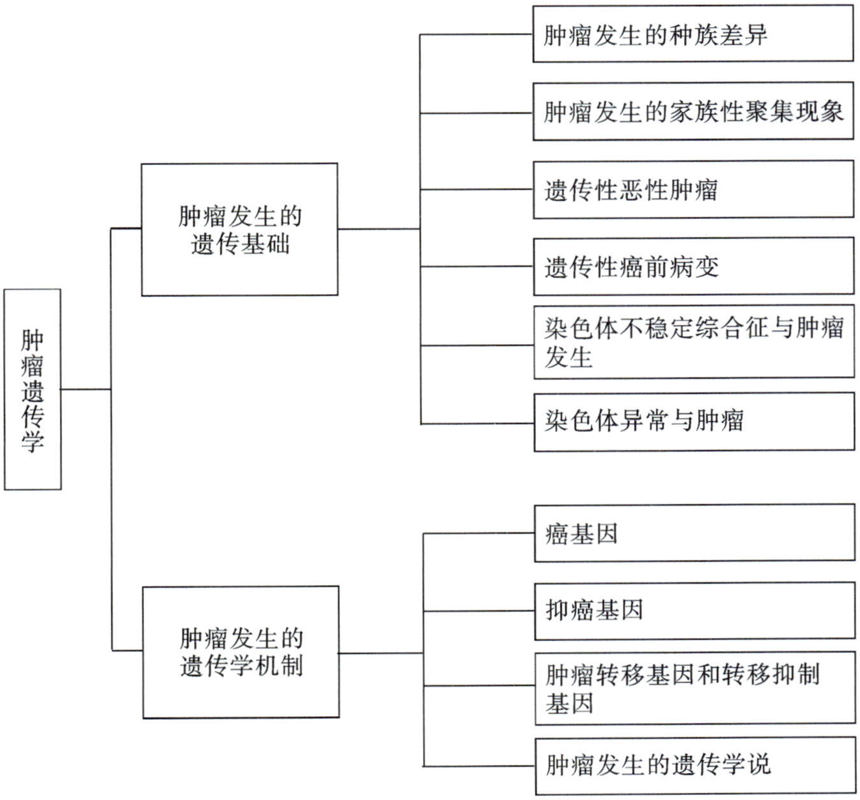

笔记栏

问题分析与能力提升

现有一系谱如下：患者陈某A（$Ⅱ_4$，51周岁），先证者，50周岁时确诊为左侧卵巢癌，接受左侧卵巢及子宫附件切除术+化疗。其妹妹陈某B（$Ⅱ_6$，45周岁），在陈某A确诊后2年被诊断为原发性乳腺癌和左侧卵巢癌，接受乳腺、左侧卵巢及子宫附件切除术。经询问得知，她们的母亲早年因卵巢癌去世。

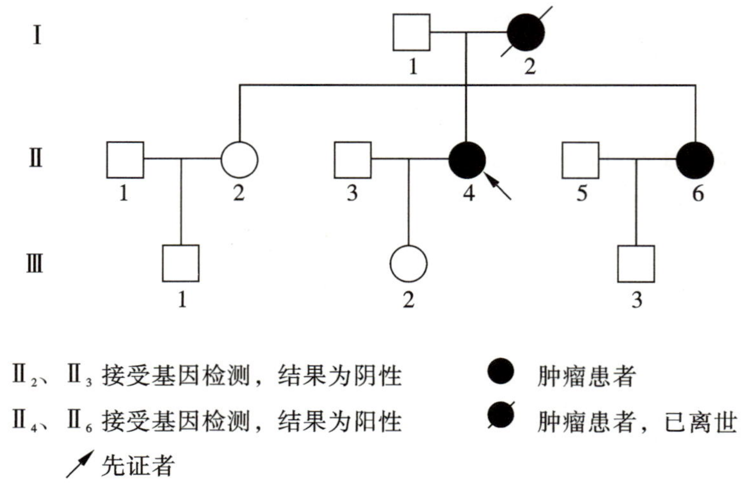

问题：①这个案例说明乳腺癌和卵巢癌的发生与遗传有何关系？②如何运用遗传学知识对该疾病进行预防或者预测？

同步练习

一、单项选择题

1. Ph染色体的结构是（　　）

A. t(9;22)(q34;q11)　　B. t(9;22)(q11;q34)　　C. inv(9;22)(q11;q34)

D. t(7;22)(q34;q11)　　E. t(9;18)(q34;q11)

2. 遗传型肾母细胞瘤的临床特点是（　　）

A. 发病早，单侧发病　　B. 发病早，双侧发病　　C. 发病晚，单侧发病

D. 发病晚，双侧发病　　E. 以上均不对

3. 1个肿瘤是由1个恶性细胞增殖而成（即1个克隆），而1个正常细胞需经过两次突变才能变为恶性肿瘤细胞。该观点符合下列哪个学说？（　　）

A. 生殖细胞突变学说　　B. 体细胞突变学说　　C. 二次突变学说

D. 单一突变学说　　E. 不定突变学说

二、简答题

1. 癌基因和抑癌基因有何区别？

2. 肿瘤发生机制有哪些学说？

（周　伟）

第十章

免疫遗传学

学习目标

1. 掌握　ABO 血型和 Rh 血型的遗传控制。
2. 熟悉　人类白细胞抗原复合体及遗传特点。
3. 了解　人类白细胞抗原基因分型的方法，新生儿溶血症的发生机制及预防。

免疫遗传学(immunogenetics)是 20 世纪 70 年代中期发展起来的一门新兴学科，是基础免疫学的重要分支，是免疫学和遗传学交叉的边缘学科，主要研究免疫系统在识别“自己”与“非己”的过程中一系列免疫反应的遗传基础和遗传调控，从分子水平阐明抗原、抗体、T 细胞受体等免疫分子的基因结构、遗传特性和遗传机制。免疫遗传学是现代医学临床实践的重要理论基础之一，为输血、器官移植、新生儿溶血和免疫缺陷病诊治等提供理论依据，对阐明免疫系统的演化、人种差异和生物进化也有重要意义。本章主要讨论红细胞抗原、白细胞抗原的遗传，以及组织配型、新生儿溶血症及与免疫相关的遗传病等问题。

第一节　抗原遗传

一、红细胞抗原遗传

1900 年，奥地利医学家 Landsteiner 等交叉混合不同人的血清和红细胞，通过细胞凝集反应的观察，首次检出人的两种红细胞同种异体抗原 A 和 B，进而发现了人类第一个血型系统，即 ABO 血型系统。这一发现为临床安全输血、器官移植做出了极大贡献，开创了免疫血液研究和应用工作的新纪元。1924 年，Bernstein 证明 ABO 血型分别由 3 个复等位基因所控制，成为免疫遗传学的奠基人。此后，人们在一些动物和人体中陆续发现了多种红细胞抗原，并逐步阐明了它们的遗传规律。至今，人类已发现了 400 多种红细胞血型抗原，根据 1995 年国际输血协会命名，这些抗原可分为 23 个血型系统。

笔记栏

人类 ABO 血型系统由哪些基因控制？这些基因有何作用？

(一)ABO 血型系统

ABO 血型系统是正常人血清中唯一存在天然抗体的血型系统。根据红细胞膜上存在的抗原的不同(A 抗原或 B 抗原),ABO 血型系统分为 A 型(A 抗原)、B 型(B 抗原)、AB 型(A、B 抗原均有)和 O 型(A、B 抗原均无)4 种类型,4 种血型的红细胞膜上均含有 H 抗原,不同人的血清中存在红细胞本身所缺抗原的抗体。

ABO 抗原系统由 3 种基因所编码,分别是 H-h、I^A-I^B-i 和 Se-se。I^A-I^B-i 定位于 9q34.1-34.2,I^A 和 I^B 为共显性,I^A 基因产物为 N-乙酰半乳糖胺转移酶,催化生成 A 抗原,I^B 基因的产物为 D-半乳糖转移酶,催化生成 B 抗原,i 为隐性基因,I^A-I^B-i 可形成 6 种基因型,决定了 4 种表现型:A 型(I^AI^A、I^Ai)、B 型(I^BI^B、I^Bi)、AB 型(I^AI^B)、O 型(ii)。H 基因是 1 对支配 H 物质的合成并与 ABO 血型形成密切相关的基因,位于 19 号染色体上,编码产物为 L-岩藻糖转移酶,作用是催化 L-岩藻糖转移到 ABO 抗原的前体物质上形成 H 抗原。H 物质是 I^A 基因产物 N-乙酰半乳糖胺转移酶和 I^B 基因产物 D-半乳糖转移酶的作用底物。O 型血人红细胞也有 H 物质,但由于其为隐性无效基因纯合子(ii),无上述两种酶,其红细胞只含有 H 物质,不能被抗 A、抗 B 两种抗血清凝集,但可被抗 H 的植物血凝素凝集,因此,ABO 血型系统又称为 ABH 血型系统。人群中 80% 体液中存在 HAB 抗原,称为分泌型;体液中不存在 HAB 抗原,称为非分泌型。分泌型和非分泌型受控于 1 对等位基因 Se 和 se,前者基因型为 $SeSe$,后者为 $sese$。

在 ABO 血型抗原的合成中,首先 H 基因合成岩藻糖转移酶,它使一分子的 L-岩藻糖加在血型前体物质半乳糖的 C_2 上,形成 H 物质,即 H 抗原。然后 I^A 或 I^B 基因产物 α-N-乙酰半乳糖胺转移酶或 α-D-半乳糖转移酶将 N-乙酰半乳糖或半乳糖加在 H 物质半乳残基上形成 A 抗原或 B 抗原(图 10-1);i 基因为无效基因,不能产生这两种酶,故不能形成 A 抗原或 B 抗原。基因型 I^AI^B 的人决定上述两种酶的合成,故 H 物质上既有乙酰半乳糖胺,又有半乳糖而形成 AB 复合抗原即 AB 型血。

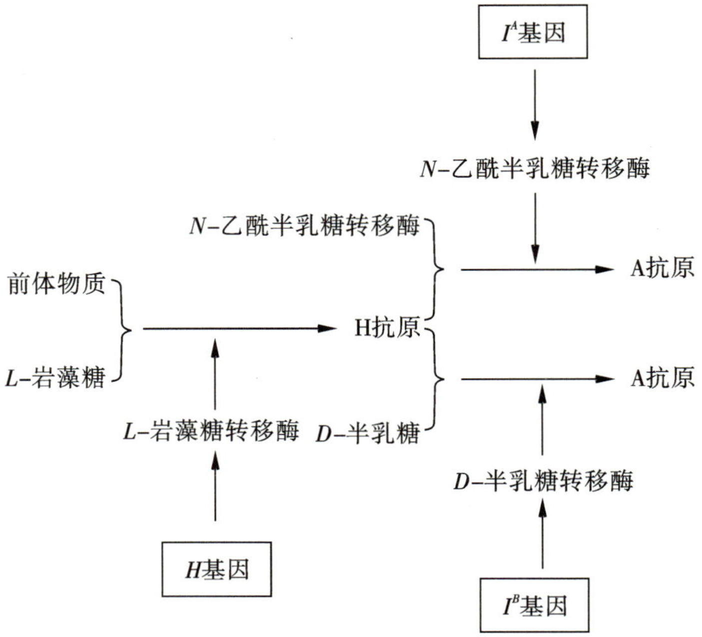

图 10-1 ABO 血型系统抗原合成途径

笔记栏

Rh 血型系统是怎么被发现的？有何重要意义？

（二）Rh 血型系统

Rh 血型系统是临床上仅次于 ABO 血型的重要血型系统，与 ABO 血型系统不同的是 Rh 抗原没有天然抗体。1940 年，Landsteiner 和 Wener 将恒河猴（Rhesus monkey）的红细胞注入家兔体内，用这些兔免疫血清可使恒河猴红细胞发生凝集，说明恒河猴红细胞具有某种抗原，便以 Rhesus 前 2 个字母命名为 Rh 血型。用含有这种抗体的血清与人的红细胞混合，发现约 85% 的白种人红细胞能被这种血清凝集，称为 Rh 阳性（Rh^{+}），另有 15% 的白种人红细胞不被这种血清凝集，称为 Rh 阴性（Rh^{-}）。在我国 Rh 阴性人仅占 1% 左右，少数民族 Rh 阴性人较多，汉族人群中 Rh 阴性人仅占 0.34% 左右。当 Rh 阴性的人接受 Rh 阳性的血液后，或妊娠 Rh 阳性胎儿的红细胞进入母体循环，可通过体液免疫产生抗体；当再次输入 Rh 阳性血液或 Rh 阴性的孕妇妊娠 Rh 阳性胎儿时，即可发生输入的红细胞或 Rh 阳性胎儿红细胞被凝集现象。

编码 Rh 抗原的基因位点位于 1p34.1－p36.1，由 2 个相关的结构基因（*RHD* 和 *RHCE*）编码，基因共长 75 000 bp，含有 10 个外显子和 9 个内含子，二者紧密连锁，具有高度同源性（图 10－2）。*RHD* 基因编码 D 抗原，*RHCE* 基因编码 C/c 和 E/e 抗原，C 和 E 一起遗传，排列为 DCE，按常染色体共显性方式遗传。Rh 阳性个体包含 *RHD* 和 *RHCE* 基因，红细胞表面含 D 抗原，Rh 阴性个体只含 *RHCE* 基因，红细胞表面无 D 抗原。

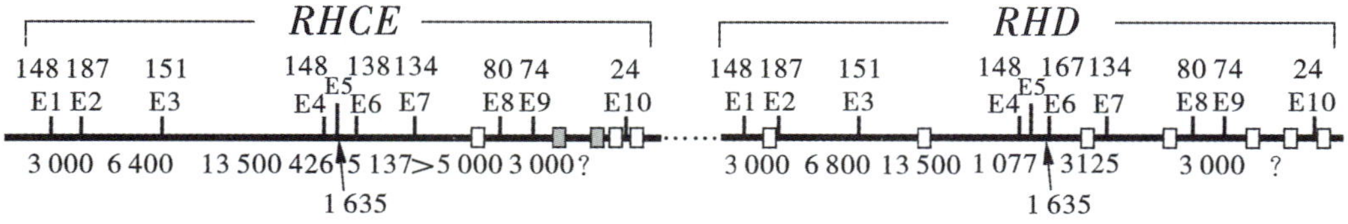

E：外显子。E 上方数字表示外显子大小，E 下方数字表示内含子大小。

图 10－2 *RHCE*、*RHD* 基因结构

RHD 基因产物为 417 个氨基酸残基组成的多肽，有 D(+) 和 D(－) 两种抗原，造成 Rh 阴性的最常见的原因是 *RHD* 的整个基因缺失，也可由 *D* 基因突变而不能产生D 抗原。*RHCE* 基因产物也为 417 个氨基酸残基组成的多肽，有 CE、Ce、cE 和 ce 4 种抗原。*RHC* 和 *RHc* 等位基因间有 6 个核苷酸差异，共产生 4 个氨基酸置换；*RHE* 和 *Rhe* 等位基因间仅有 1 个核苷酸差异；Ce 和 D 只有位于第一个外显子 48 位上 C→G，造成 16 位半胱氨酸变为色氨酸（图 10－3）。

二、白细胞抗原遗传

人类白细胞抗原（human leucocyte antigen，HLA）又称为人类主要组织相容性抗原，是指主要存在于白细胞表面的一组直接与器官移植成功或失败有关的抗原，是目前所知人类最大的 1 个抗原多态系统。HLA 复合体的基因位于 6p21.31，长 3.6×10^{6} bp，是由一系列紧密连锁的基因座组成，共有 224 个基因座，含 128 个功能基因座和 96 个假基因座，是多态性最丰富的 1 个区域（表 10－1）。

笔记栏

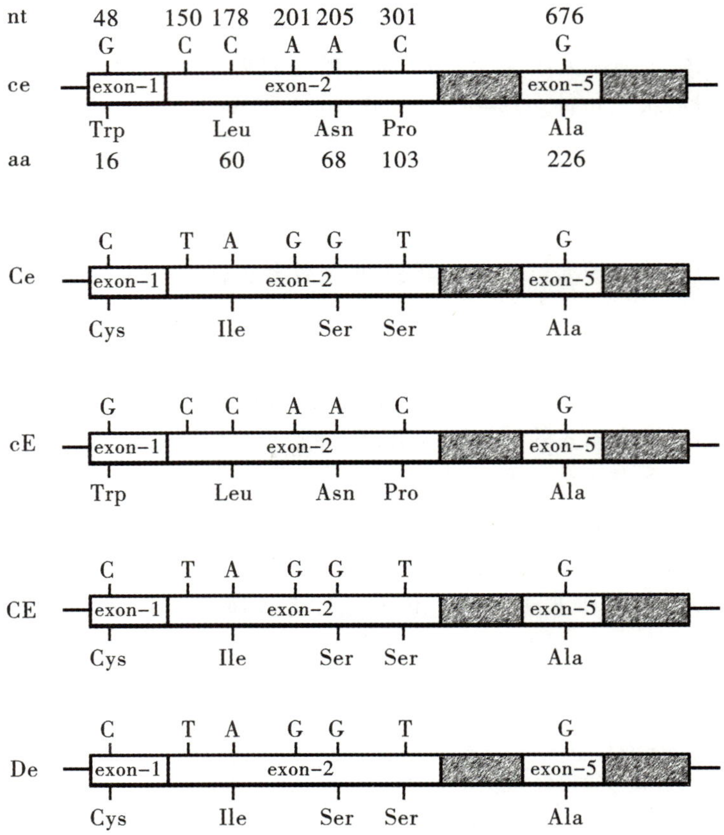

图 10-3　Rh 抗原基因结构

表 10-1　HLA 区域内主要基因及已正式命名的等位基因

名称	等位基因数	名称	等位基因数	名称	等位基因数
HLA-A	207	*HLA-DRB4*	10	*HLA-DPB2*	0
HLA-B	412	*HLA-DRB5*	15	*TAP1*	6
HLA-C	100	*HLA-DRB6*	3	*TAP2*	4
HLA-E	6	*HLA-DRB7*	2	*LMP2*	0
HLA-F	1	*HLA-DRB8*	1	*LMP7*	0
HLA-G	14	*HLA-DRB9*	1	*MICA*	51
HLA-H	0	*HLA-DQA1*	20	*MICB*	0
HLA-J	0	*HLA-DQB1*	45	*MICC*	0
HLA-K	0	*HLA-DQA2*	0	*MICD*	0
HLA-L	0	*HLA-DQB2*	0	*MICE*	0
C2	9	*HLA-DQB3*	0	*HFE*	—
C4A	12	*HLA-DOA*	8	*CYP21A*	—
C4B	16	*HLA-DOB*	8	*CYP21B*	—
Bf	>20	*HLA-DMA*	4	*HSP70-1*	—
HLA-DRA	2	*HLA-DMB*	6	*HSP70-2*	—
HLA-DRB1	271	*HLA-DPA1*	19	*HSP70-HOM*	—
HLA-DRB2	1	*HLA-DPB1*	93	*LTB*	—
HLA-DRB3	30	*HLA-DPA2*	0	*TNF*	—
				LTA	—

笔记栏

(一) HLA 复合体

HLA 复合体具有以下特点：①相关基因最多、最集中，此区域内 128 个功能基因中 59 个基因产物具有免疫功能；②高度多态性，已经正式命名的等位基因有3 371 个，并在不断地被发现中；③基因密度最高，平均 16 000 bp 就有 1 个基因；④与疾病关联最为密切。HLA 复合体分为Ⅰ类、Ⅱ类和Ⅲ类基因区（图 10-4）。

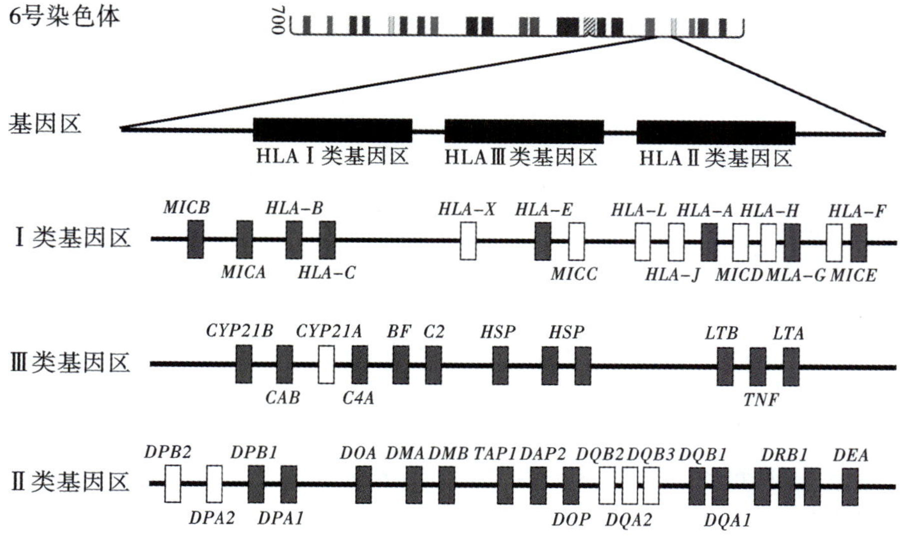

图 10-4　HLA 区域主要基因在第 6 号染色体短臂上的排列

(二) HLA 复合体的遗传特点

HLA 复合体是共显性复等位基因遗传，其特点如下。

1. 单元型遗传　1 条染色体上连锁的基因组成单元型，作为 1 个单位传给子代，子代的单元型 1 条来自于父亲的单元型，1 条来自于母亲的单元型，因此亲子之间一定有 1 条单元型，即 HLA 半相同。

2. 高度多态性　HLA-Ⅰ类基因区单元型可以在群体中表达 3.9×10^{15} 个，HLA-Ⅱ类基因区单元型可以在群体中表达 1.8×10^{20} 个，个体的 HLA 表型和基因型则更多得惊人，远远超过全世界总人数，HLA 的高度多态性对维持种群的生存具有重要的生物学意义。正是 HLA 系统的这种基因多态性，使其成为目前多态性最丰富的 1 个系统，使每个个体都带有自己独特的一套生物学特征，但也给器官移植找到合适的配型增加了很大困难；同时这种多态性不仅可以排除亲子关系，而且可以用于肯定亲子关系，从而成为鉴定亲子关系的法律依据之一，已在法医上广泛应用。

HLA 具有什么样的遗传特点，在临床中有何应用？

3. 连锁不平衡　连锁不平衡（linkage disequilibrium）是指单倍型基因非随机分布的现象，即不同座位上的等位基因之间，连锁的基因不是随机组合在一起，而是某些基因总是一起出现，而另一些则较少一起出现。不同人种有不同的连锁不平衡单元型，如白种人中 A3-B8-DR3 单元型常见，而东方人中常见的单元型为 A2-B46-DR9。

(三) HLA 与疾病的关联

关联（association）是指 2 个遗传学性状在群体中同时出现时呈非随机性分布，一

笔记栏

如何应用 HLA 遗传机制指导器官移植?

般用相对危险率(relative risk,RR)表示。

知识拓展

HLA 与疾病关联的发生机制

HLA 与疾病关联的发生机制目前尚不完全清楚,可能的机制归纳如下。①分子模拟学说:某些微生物抗原与 HLA 抗原分子结构相似,机体不能对微生物产生有效免疫应答,或产生免疫应答同时损坏了自身组织细胞。如强直性脊柱炎患者 B27 抗原与肺炎克雷伯菌抗原有一段相同的氨基酸序列。②免疫功能失调学说:HLA-Ⅱ类基因中含有免疫调节和控制免疫应答功能的基因,特定 HLA-Ⅱ类基因异常可影响机体的免疫调节,使机体易感某些疾病。③受体学说:HLA 抗原可作为某些病原物质的受体,与抗原结合后导致机体损伤。例如小鼠 HLA-Ⅱ类抗原是乳酸脱氢酶病毒受体。④连锁不平衡学说:特定的 HLA 基因可能与疾病的易感基因紧密连锁,HLA 基因型仅是一种检出的遗产标志,它与种族、民族和群体有关,真正疾病易感基因还未被发现。

(四)HLA 与器官移植

器官移植已经成为临床治疗器官衰竭的重要手段,它所面临的最大难题是排斥反应。HLA 配型能改善移植物的存活,为预防严重的移植物抗宿主反应,要求供受者 HLA 完全相同。骨髓移植只有在 HLA 相同的同胞间进行,移植物存活率很大程度上取决于供受者之间 HLA 型相合的程度。在肾或其他器官移植中,根据 HLA 单元型遗传的特点,同胞之间 HLA 存在 3 种情况:完全相同、HLA 半相同和 HLA 不相同。以 ab 和 cd 分别代表父母的 2 条 HLA 单元型,子代可有 ac、ad、bc、bd 4 种基因型,每种基因型的概率各为 1/4,同胞中半相同的概率为 1/2,完全相同或完全不同的概率各为 1/4(图 10-5)。所以,器官移植应首选 HLA 完全相同的同胞,次选 HLA 半相同的同胞或亲代。对于移植尸体器官,应选择有尽可能多的相同抗原的供者和受者,而 HLA-DR 配型效果比 HLA-A、B 配合更为重要。

笔记栏

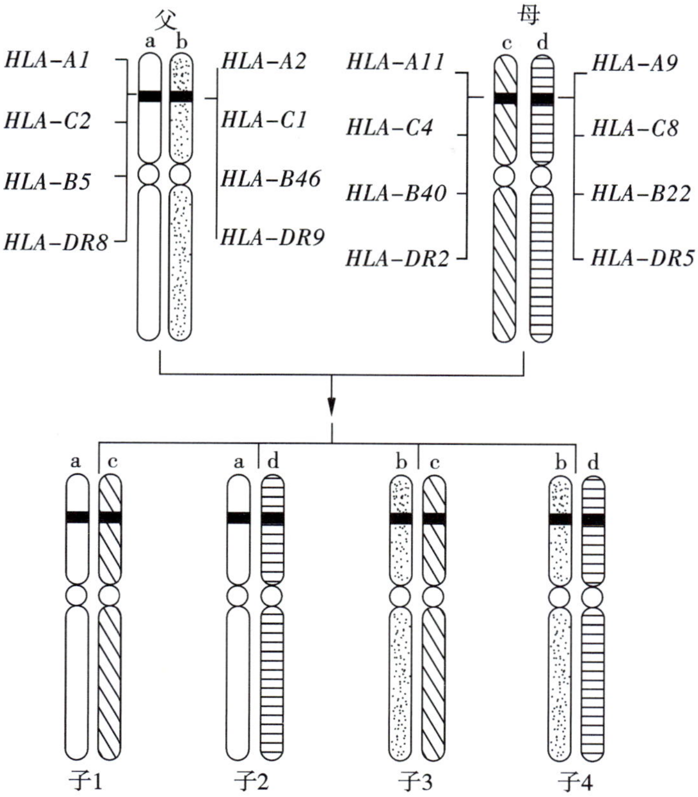

图 10-5　HLA 单体型遗传示意

第二节　新生儿溶血症

新生儿溶血症(hemolytic disease of the newborn，HDN)是指胎母红细胞抗原不相容引起的新生儿溶血病，亦称胎儿有核红细胞增多症(erythrobiastosis-fetalis)。当胎儿由父源染色体决定的血型抗原恰为母亲所缺，在发生胎盘渗血或胎盘剥离时，少量胎血进入母体可使母亲产生免疫性抗体(IgG)，这种免疫抗体可进入胎儿循环引起溶血。

一、ABO 新生儿溶血症

ABO 新生儿溶血症怎么发生的？有何危害？如何预防、治疗？

临床上有时可见到胎-母 ABO 血型的不合所出现的新生儿溶血症。从理论上讲，母/子血型为 O/A、O/B、A/B、B/A 等组合时都有可能导致新生儿溶血症，但实际上 90% 以上的新生儿溶血症患儿血型为 A 型或 B 型，其母亲血型为 O 型。由于分娩过程中胎盘屏障的损伤，使本来不能通过胎盘屏障的抗 A 或抗 B 天然抗体进入胎儿血液中，并与胎儿红细胞膜上的 A 抗原或 B 抗原发生反应而引起溶血。ABO 新生儿溶血症在临床上比较多见，但症状一般较轻，往往无须治疗，偶尔出现水肿，严重者可致

笔记栏

死。有一半左右的 ABO 溶血症发生在第一胎。

二、Rh 新生儿溶血症

Rh 新生儿溶血症怎么发生的？有何危害？如何预防、治疗？

Rh 新生儿溶血症多发生于 Rh 阴性母亲妊娠的 Rh 阳性胎儿。通常母亲为 Rh 阴性，父亲为 Rh 阳性，当 Rh 阴性的孕妇妊娠 1 个 Rh 阳性胎儿时，由于胎盘渗漏（在妊娠 7～9 个月时，有 10%～20% 的胎儿血液进入母体循环，其数量在 0.1～30 mL）或分娩时婴儿红细胞进入母体，使 D 抗原刺激母体产生抗 D 抗体。大约 5% 的 Rh 阴性产妇有抗 D 抗体。如果第一胎产生抗 D 抗体，效价较低，一般对胎儿无明显影响。如再次妊娠 Rh 阳性胎儿时，抗 D 效价很快升高，其中 IgG 类的抗 D 抗体可通过胎盘进入胎儿体内，与胎儿的 Rh 阳性红细胞结合，并使红细胞破坏，发生新生儿溶血症。

与 ABO 新生儿溶血症相比，Rh 新生儿溶血症一般发生在第二胎，病情较为严重，新生儿出现黄疸时间较早、死亡率高。严重者患儿出现黄疸后，如不及时治疗，一旦出现核黄疸，病死率较高，幸存者将出现运动障碍和智力不全等后遗症。对患儿进行蓝光照射或换合适的血液方可拯救患者生命。在极偶然的情况下，也有在第一胎发生 Rh 新生儿溶血症的，这常常是 Rh 阴性的妇女输入了 Rh 阳性的血液，体内已产生了 Rh 抗体；此外，做羊膜穿刺或人工流产的孕妇，由于胎盘屏障的破坏，有可能在第一次分娩时出现新生儿溶血症。

中国 Rh 阴性者不到 1%，所以 Rh 新生儿溶血症仅偶见于中国人而多见于白种人。Rh 阴性产妇生出 Rh 阳性婴儿后的 72 h 内，给产妇注射抗 D 免疫球蛋白，可预防下胎出现本症。对于已经产生抗 D 抗体的妇女，注射抗 D 免疫球蛋白的作用不大。对于后者，如再妊娠，应检测抗 D 抗体效价。如果效价过高，必要时行宫内输血，或考虑产后新生儿换血；如果没条件干预，也可考虑引产，以避免或减轻溶血症状。

临床上如有原因不明的流产、早产、死胎、死产及新生儿因黄疸而死亡的人，夫妇双方都可进行 ABO 血型及 Rh 血型检查。

复习知识要点

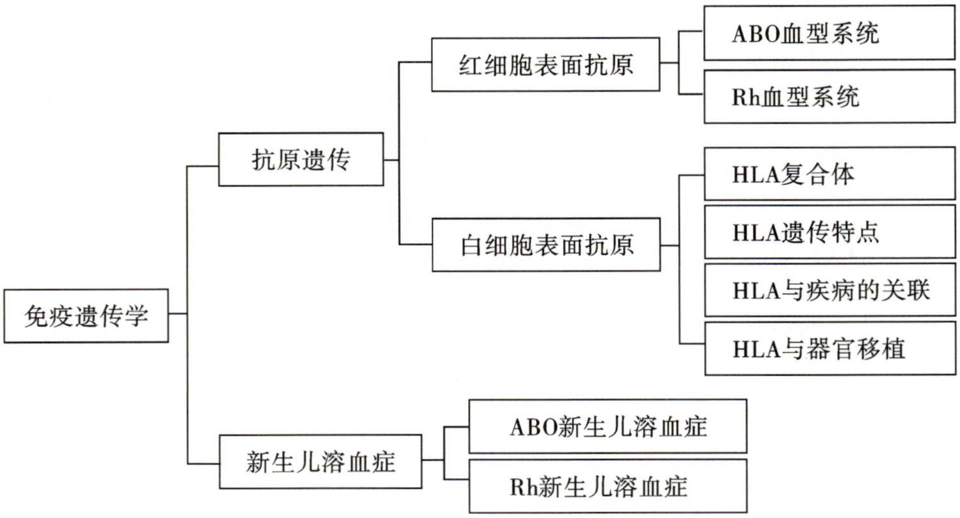

笔记栏

问题分析与能力提升

一位血型为O型的妇女(丈夫血型为A型、父母血型分别为O型和B型),其生育了1个血型为AB型的女儿,现已确定该女孩是他们的亲生女儿。

问题:如何利用ABO血型遗传规律解释该现象?

同步练习

一、单项选择题

1. ABO抗原的决定与下列哪个基因无关(　　)

A. MIC　　B. ABO　　C. H

D. B　　E. Se

2. Rh溶血症多发于母亲是Rh阴性而新生儿是(　　)

A. Rh阴性　　B. Rh阳性　　C. HLA阳性

D. HLA阴性　　E. MIC阳性

3. Rh溶血症应少发生于第一胎的原因是(　　)

A. Rh阳性的胎儿血细胞不能进入母体

B. 母体初次致敏,未能产生足量的抗体

C. 母体具有足量的抗体,但不能进入胎儿内

D. 胎儿组织能够吸收母体的抗体

E. 以上都不是

4. 主要组织相容性复合体(MHC)在人类又称为(　　)

A. HLA　　B. MHA　　C. MHA复合体

D. HLA系统　　E. 人类白细胞抗原

5. 在同一染色体上HLA各座位等位基因紧密连锁,完整传递,这种组成称为(　　)

A. 单倍体　　B. 二倍体　　C. 单体型

D. 单一型　　E. 单位点

二、简答题

1. 为什么2个O型血的人婚配后可能会生出A型血的子女?

2. 哪些情况会导致胎-母血型不合新生儿溶血症?怎么预防?

(新乡医学院三全学院　石晓卫)

第十一章 药物与遗传

学习目标

1. 掌握　药物遗传学、药物基因组学的概念，药物代谢的遗传基础。
2. 熟悉　葡萄糖-6-磷酸脱氢酶缺乏症的遗传机制，异烟肼慢灭活的遗传基础及其与药效的关系。
3. 了解　生态遗传学的概念，酒精中毒、吸烟与肺癌的遗传机制。

个体对药物的特应性主要取决于什么因素？

临床医生都知道，对于同一种疾病，应用相同剂量的同种药物对不同患者进行治疗时，往往具有不同的疗效，所产生的不良反应亦不同。这种不同个体对某些药物表现出不同反应的现象称为个体对药物的特应性（idiosyncracy）。特应性的产生主要取决于个体的遗传基础。

1957 年，莫图尔斯基（A. G. Motulsky）首先指出某些异常的药物反应与遗传缺陷有关。1959 年，福格尔（T. Vogel）提出了药物遗传学（pharmacogenetics）概念。药物遗传学是药理学和遗传学相结合而建立起来的一门边缘学科，主要研究遗传因素对药物代谢和药物反应的影响，特别是发生异常药物反应的遗传因素及其分子机制。药物遗传学的研究对于指导临床医生正确掌握用药的个体化原则，防治各种与遗传有关的药物反应具有重要的意义。

随着 21 世纪初人类基因组计划的完成，低成本高效率基因测序技术的不断进步，药物基因组学（pharmacogenomics）得到发展。药物基因组学是基因功能学和分子药理学的交叉学科，它研究人类基因组信息与药物反应的关系，利用基因组信息解读药物作用个体差异的原因，并在此基础上指导药物开发及实现个体化用药。药物基因组学在药物的设计、制造和应用方面正酝酿着一场根本性的革命，必将为人类认识自我、保持健康和延长寿命做出重大贡献。

第一节　药物代谢的遗传基础

对同一种药物为什么有人疗效好而有人疗效差？

药物在人体内的代谢过程包括药物的吸收、分布、转化、降解和排出等环节，每一环节的完成都与一定的酶、受体及其他蛋白质的参与和作用密切相关。这些酶、受体和蛋白质都是在特定基因控制下合成的，如果编码这些蛋白质和酶的基因出现变异或缺陷，影响了有关蛋白质或酶的结构和功能，将影响药物代谢的某些环节，导致出现异常的药物反应。基因变异和缺陷将从以下几个途径改变药物的作用。

一、药物的吸收和分布

药物从给药部位进入体内的过程称为药物吸收，吸收后的药物分布于不同器官和组织的血管中。多数药物的吸收需要借助膜蛋白转运而进入血液，再通过血浆蛋白的运输来完成其在体内的分布。如果控制这些蛋白质或酶合成的相关基因发生突变，使膜转运蛋白或血浆蛋白出现结构、功能的异常或缺失，便会影响药物的吸收和分布，进而影响药物的疗效或产生不良反应。例如：胃黏膜缺乏一种称为内因子的黏蛋白时，就会影响机体对维生素 B_{12} 的吸收，B_{12} 缺乏会造成红细胞成熟障碍，使个体罹患巨幼细胞贫血；再如遗传性甲状腺素结合球蛋白缺乏症，是甲状腺素结合球蛋白基因发生突变，导致该蛋白数量减少或完全缺失，使机体血液中甲状腺素（T_4）水平下降所致。

二、药物对靶细胞的作用

药物作用于靶细胞常常要通过受体，一旦靶细胞受体异常或缺乏，都会使药物不能发挥正常的作用。例如，睾丸女性化综合征是一种男性假两性畸形，患者具有46，XY核型，但外观呈女性特征。其病因在于雄激素受体基因突变，与性器官发育相关的靶细胞缺乏雄激素受体，导致睾丸分泌的雄激素不能发挥正常作用，从而使患者外生殖器女性化。

一男性，雄激素受体缺陷将产生什么后果？

三、药物的降解与转化

进入机体内的药物，其降解和生物转化是一系列复杂的生化反应过程，需要经过多步酶促反应，方能发挥药效和最终排出体外。很显然，无论是酶的数量异常，还是功能异常，都会影响药物的生物转化。若酶活性降低，反应速度变慢，会因药物或中间产物贮积而损害正常的生物功能。反之，若酶活性升高，药物降解速度过快，药物在体内达不到有效浓度，会影响药物的疗效。例如，异烟肼的乙酰化作用与乙酰化酶的活性有关，异烟肼灭活速度的个体差异会影响药物的抗结核疗效，也会影响该药的不良反应。

四、药物的排泄

经降解和生物转化后的药物和代谢产物，最终都要被排出体外，这个过程称为药物的排泄。机体排泄药物的主要器官是肾，此外胆汁、汗腺、乳腺、唾液腺、胃肠道和呼吸道等也可排泄某些药物。遗传基础不同的人，其药物排出的速率也可能不同，故相同剂量的药物在不同的病例中会有不同的疗效和不同的不良反应。

笔记栏

知识拓展

精准医学与个体化治疗

肿瘤患者通过精准的诊断，找到病根，根据个体化的情况，真正对症下药；对于准备做心脏支架手术的患者，通过基因检测，了解患者实际身体情况，选择合适的抗凝血药物……这些精准治疗的方式投入实践，或许将在不久后的将来实现。

精准医学的概念最早由美国提出来。2015 年 1 月，美国总统奥巴马在国情咨文中宣布“精准医学计划”。2016 年 3 月，我国科技部发布国家重点研发计划“精准医学”等重点专项。基因测序是精准医学研究的基石，没有基因测序的技术，很难进行精准医学的研究。目前基因芯片和基因测序的方法都已成熟，并取得了较好的临床反馈，例如：在患者的耐药性方面，通过基因检测，已可以检测出患者对某种药物的耐药性，从而选择更适合患者的药物；肿瘤患者，借助精准医学，可以更清楚地诊断出患者所患的疾病种类，适合用哪种极具针对性的药物，对症下药，不再因为不适合的治疗方案而丧失生存机会。与个体化医疗相比，精准医疗更重视“病”的深度特征和“药”的高度精准性，是在对人、病、药深度认识基础上形成的。

第二节　遗传性药物代谢异常

人类群体中不同个体对某种药物的反应，主要由不同个体的遗传背景和基因型所决定，可能受单基因控制，也可能受多基因控制。

一、单基因遗传的异常药物反应

（一）过氧化氢酶缺乏症

CAT 突变基因纯合子，在应用H_2O_2消毒时，为什么创面成黑色？

过氧化氢（H_2O_2）俗称双氧水，临床上常用于外科的创面清洗和消毒，起抗菌、除臭作用。正常情况下，当 H_2O_2 接触创口时，H_2O_2 可在组织中过氧化氢酶的作用下迅速分解，释放氧气，使创面呈鲜红色，并有泡沫产生。1946 年，一位日本耳鼻喉科医生 Takahara 首次报道了一例病例在应用 H_2O_2 消毒口腔创面时，创面变成棕黑色，且无泡沫形成。Takahara 认为，这是因为患者的红细胞中缺乏过氧化氢酶，不能分解 H_2O_2 放出氧气，故无气泡产生，同时，H_2O_2 将伤口渗血中的血红蛋白氧化成棕黑色的高铁血红蛋白，致使创面变成棕黑色。Takahara 将此病称为过氧化氢酶缺乏症（acatalasia）。

笔记栏

后来的研究发现，过氧化氢酶缺乏症患者在不接触 H_2O_2 时，一般无临床症状，但 50% 左右的患者易患牙龈溃疡、坏疽，齿龈萎缩，牙齿松动等。

过氧化氢酶缺乏症的发病有种族差异。黄种人发病率较高，日本某些地区人群的发病率高达 1%，我国华北地区的发病率为 0.65%。家系调查分析的结果表明，本病系常染色体隐性遗传。目前已将过氧化氢酶基因定位于 11p13.5-13.6。根据该病患者酶的活性、基因频率、地理分布和临床表现，目前至少已发现 5 种不同的过氧化氢酶缺乏症变异型，其中日本型过氧化氢酶缺乏症患者是过氧化氢酶基因在内含子 4 的第 5 位碱基发生了突变（G→A），造成 RNA 剪接异常所致。

（二）琥珀酰胆碱敏感性

琥珀酰胆碱敏感性个体应用麻醉辅助药琥珀酰胆碱后，应如何处理？

琥珀酰胆碱是一种肌肉松弛药，能够阻断神经冲动由神经末梢向肌纤维传递，作用点在骨骼肌的神经肌肉接头处，故可使骨骼肌松弛、呼吸肌暂时麻痹，早期作为外科手术的辅助麻醉药应用于临床。一般情况下，琥珀酰胆碱在人体内的作用时间很短，99% 的患者在静脉注射常规剂量（50～75 mg）该药后，呼吸暂停仅持续 2～3 min，即可恢复正常，2～6 min 后肌肉的松弛现象也会消失。这是因为琥珀酰胆碱进入血液后，很快就会被血浆和肝中的丁酰胆碱酯酶（又称为伪胆碱酯酶）降解而失效。但少数患者（约 1/2 000）用药后呼吸停止可持续 1 h 以上，若不及时处理可导致死亡。此时，一般应立即对患者进行人工呼吸至情况好转，也可注射血浆胆碱酯酶或同型的正常人血液。这种不能及时水解琥珀酰胆碱的个体称为琥珀酰胆碱敏感性（succinylcholine sensitivity）。研究证明，引起这种异常药物反应的原因是患者血浆中伪胆碱酯酶活性低下，水解琥珀酰胆碱的速率降低，使之作用时间延长，从而导致呼吸肌持续麻痹。在不使用该类药物的情况下，该病患者不表现任何症状。

琥珀酰胆碱敏感性为常染色体隐性遗传。伪胆碱酯酶基因位于 3q26.1-q26.2，全长 80 000 bp，包括 4 个外显子和 3 个内含子。目前已检出该基因的多种变异型（表 11-1）。为安全起见，临床上对于诊断为遗传缺陷的患者，应进行酶的检测。

表 11-1　已检出的伪胆碱酯酶变异型

分型	基因型	酶活性（%）	反应时间	发生率
典型	$E_1^U E_1^U$	60～125	正常	96/100
非典型	$E_1^a E_1^a$	<35	延长	1/3 500
K 变异型	$E_1^S E_1^S$	66	不延长	1/00
耐氧化物型	$E_1^f E_1^f$	55	不延长	1/15 万
沉默型	$E_1^k E_1^k$	0	延长	1/10 万

（三）异烟肼慢灭活

异烟肼（isoniazid）是临床上首选的抗结核药。异烟肼在人体内主要是通过 *N*-乙酰基转移酶（简称乙酰化酶）转化成乙酰化异烟肼而灭活。人群中异烟肼的灭活包括两种类型：一类称为快灭活者，在我国人群中约占 49.3%，口服标准剂量异烟肼后，血

笔记栏

中异烟肼半衰期为45～80 min；另一类称为慢灭活者，在我国人群中约占25.6%，半衰期为2.0～4.5 h。

现已明确，异烟肼慢灭活型为常染色体隐性遗传。人类的乙酰化酶基因现已被克隆，并定位于8pter-q11，包括两个功能基因（NAT_1、NAT_2）和1个假基因（*NATP*）组成的基因簇。NAT_1和NAT_2基因高度同源，NAT_1无遗传变异性，主要负责某些芳香胺药物（如对氨基水杨酸、对氨基苯甲酸等）的*N*-乙酰化；NAT_2基因编码的蛋白质，即*N*-乙酰基转移酶，负责异烟肼等药物的灭活。NAT_2基因有多态性，其突变型基因（M_1、M_2、M_3）产物——肝脏*N*-乙酰基转移酶活性低且不稳定，成为慢灭活型（表11-2）。除异烟肼外，由*N*-乙酰基转移酶进行乙酰化灭活的药物还有肼苯达嗪、苯乙肼、普鲁卡因胺、水杨酸、氨苯砜等。

表11-2　*N*-乙酰基转移酶多态性

等位基因	核苷酸的变化	氨基酸的变化	基因频率			
			白种人	非裔美国人	日本人	中国人
野生型（wt）			0.25	0.36	0.69	0.51
*M*1	341T→C	114 异亮氨酸→苏氨酸	0.45	0.30	0	0.08
	481C→T	无				
*M*2	590G→A	197 精氨酸→谷氨酸	0.28	0.22	0.24	0.32
*M*3	857G→A	286 甘氨酸→谷氨酸	0.02	0.02	0.07	0.10

异烟肼慢灭活者长期服用异烟肼可发生肝炎，对吗？

从不良反应考虑，长期服用异烟肼时，慢灭活型由于异烟肼的累积，易发生多发性神经炎（80%），而快灭活型则较少发生（20%），对于中枢神经毒性也是慢灭活者发生率高。这是由于异烟肼与维生素B_6在体内发生化学反应，使维生素B_6失活而导致维生素B_6缺乏性神经损害。但是一部分快灭活者可发生肝炎，甚至肝坏死。86%发生肝损害者是异烟肼快灭活者，这是因为异烟肼在肝内水解为异烟酸和乙酰肼，后者对肝有毒性作用。

（四）葡萄糖-6-磷酸脱氢酶缺乏症

葡萄糖-6-磷酸脱氢酶（glucose-6-phosphate dehydrogenase，G-6-PD）缺乏症是热带、亚热带地区常见的遗传病之一，据估计，全世界约有1亿人受累。G-6-PD缺乏症患者一般无症状，只有在进食蚕豆或服用伯喹啉类药物后，出现血红蛋白尿、黄疸、贫血等急性溶血反应，故又称为蚕豆病。该病的主要临床表现有急性溶血性贫血、新生儿黄疸等。

葡萄糖-6-磷酸脱氢酶缺乏症患者为什么禁食蚕豆？

G-6-PD在红细胞戊糖旁路代谢中起着重要作用，它将6-磷酸葡萄糖的氢脱下，经辅酶（NADP）传递给谷胱甘肽（GSSG），使其转化为还原型谷胱甘肽（GSH）。GSH可在氧化酶的作用下与机体在氧化还原反应过程中（主要是氧化性药物产生）生成的H_2O_2发生反应，以消除H_2O_2的毒性作用。另外，GSH对红细胞膜和血红蛋白的巯基（—SH）有保护作用。G-6-PD活性正常时，可以生成足量的NADPH，从而保持红细胞中有足量的GSH，以保证对红细胞和血红蛋白的有效保护。

G-6-PD缺乏时，则NADPH生成不足，导致红细胞中GSH含量减少，在进食蚕豆或服用伯喹啉等氧化性药物情况下，珠蛋白肽链上的—SH被氧化，形成变性珠蛋白小体而附着在红细胞膜上，同时红细胞膜上的—SH也被氧化，使红细胞的柔韧性降低，不易通过脾窦或肝窦而被破坏，引起血管外和血管内溶血。表11-3中列出了部分能诱发溶血的药物，G-6-PD缺乏症患者应禁用或慎用。

表11-3　G-6-PD缺乏症患者禁用或慎用的药物、化学制剂和食物

药物类别	药物名称
磺胺药	磺胺、乙酰磺胺、磺胺吡啶、甲氧苄啶、磺胺甲噁等
砜类药	氨苯砜、葡胺苯砜(普洛明)
抗疟药	伯喹啉、帕马喹(扑疟母星)、氯喹
镇痛药	阿司匹林、非那西汀
杀虫药	β-萘酚、锑波芬、来锐达唑
抗菌药	硝基呋喃类、氯霉素、对氨水杨酸
其他	蚕豆、丙磺舒、二巯基丙醇、大量维生素K等

家系调查结果表明，G-6-PD缺乏症呈X连锁不完全显性遗传。G-6-PD基因已被定位在Xq28，全长18 000 bp，包括13个外显子和12个内含子，编码515个氨基酸。G-6-PD缺乏症男性患者为半合子，故酶活性严重缺乏。女性患者为杂合子，临床上有不同的表现度，酶活性可接近正常，也可严重缺乏。现已发现G-6-PD基因的生化变异型有400多种，已鉴定的G-6-PD突变型78种，主要突变形式是点突变。中国人中已发现12种突变型。

根据酶活性和临床表现，将G-6-PD基因突变型分为3类：①酶活性严重缺乏(<10%)伴有代偿性慢性溶血，属非球形细胞溶血性贫血，特点是无诱因的反复自发性溶血；②酶活性严重缺乏或中度缺乏(10%～60%)，仅在食用蚕豆或服用了伯喹啉等药物后发生溶血，我国多数突变型属于此类；③酶活性轻度降低或正常(60%～100%)或升高(>150%)，此类一般无症状。此外，还有一种称为Hektoen型的突变型，此型酶活性高出正常4～5倍。Hektoen型是正常型的G-6-PD中1个组氨酸被酪氨酸取代，对机体无不良影响，无临床症状。

G-6-PD缺乏症呈世界性分布，主要分布在非洲、地中海沿岸国家、中东、东南亚、美洲黑人及某些印第安人。我国主要分布在广东、广西、西南地区各省，其中广东省发病率高达8.6%。

G-6-PD缺乏是一些常见药物发生溶血性反应的遗传基础，目前已知有数十种药物和化学制剂能引发患者药物性溶血，其中有些是常用药，如磺胺、阿司匹林和呋喃类药物等。有些药物本身并不具溶血作用，但其代谢产物可诱发溶血。

二、多基因遗传的异常药物反应

多基因遗传是由遗传因素和环境因素共同决定的遗传方式，遗传的因子是多对非等位基因，这就意味着不同基因座位上的许多基因共同发挥作用，每个基因作用都很

笔记栏

微小，但多个基因具有累加效应，个体性状是所有基因共同作用的结果。多基因在人群中呈连续性变异，无显隐性区分，具有家族性但无单基因遗传明显，受环境因素的影响较大。

精神分裂症患者存在多种递质如多巴胺、5-羟色胺等，一旦这些递质功能失调，与此相关的受体可能与这些失调的机制有关。神经递质受体是多种抗精神病药物的作用靶，药物通过对其进行拮抗或激动来发挥药理作用。分子研究表明，编码这些受体蛋白质的多种基因表现出多态性，因此，基因型不同的受体个体对疾病的易感性不同。对不同的个体使用同一剂量的抗精神病药物，其临床效应也可能不同。

第三节　生态遗传学

人类的生存环境中存在着许多对人体有害的化学物质，但不同的人对这些有害物质的反应明显不同。研究证明，遗传决定的个体生化结构常决定个体对环境因子的反应，有的人表现得很敏感，有的人则反应轻微甚至没有反应。例如，某些白种人在食用味精（谷氨酸钠）时，会发生“中国餐馆综合征”，表现出颈后紧张、眼后压迫感、头痛、面部潮红、恶心等临床症状；许多亚洲人缺乏成年型乳糖酶，不耐受乳制品；还有些人接触硝酸盐会出现头痛等。不同个体间因基因型的不同，使得同一种物质在不同个体内具有不同的代谢途径，因而表现出不同的反应类型。这种基因和环境因子之间交互影响的概念是生态遗传学的核心。生态遗传学（ecogenetics）是从药物遗传学发展而来的一门遗传学分支学科，主要研究人群中不同基因型对各种环境因子的特殊反应方式和适应特点。环境因子除包括各种诱变剂、致畸剂、致癌剂外，还包括各种工业原料、产品和“三废”，以及营养、气候、地理纬度等。

一、成年人低乳糖酶症

成年人低乳糖酶症患者对乳糖不耐受的原因是什么？

婴幼儿都具有高活性的小肠乳糖酶，能水解乳汁中的乳糖生成葡萄糖和半乳糖，被小肠吸收。大多数人在断奶后，乳糖酶活性显著降低（<10%），失去水解乳糖的作用。

成年人低乳糖酶症，是指有些成年人在进食牛乳或乳制品后，由于乳糖酶失去活性，乳糖不能够被吸收而潴留在肠内，被分解成乳酸、氢和二氧化碳，出现肠内积气、肠鸣、腹胀、稀便和腹泻等肠道症状。此症的产生是体内的小肠乳糖酶活性降低所致。据调查，成人低乳糖酶症在某些亚洲、非洲人群中的发生率很高，几乎达 100%，但在多数中欧、北欧人群及亚洲以牧业为主的人群中的发生率很低。这可能是由于人类在进化过程中这些人群经常食用乳品，使某种突变型小肠乳糖酶基因经过长期选择而形成优势，直到成年期仍能保持乳糖酶较高活性。

乳糖酶基因定位于 2 号染色体，该基因的等位基因会引起乳糖酶持续性（$LAC^{+}P$）和乳糖酶限制性（$LAC^{+}R$），前者为显性。但是，$LAC^{+}R$ 纯合子中仅部分人出现乳糖吸收障碍的临床症状。

笔记栏

二、酒精中毒

人类对酒精(乙醇)的耐受性存在着明显的种族和个体差异。对酒精敏感者在摄入0.3～0.5 mL/kg 的酒精时,即可出现面部潮红、皮温增高、脉搏加快等中毒症状,而酒精耐受者摄入上述剂量则无此发应。统计结果表明,白种人中酒精敏感者约占15%,黄种人中则高达80%。

有人喝酒多了会脸红是什么原因?

乙醇在体内的代谢主要分为两步反应:第一步是乙醇在肝中乙醇脱氢酶(ADH)的催化作用下形成乙醛;第二步是乙醛在乙醛脱氢酶(ALDH)作用下进一步氧化形成乙酸。反应过程中产生的乙醛能刺激肾上腺素、去甲肾上腺素的分泌,引起面部潮红、皮温升高、心率加快等酒精中毒症状。

$$C_2H_5OH+NAD^+ \xrightarrow{ADH} CH_3CHO+NADH+H^+$$

$$CH_3CHO+NAD^+ +H_2O \xrightarrow{ALDH} CH_3COOH+NADH+H^+$$

乙醇脱氢酶(ADH)的结构为二聚体,由α、β、γ 3 种亚单位组成。α、β、γ 3 种肽链的二聚体形成 3 种同工酶,分别由 ADH_1(第 143 核苷酸为 G,第 1107 核苷酸为 C)、ADH_2(第 143 核苷酸为 T)和 ADH_3(第 1107 核苷酸为 T)等位基因编码,它们之间彼此只有 1 个氨基酸的差异,但活性差别很大。编码 ADH 的基因簇位于 4q21－24,在不同组织和不同发育阶段该基因簇差异表达。ADH_1 编码的α链,主要在胎儿早期肝有活性;ADH_2 编码的β链,在胎儿及成人肝和肺内有活性;ADH_3 编码的 γ 链,在胎儿和新生儿肠和肾内有活性。成人的 ADH 主要是 ADH_2 编码的β链二聚体。ADH_2 具有多态性,大多数白种人为 $ADH_2{}^1$ 等位基因,编码的 ADH 为$\beta_1\beta_1$二聚体;90% 的黄种人为 ADH_2^2 等位基因,编码的 ADH 为$\beta_2\beta_2$二聚体。β_2与β_1肽链中仅 1 个氨基酸不同(47 位胱氨酸→组氨酸),但$\beta_2\beta_2$的酶活性高出$\beta_1\beta_1$约 100 倍,故大多数白种人在饮酒后产生乙醛较慢,而黄种人蓄积乙醛速度较快,易出现酒精中毒症状。

乙醛脱氢酶(ALDH)有两种同工酶:$ALDH_1$ 和 $ALDH_2$。$ALDH_1$ 存在于细胞质(胞质型),其基因定位在 9q21;$ALDH_2$ 存在于线粒体(线粒体型),其基因定位在12q24。$ADLH_2$ 的活性比 $ADLH_1$ 高。几乎全部白种人都具有 $ALDH_1$ 和 $ALDH_2$ 两种同工酶,可及时氧化乙醛;黄种人中约 50% 的个体仅有 $ALDH_1$ 而无 $ALDH_2$,故氧化乙醛的速度较慢。引起 $ALDH_2$ 缺陷的原因可能是基因缺失或点突变导致酶蛋白质结构或功能异常。研究发现,在日本人、韩国人和中国人中,$ADLH_2$ 表型缺失者有 1 个或 2 个突变的等位基因,即突变的纯合子或杂合子,提示该性状为常染色体显性遗传。

由此可见,白种人比黄种人对乙醇的耐受力强是遗传因素决定的,多数白种人饮酒后产生乙醛的速度慢,而乙醛氧化成乙酸的速度快,不易造成乙醛蓄积,这就是白种人比黄种人对酒精耐受力高的原因。

三、吸烟与慢性阻塞性肺疾病

慢性阻塞性肺疾病(chronic obstructive pulmonary, COPD)是慢性支气管炎或肺气肿引起的呼吸道气流阻塞,并导致肺部损害的一种常见的慢性呼吸道疾病,主要特点

笔记栏

是长期反复咳嗽、咳痰、喘息和发生急性呼吸道感染。久而久之可能会演变成肺源性心脏病，甚至发生心、肺功能衰竭。大量调查结果表明，慢性阻塞性肺疾病的发生与吸烟有密切关系。当然，也不是所有吸烟者都发生此病，只有那些具有特定遗传基础的吸烟者才会表现出肺部疾患。

为什么说慢性阻塞性肺疾病的产生有一定的遗传基础？

正常人血清和组织中都存在多种抑制蛋白酶活性的物质，可有效地保护组织免受蛋白酶的消化。其中α_1-抗胰蛋白酶（α_1-antitrypsin，α_1-AT）是主要的蛋白酶抑制因子，可抑制包括弹性蛋白酶在内的多种蛋白酶的活性。α_1-AT 基因位于 14q32.1，全长 12 200 bp，由 7 个外显子和 6 个内含子构成，编码的肽链长度为 418 个氨基酸（其中含有 1 个由 24 个氨基酸组成的信号肽）。该基因有 2 个启动子，分别称为巨噬细胞启动子和肝细胞启动子。前者位于-2 066 位核苷酸的上游区域，后者在前者的下游大约 2 000 bp 处。α_1-AT 基因具有遗传多态性，目前已发现 90 多种变异型。不同类型的α_1-AT 活性差别很大，正常人大多数为 MM 型，酶活性为 100%，变异型（SS 型）酶活性为 60%，而罕见变异型（ZZ 型）的酶活性仅 10%～15%。具 ZZ 型α_1-AT 的个体易患慢性阻塞性肺疾病，这是因为α_1-AT 活性低，不能有效抑制蛋白酶（包括弹性蛋白酶）活性，当吸烟或由于其他原因刺激肺部时，肺部的巨噬细胞和中性粒细胞会释放大量的弹性蛋白酶，分解肺泡弹性蛋白，使肺泡破坏、融合，导致呼吸面积减少而缺氧。

四、吸烟与肺癌

吸烟者易患肺癌，但也不是所有吸烟者均患肺癌。有研究表明，吸烟者是否患肺癌与个体的遗传基础有关。

哪种人吸烟易导致肺癌？

香烟烟雾中含有许多有害物质，其中主要的致癌化合物是多环苯蒽化合物。尽管这些物质本身致癌作用较弱，但当其进入人体后，通过细胞微粒体中芳烃羟化酶（aryl hydrocarbon hydroxylase，AHH）的作用，即转变为具有较高致癌活性的致癌氧化物（环氧化物），促进细胞癌变。并且，苯蒽化合物具有诱导 AHH 活性的作用，其诱导作用的高低因人而异，取决于个体的遗传因素。在体外培养的淋巴细胞中引入 3-甲基胆蒽，24 h 后测定 AHH 的可诱导性，结果为：美国人群中有低、中、高诱导性的比例分别为 44.7%、45.9%和 4.4%；50 名支气管肺癌患者中具有低、中、高诱导性的比例分别为 4.0%、66.0%和 30.0%。另有研究显示，高诱导活性组患肺癌的风险比低诱导活性组高 36 倍。由此可见，遗传决定的 AHH 诱导性可能与肺癌的发生有关，AHH 诱导活性高的人吸烟时更易患肺癌。

笔记栏

复习知识要点

- 药物遗传学
  - 药物遗传学的概念 —— 研究遗传因素对药物代谢和药物反应的影响，特别是发生异常药物反应的遗传因素及其分子机制
  - 药物代谢的遗传基础 —— 药物的吸收和分布；药物对靶细胞的作用；药物的降解与转化；药物的排泄
  - 单基因遗传的异常药物反应 —— 过氧化氢酶缺乏症；琥珀酰胆碱敏感性；异烟肼慢灭活；葡萄糖-6-磷酸脱氢酶缺乏症
  - 生态遗传学
    - 概念：研究人群中不同基因型对各种环境因子的特殊反应方式和适应特点
    - 案例：成年人低乳糖酶症、酒精中毒、吸烟与慢性阻塞性肺疾病、吸烟与肺癌

问题分析与能力提升

患儿，男性，4岁。1年前因食用新鲜蚕豆发生过一次溶血性贫血，近两日又食用新鲜蚕豆一把，今突然发热、黄疸、面色苍白、肝脾大（肋下一指），尿检查发现血红蛋白阳性（++），血红蛋白33 g/L，尿少，故前来就诊。

问题：①该患儿最可能的诊断是什么？②食用新鲜蚕豆后发病的原因是什么？③如何预防病症出现？

同步练习

一、单项选择题

1. 对药物代谢个体差异起决定作用因素的是（　　）

A. 身体状态　　B. 给药方式　　C. 所患疾病
D. 年龄和性别　　E. 遗传基础

2. 可直接消除或减轻H_2O_2对血红蛋白氧化作用的物质是（　　）

A. G-6-PD　　B. NADP　　C. NADPH
D. GSH　　E. GSSG

笔记栏

3. 为避免长期服用异烟肼导致的多发性神经炎，在服用异烟肼的同时应加服(　　)

A. 维生素 A　　B. 维生素 B_1　　C. 维生素 B_6

D. 维生素 C　　E. 维生素 E

4. 有人在服用异烟肼后会发生肝炎或肝坏死，造成这种结果的物质是(　　)

A. 乙酰胆碱　　B. 异烟酸　　C. 乙酰肼

D. 过氧化氢　　E. 乳酸

5. G-6-PD 缺乏时，下列哪种物质的变化是不正确的(　　)

A. NADP ↑　　B. NADPH ↓　　C. GSH ↓

D. H_2O_2 ↓　　E. GSSG ↑

6. G-6-PD 缺乏症患者可放心食用(　　)

A. 喹啉类抗疟药　　B. 磺胺药　　C. 阿司匹林等镇痛解热药

D. 蚕豆　　E. 黄豆

7. 在酒精中毒的过程中，乙醛脱氢酶的作用是(　　)

A. 使乙醇代谢为乙醛　　B. 使乙醛代谢为乙酸　　C. 使乙醇代谢为乙酸

D. 使乙酸代谢为乙醛　　E. 使乙酸代谢为乙醇

8. 能使烟雾中多环芳烃类化合物活化的酶是(　　)

A. ADH　　B. NADH　　C. ALDH

D. AHH　　E. GSH

二、简答题

1. 如何理解药物反应的多样性及遗传基础？

2. 根据所学知识，判断黄种人与白种人相比哪个更容易酒精中毒？为什么？

3. 有何证据证明吸烟是肺癌发生的遗传因素？

（濮阳医学高等专科学校　田廷科）

第十二章

表观遗传学

学习目标

1. 掌握　表观遗传学的概念，主要研究内容。
2. 熟悉　DNA 甲基化、组蛋白修饰、RNA 调控等表观遗传学研究内容的相关机制。
3. 了解　表观遗传学与医学的关系，表观治疗。

在研究“种瓜得瓜，种豆得豆”的自然现象的过程中，传统遗传学一直认为遗传物质的基础是核酸，所有与生命有关的遗传信息都储存在核酸的碱基序列中。DNA 双螺旋结构被发现以后，遗传的中心法则也得到了不断总结和完善。通常认为 DNA 是遗传物质的主要载体，它将遗传信息传递给 RNA，进一步指导蛋白质的翻译。DNA 碱基序列的改变会导致生物体表型的改变，同时这种改变会向下一代进行传递。但随着研究的不断深入，人们发现一些无法解释的现象，例如：马、驴正反杂交后的后代差异；具有完全相同基因组的同卵双生的 2 个人，在相同环境中长大后，诸如性格、健康等方面会有较大的差异，这些现象都不符合经典遗传学理论预期的情况。孟德尔理论认为来自双亲的 1 对同源染色体或等位基因，在功能上是相同的，共同影响 1 对相对性状的形成；当同一染色体或等位基因发生改变时，由不同性别的亲本传给子代会导致不同的表型。

1942 年，Waddington 在描述生物体的基因型和表型之间的因果关系时第一次提出了表观遗传学（epigenetics）。随着生命科学进入基因组学时代，人们对基因及其功能的进一步认识，逐步发现在不改变基因组 DNA 序列的情况下，通过对 DNA 和组蛋白的不同修饰作用，不仅可以影响个体的发育，而且相关基因的表达及功能的改变能够遗传下去。1999 年，Wollfe 把表观遗传学明确定义为研究没有 DNA 序列差异的、可遗传的基因表达改变。

传统遗传学与表观遗传学有何联系和区别？

笔记栏

第一节　表观遗传学概述

一、表观遗传学的概念

表观遗传学是20世纪80年代逐渐兴起的遗传学分支的一门学科，是研究生物体或细胞表观遗传变异的学科，又称为“拟遗传学”“表遗传学”“外遗传学”及“后遗传学”。表观遗传学是与遗传学相对应的概念。遗传学是指基于基因序列改变所致基因表达水平变化，如基因突变、基因杂合丢失和微卫星不稳定等；而表观遗传学则是指基于非基因序列改变所致基因表达水平变化，如DNA甲基化和染色质构象变化等；表观基因组学（epigenomics）则是在基因组水平上对表观遗传学改变的研究。

表观遗传学开创了一个研究生命科学的新的研究领域，它从基因序列改变以外的作用因素探索疾病发生的机制，研究基因修饰作用产生的表型变化和调节基因对个体细胞的发育与分化所发挥的关键作用，这对研究人类肿瘤、免疫等许多重大疾病的发生和防治具有极其重要的意义。

二、表观遗传学的研究内容

表观遗传学的研究内容包括哪些？

一个多细胞生物机体不同类型的细胞之间存在着基因表达模式（gene expression pattern）差异，这造成了不同类型细胞的基因型即使完全一样，它们的表型也是各不相同的。基因表达模式在细胞传代的可遗传性并不依赖细胞内的DNA序列信息。基因表达模式的信息标记又称为表观遗传修饰（epigenetic modification）。

表观遗传修饰的现象包括DNA甲基化、组蛋白修饰、基因组印记、基因沉默、核仁显性、休眠转座子激活和RNA编辑等。与经典遗传学以研究基因序列影响生物学功能为核心相比，表观遗传学主要研究这些“表观遗传现象”建立和维持的机制。

表观遗传学的研究内容主要包括两类，一类为基因选择性转录表达的调控，有DNA甲基化、基因印记、组蛋白共价修饰和染色质重塑；另一类为基因转录后的调控，包括基因组中非编码RNA、微小RNA、反义RNA、内含子及核糖开关等。

第二节　表观遗传现象

一、DNA甲基化

DNA甲基化是指在DNA甲基化转移酶（DNA methyl-transferase，DNMT）的催化作用下，在DNA基因组上的CpG二核苷酸的胞嘧啶第5′碳原子上以共价键结合1个甲基，将胞嘧啶转变为5′-甲基胞嘧啶（5-methylcyosine，5-mC）。这种DNA甲基化修饰是一种共价化学修饰，通常发生在5′碳原子胞嘧啶上，由*S*-腺苷甲硫氨酸提供甲基，在细胞的正常发育、调节基因表达及基因稳定性中起着至关重要的作用。

DNA 甲基化是真核生物正常而普遍的修饰方式,也是哺乳动物基因表达调控的主要表观遗传学形式。DNA 甲基化后核苷酸顺序及组成虽未发生改变,但基因表达受影响。哺乳动物基因组 DNA 中 5-mC 占胞嘧啶总量的 2%~7%,绝大多数 5-mC 存在于 CpG 二核苷酸。在结构基因的调控区段,CpG 二核苷酸常以成簇串联的形式排列。结构基因的 5′端附近富含 CpG 二核苷酸的区域称为 CpG 岛。在哺乳类基因启动子中,约 40% 含有 CpG 岛。CpG 岛中的 5-mC 会阻碍转录因子复合体与 DNA 的结合,所以 DNA 甲基化一般与基因沉默相关联;而非甲基化一般与基因的活化相关联。去甲基化则往往与 1 个沉默基因的重新激活相关联(图 12-1)。

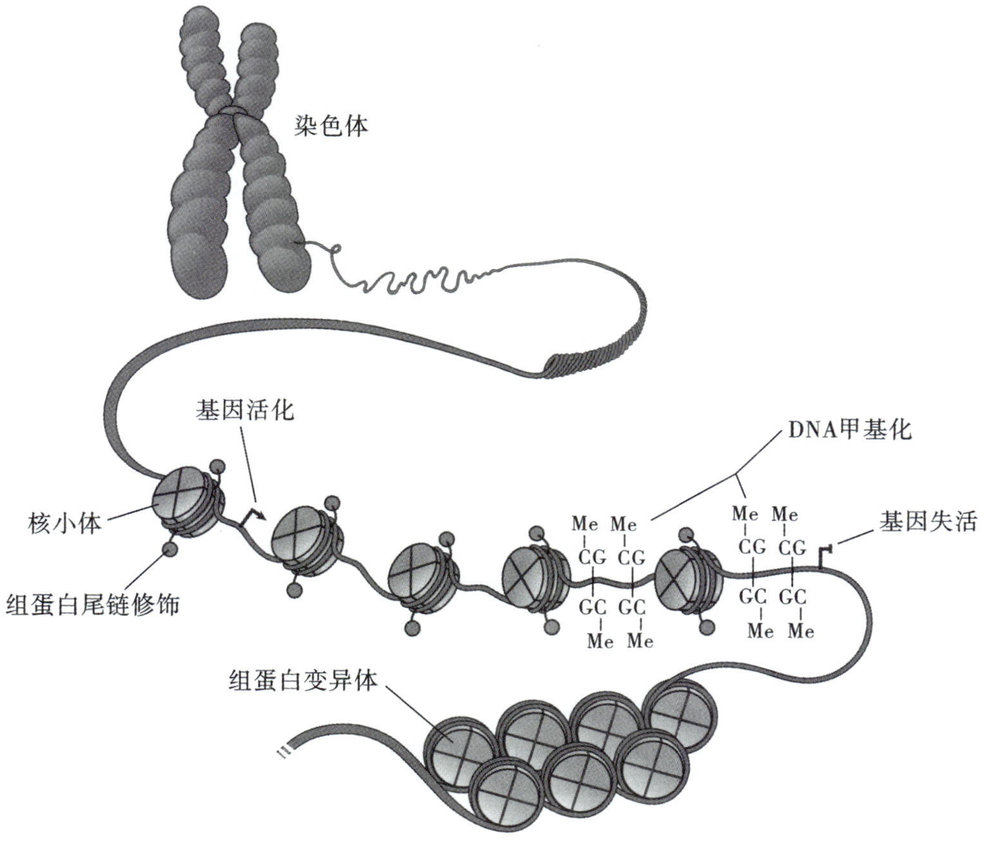

图 12-1 DNA 甲基化、组蛋白修饰

DNA 甲基化通过 DNA 甲基转移酶将 *S*-腺苷甲硫氨酸上的甲基转移至胞嘧啶核苷酸的第 5 位碳原子。在哺乳动物细胞中,人们已经发现了 3 种具有催化活性的 DNMT,即 DNMT1、DNMT3a 和 DNMT3b。当 1 个甲基化的 DNA 序列复制时,新合成的 DNA 双链半甲基化,即只有母链有完整的甲基化标记,而另一条链会经 DNMT1 的催化在与母链上 5-mC 对称的位置上使相应的胞嘧啶甲基化。因此,DNMT1 主要在 DNA 复制中维持 DNA 甲基化型的存在,DNMT3a 和 DNMT3b 则是不依赖半甲基化 DNA 分子中的甲基化模板链而从头开始合成 5-mC 的从头甲基化酶。这些 DNMT 及 DNA 去甲基化酶在 DNA 甲基化型的建立、维持和改变中相互协调,是基因表达表观遗传学调节的重要基础之一。

笔记栏

正常情况下，人类基因组中非编码序列中的 CpG 二核苷酸相对稀少，并且总是处于甲基化状态；与之相反，人类基因组中大小为 100 ~ 1 000 bp 的 CpG 岛则总是处于未甲基化状态，并且与约 56% 的人类基因组编码基因相关。由于 DNA 甲基化与人类发育和肿瘤疾病的关系密切，特别是 CpG 岛甲基化所致抑癌基因转录失活问题，DNA 甲基化已经成为表观遗传学和表观基因组学的重要研究内容。

二、组蛋白修饰

组蛋白修饰的类型有哪些？

组蛋白是核小体的重要组成部分，基因正常表达除需要相应的转录因子诱导和启动子区低甲基化外，还需要组蛋白修饰必须处于激活状态。组蛋白上能够发生共价修饰的氨基酸残基称为修饰位点，通常位于 4 种常见组蛋白（H2A、H2B、H3 和 H4，尤其是后两种）的游离氨基酸残基末端上，这些组蛋白的氨基端可以被多种酶进行各种修饰，其中包括甲基化、乙酰化、磷酸化、腺苷酸化、ADP 核糖基化和泛素化等，这些修饰可以改变 DNA 与组蛋白的相互作用，使染色质的构型发生改变，从而影响和调控真核生物的基因表达。

组蛋白甲基化是由组蛋白甲基化转移酶（histonemethyl transferase，HMT）完成的，在组蛋白 N 末端尾部发生的甲基化修饰。甲基化可发生在组蛋白的赖氨酸和精氨酸残基上，而且赖氨酸残基能够发生单、双、三甲基化，而精氨酸残基能够单、双甲基化，这些不同程度的甲基化极大地增加了组蛋白修饰和调节基因表达的复杂性。甲基化的作用位点在赖氨酸（Lys）、精氨酸（Arg）的侧链 N 原子上。组蛋白 H3 的第 4、9、27、36 位及 H4 的第 20 位 Lys，H3 的第 2、17、26 位及 H4 的第 3 位 Arg 都是甲基化的常见位点。组蛋白的甲基化多导致基因沉默，去甲基化则相反。

组蛋白乙酰化是这些修饰中研究得最多的。组蛋白乙酰化与基因活化及 DNA 复制相关，组蛋白的去乙酰化与基因的失活相关。乙酰化转移酶主要是在组蛋白 H3、H4 的 N 端尾上的赖氨酸加上乙酰基，去乙酰化酶则相反，不同位置的修饰均需要特定的酶来完成。乙酰化可能通过对组蛋白电荷及相互作用蛋白的影响，来调节基因转录。乙酰化酶家族可作为辅激活因子调控转录，调节细胞周期，参与 DNA 损伤修复，还可作为 DNA 结合蛋白。去乙酰化酶家族则和染色体易位、转录调控、基因沉默、细胞周期、细胞分化和增殖及细胞凋亡相关。

相对而言，组蛋白的甲基化修饰方式是最稳定的，所以最适合作为稳定的表观遗传信息。而乙酰化修饰具有较高的动态，其他的修饰方式相对不稳定。这些修饰更为灵活地影响染色质的结构与功能，通过多种修饰方式的组合发挥其调控功能。所以称这些能被特异识别的修饰信息为组蛋白密码。这些组蛋白密码组合变化非常多，因此组蛋白共价修饰可能是更为精细的基因表达方式。另外，研究发现 H2B 的泛素化可以影响 H3K4 和 H3K79 的甲基化，这提示了各种修饰间也存在着相互的关联。

知识拓展

抑郁症与表观遗传学

抑郁症又称抑郁障碍，以显著而持久的心境低落为主要临床特征，是心境障碍的主要类型。至今抑郁症的病因并不非常清楚，但可以肯定的是，生物、心理与社会环境诸多因素均参与了抑郁症的发病过程。生物学因素主要涉及遗传、神经生化、神经内分泌、神经再生等方面，以上这些因素并不是单独起作用的，强调遗传与环境或应激因素之间的交互作用及这种交互作用的出现时点在抑郁症发生过程中具有重要的影响。最新的研究显示，部分抑郁症相关因素与下丘脑-垂体-肾上腺轴相关基因、前额皮质 p11 启动子区、胶质细胞源性神经营养因子启动子区等的甲基化有关；在参与下丘脑-垂体-肾上腺反应及抗抑郁治疗的启动子区，某些部位甲基化水平发生了改变。此外，组蛋白的乙酰化和甲基化在抑郁症和抗抑郁治疗中也起着重要的作用，如 *Bdnf* 和 *GR* 基因在海马中的变化。

三、RNA 调控

非编码 RNA 调控主要是指哪些 RNA？

功能性非编码 RNA(noncoding RNA，ncRNA)在基因表达中发挥重要的作用，对防止疾病的发生有重要作用，通常是指不能翻译蛋白质的 RNA，如 tRNA、rRNA 等。按照它们的大小可分为长链非编码 RNA 和短链非编码 RNA。长链非编码 RNA 在基因簇以至于整个染色体水平发挥顺式调节作用。长链非编码 RNA 常在基因组中建立单等位基因表达模式，在核糖核蛋白复合物中充当催化中心，对染色质结构的改变发挥着重要的作用。短链 RNA 在基因组水平对基因表达进行调控，其可介导 mRNA 的降解，诱导染色质结构的改变，决定着细胞的分化命运，还对外源的核酸序列有降解作用，以保护本身的基因组。近年来基因表达研究表明，起着重要调控作用的非编码 RNA 主要包括短链 RNA，为小干扰 RNA(short interfering RNA，siRNA)和微小 RNA(microRNA，miRNA)，前者是 RNA 干扰的主要执行者，后者也参与 RNA 干扰，但有自己独立的作用机制。siRNA 是一类长约 22 个核苷酸的双链小分子 RNA，能够在外源性核酸诱导下产生，可作用于 mRNA 任何部位，激发与之互补的目标 mRNA 沉默，导致靶基因降解将其清除，形成基因的转录后水平调控，对预防传染病具有重要的作用。miRNA 是一类长约 22 个核苷酸的非编码小分子 RNA，其主要通过促使靶 mRNA 降解或抑制其翻译来调节靶基因的表达，在细胞分化、增殖和凋亡，个体发育、机体代谢及病毒感染中具有重要作用。

非编码 RNA 不仅能对整个染色体进行活性调节，也可对单个基因活性进行调节，它们对基因组的稳定性、细胞分裂、个体发育都有重要的作用。RNA 干扰是研究人类

笔记栏

疾病的重要手段，通过其他物质调节 RNA 干扰的效果及实现 RNA 干扰在特异的组织中发挥作用是未来 RNA 干扰的研究重点。

四、遗传印迹（基因组印迹）

遗传印记的主要特点有哪些？

基因组印记是指来自父方和母方的等位基因在通过精子和卵子传递给子代时发生了差异化修饰，使带有亲代印记的等位基因具有不同的表达特性，这种修饰常为 DNA 甲基化修饰，也包括组蛋白乙酰化、甲基化等修饰。在生殖细胞形成早期，来自父方和母方的印记将全部被消除，父方等位基因在精母细胞形成精子时产生新的甲基化模式（图 12-2），但在受精时这种甲基化模式还将发生改变；母方等位基因甲基化模式在卵子发生时形成，因此在受精前来自父方和母方的等位基因具有不同的甲基化模式。新的研究资料显示，DNA 甲基化是产生遗传印记的主要原因，2 个亲本等位基因的差异性甲基化造成了一个亲本等位基因的沉默，另一个亲本等位基因保持单等位基因活性。

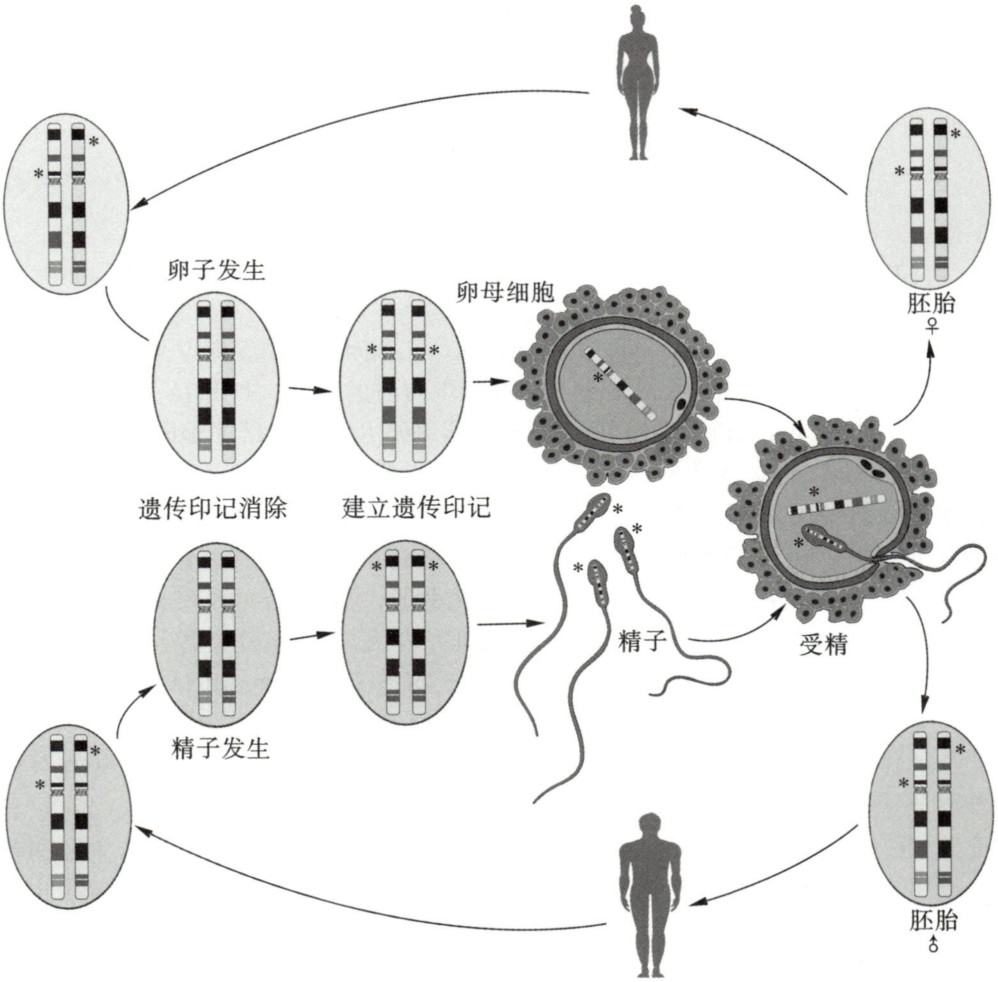

图 12-2　不同亲本来源的遗传印记

遗传印记主要与DNA甲基化、染色质结构变化、DNA复制时机的变化和非编码RNA的调节作用有关。其主要特点如下:①遗传印记普遍存在于基因组;②遗传印记基因的内含子较小,且印记基因雄性重组率高于雌性;③印记基因组织特异性表达;④遗传印记在传代过程中可发生逆转,即个体产生配子时上代印记消除,重新生成印记。

五、X染色体失活

雌性哺乳动物体细胞有2条X染色体,而雄性只有1条X染色体,为了保持平衡,1961年M. F. Lyon提出了关于雌性中的1条X染色体会随机发生永久失活的假说,这又称为X染色体的剂量补偿(dosage compensation)。哺乳动物雌性个体的X染色体失活遵循$n-1$法则,不论有多少条X染色体,最终只能随机保留1条的活性。X染色体的失活是典型的表观遗传现象,并且是以整个染色体为靶标的表观遗传修饰特例。

X染色体失活是由X失活中心(X-inactivation center,XIC)顺式控制,包括一系列复杂的过程,如启动、扩展、计数、选择、维持等。X染色体失活一旦建立则保持稳定,在所有子细胞中均失活同一条X染色体。X染色体失活中心是X染色体失活的主控开关座位,携带有XIC的X染色体可以顺式启动失活。已知的研究显示人类X染色体上的1个XIC位于Xq13.3区段,是长约1 Mb的编码序列,包含4种与X染色体失活的相关基因:*Xist*、*Xce*、*Tsix*和*DXPas34*。*Xist*基因是X染色体上启动最早的基因,但它的转录产物没有可读框(open reading frame,ORF),2条X染色体的*Xist*基因都能从上游启动子启动相应RNA的稳定转录,但随后只有1条X染色体产生的*Xist* RNA将这条染色体自身整体包裹,并启动异染色质化和失活过程,而另一条转录生成的*Xist* RNA很快裂解,这条X染色质则呈现常染色质状态,整条染色体上的基因都有表达活性。第二个基因*Xce*在基因组中的组成与X染色体的随机失活中的选择有关,当*Xce*处于纯合状态时,在体细胞中的X失活是完全随机的,而在杂合态时,失活就不完全随机。第三个基因*Tsix*是位于*Xist*下游的顺式调控元件,其中包括CTCF的结合位点,提示两者可能协同起着*Xist*外源开关的功能。*DXPas34*基因富含CpG,包括1个15 000 bp的微卫星重复序列,提示对X染色体失活有一定调控作用。

六、其他表观遗传现象

(一)染色质重塑

染色质和单个核小体内发生的结构改变称为染色质重塑。在真核生物中,基因转录的起始和染色质之间存在密切的联系。染色质重塑复合物通过改变染色质结构,调控基因表达,进而影响细胞的生物学功能。一部分染色质重塑复合物依靠水解ATP提供能量来完成染色质结构的改变,根据水解ATP的亚基不同,可将复合物分为SWI/SNF复合物、ISW复合物及其他类型的复合物。这些复合物及相关的蛋白均与转录的激活和抑制、DNA的甲基化、DNA修复及细胞周期相关。另一部分染色质重塑复合物(如SAGA)则是通过对组蛋白尾部特定氨基酸进行共价修饰,导致组蛋白与DNA的结合发生松动,进而对目标基因表达进行调控。

笔记栏

(二)假基因和内含子

假基因现象是在1977年研究非洲爪蟾核糖体RNA时最早发现的。人类基因组中存在与基因数量相等的假基因,由于突变积累的结果而失活,其与功能基因的序列组成顺序相似,但不表达相应的正常功能。部分假基因含有大量的重复DNA序列,能够作用于特定基因,进而干预细胞的基因沉默机制,具有调节基因表达的作用。真核基因组中含有大量的内含子序列,研究表明这些内含子序列具有相似的剪切和转座子功能,直接作用于真核生物mRNA的选择性剪切,生成不同功能活性的RNA。最新研究发现,剪切后的内含子还可形成发夹状的miRNA,核内的miRNA来源于编码核糖体蛋白和细胞周期蛋白的原初转录物,利用RNAi相关机制调节特定基因的活性。

第三节 表观遗传学对医学的影响

(一)人类疾病涉及遗传学和表观遗传学两方面的异常

在人类生命活动过程中,人的健康与人类的遗传结构和其周围生活环境有密切关系。遗传物质的改变或环境因素的改变均可导致这种平衡的破坏而产生疾病。人类的遗传病是遗传物质改变所导致的疾病,主要涉及遗传学方面的变异,可分为单基因遗传病、多基因遗传病、染色体病和体细胞遗传病等。最新研究显示还有多种疾病并未涉及DNA序列改变,进而又可通过细胞有丝分裂或减数分裂传代表现为基因功能的异常和表型异常,这类疾病与表观遗传学有密切关系,具体表现为影响染色质结构和基因表达,导致复杂综合征、多因素疾病和肿瘤等。

(二)环境对基因的表观调控作用

在人类的进化过程中,环境一直在施加压力,选择对我们有利的遗传学突变。最新研究证明,人类的生活环境和生活方式能改变基因表达的调控,起到不容忽视的表观遗传学影响。DNA甲基化等表观遗传学修饰受到环境的强烈影响,但它们并不世代传递下去。不过,若是发生了控制表观遗传学修饰的DNA突变,这种调控就可以遗传给后代。这项研究表明,影响免疫的表观基因组改变是近期形成的,没有涉及基因控制。影响发育的表观基因组改变是很久以前形成的,有相应的基因控制元件,可以长期遗传下去。这些发现有助于理解为何有些人更容易患上特定疾病。研究这种表观遗传学改变对疾病易感性的影响是非常重要的。

动物实验表明,现代生活中的多种重金属(如镉、铬、甲基汞、镍等)、有机化学毒物(如三氯乙烯、二氯乙烯、三氯醋酸、苯、乙醇、甲醛等)、吸烟、无机砷、环境激素、低剂量放射线、饮食因素等都能导致表观遗传机制的改变,其主要的表观机制是DNA甲基化和组蛋白修饰的异常改变。重金属镉主要通过降低DNA甲基化水平以非竞争性方式抑制DNMT。现已证实,急性髓细胞性白血病的发病风险与暴露于高浓度苯密切相关,其特征是异常的全基因组低甲基化和基因特异性高甲基化或低甲基化。膳食营养缺乏等不仅能造成DNA损伤,而且可导致表观遗传学的改变,有研究表明,膳食中叶酸、微量元素硒和茶多酚等都能影响DNA甲基化和组蛋白修饰。

笔记栏

试分析老年痴呆症与表观遗传学的联系。

（三）表观遗传学与疾病

表观遗传学与传统遗传学最显著的区别在于，它对生物体而言是渐变的而非突变的过程，也可称为表观遗传漂变（epigenetic drift）。高等生物的正常发育受表观遗传调控机制的精密调控，DNA 甲基化、组蛋白修饰和染色质重塑等异常会直接导致细胞周期、DNA 的复制和修复异常，进而细胞的基因表达异常，常导致生物生长发育畸形、代谢紊乱、突变和肿瘤，对人类的影响具体表现为多种疾病。

表观遗传障碍在成人精神病、儿童自闭症和神经退行性病变的发生过程中起主要作用。研究表明，精神分裂症和情绪障碍与 *DNMT* 基因有关，该基因在脑组织中间神经元中过度表达，可引起基因高甲基化抑制脑组织中 Reelin 蛋白表达，Reelin 蛋白是维持正常神经传递、大脑信息储存和突触可塑性所必需的蛋白。此外，阿尔兹海默病也与叶酸缺乏导致的异常甲基化密切相关。

肿瘤的发生与表观遗传学也密切相关，最新研究显示人类的多种癌细胞都具有异常的 DNA 甲基化现象，而基因序列不发生改变。这种异常 DNA 甲基化具体表现为肿瘤局部相关基因的高甲基化和肿瘤中整体基因组的低甲基化。肿瘤抑制基因的高甲基化将导致肿瘤抑制基因沉默，如结肠癌、胃癌中 *TP53* 抑癌基因失活；DNA 修复基因的高甲基化将引起错配修复基因的沉默或引起 *TP53* 基因和 *KRAS* 基因突变甚至导致整体基因表达的异常。肿瘤中整体的低甲基化又可导致原癌基因的去甲基化激活，如原癌基因 *MYC* 激活及细胞染色体不稳定可引起肿瘤转移。此外，染色体重塑、遗传印记等其他表观遗传修饰的改变也被认为是细胞癌变的重要原因。

甲基化异常与先天自身免疫病具有密切的联系。自身免疫病涉及自身反应性淋巴细胞的激活，并伴有某些功能性亚群的极化，由此激活各种基因表达的表观遗传调控，其涉及相关辅助激活因子的参与。与智力发育障碍相关的疾病也被证实是由于表观遗传异常，即 X 染色体上的特定基因去甲基化而被激活所致，如女性最常见的雷特综合征。表观遗传异常不仅会导致染色体的改变，而且会引起学习能力的丧失，如脆性 X 染色体综合征。安格尔曼综合征、普拉德-威利综合征和贝-维综合征均与遗传印记引起的缺陷有密切的关系。常见的高血脂、糖尿病、动脉粥样硬化等代谢综合征的发展与表观遗传的遗传印记和 DNA 甲基化异常密切相关。

（四）表观治疗

与经典的基因突变相比，表观遗传学的变异具有潜在的可恢复性，从而可以通过相应的治疗恢复相关基因的正常活性与功能。表观遗传学调控是一个动态和可逆的形成正常或异常细胞表型的过程。在分子水平治疗过程中，可采取对介导表观遗传学信号转导的关键蛋白质家族（DNA 甲基转移酶、组蛋白去乙酰基酶、赖氨酸去甲基酶等）进行药物靶点治疗，从而达到治疗相关疾病的目的。目前临床上有两大类表观遗传药物应用于治疗，包括 DNA 甲基转移酶抑制剂和组蛋白去乙酰化酶抑制剂。利用人类 DNMT1 的催化区 D 模型设计相关的 DNA 甲基转移酶抑制剂（DNMT inhibitor，DNMTi），能够与活性催化部位非共价结合，进而可使 DNA 甲基化沉默。目前这一策略多用于治疗血液系统疾病（如骨髓增生异常综合征）和多型白血病，常见药物有地西他滨、阿糖胞苷等。组蛋白去乙酰化酶抑制剂可以抑制细胞内相对应的组蛋白去乙酰化酶的活性，使细胞内组蛋白的乙酰化程度增加，进一步提高 *TP53*、*CDKN1A* 等基

笔记栏

因的表达,进而抑制肿瘤细胞的增殖,诱导其分化和凋亡,常见的药物如曲古抑菌素、苯丁酸钠、缩酚酸肽等。最新研究表明,利用 miRNA 和 siRNA 等小分子 RNA 治疗肿瘤正成为备受关注且应用前景好的研究领域。展望未来,随着表观遗传治疗研究的深入,会有更多的治疗策略和安全、高效的相关药物应用于临床,这对于推动医学的发展具有重要的意义。

复习知识要点

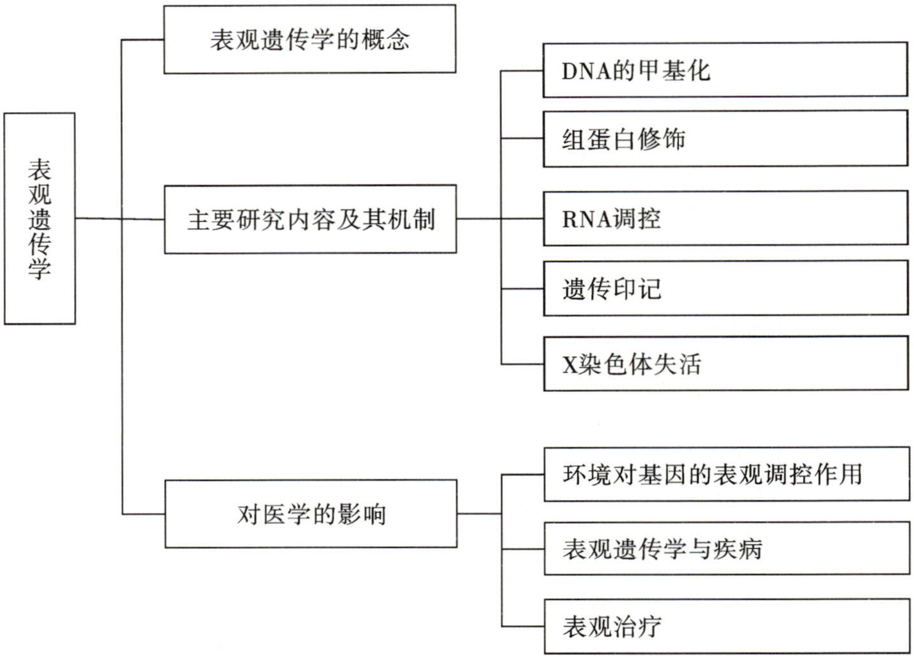

问题分析与能力提升

早在几百年前,古人就已发现驴和马正交、反交,其子代有相互差异。如雌性马和雄性驴交配时,生育马骡,而以雄性马和雌性驴交配时,生育驴骡。两者相比,马骡更像马,驴骡更像驴。研究表明,人类跟动物一样有些数量性状也只继承父系或母系的遗传特征,而不是表现为父母同一性状的平均值。

问题:①上述现象符合正常遗传规律吗?②导致上述现象的根本原因是什么?

同步练习

一、单项选择题

1. 催化 DNA 甲基化的酶是(　　)

A. DNA 甲基连接酶　　B. DNA 聚合酶　　C. DNA 解链酶

D. DNA 连接酶　　E. DNA 修复酶

笔记栏

2. 在 DNA 甲基化过程中,下列可发生甲基化的碱基是(　　)

A. 腺嘌呤　　B. 鸟嘌呤　　C. 胞嘧啶

D. 胸腺嘧啶　　E. 尿嘧啶

3. 调控印记基因的是(　　)

A. 启动子　　B. 增强子　　C. 绝缘子

D. 印记控制区　　E. 侧翼序列

4. CpG 岛主要位于结构基因的(　　)

A. 5′端　　B. 3′端　　C. 5′端或 3′端

D. 5′端和 3′端同时都要有　　E. 以上都不对

5. 常见的组蛋白修饰不包括(　　)

A. 乙酰化　　B. 甲基化　　C. 磷酸化

D. 泛素化　　E. 脱羧基化

6. 表观遗传不涉及下列哪种现象(　　)

A. 基因突变　　B. 细胞分化　　C. 肿瘤发生

D. 细胞衰老　　E. 个体发育

二、简答题

简述表观遗传学的概念和主要研究内容。

(张　冬)

第十三章

遗传病的诊断

学习目标

1. 掌握　常见遗传病的诊断方法。
2. 熟悉　遗传病的皮肤纹理检查及方法。
3. 了解　遗传病的基因诊断。

遗传病的诊断是一项复杂的工作，几乎涉及各个临床学科。它既有与其他疾病相同的诊断方法，也需要用一些遗传学特殊诊断手段，包括病史采集、症状与体征、家系分析、染色体检查、生化检查、基因诊断等，遗传病的特殊诊断手段往往是确诊的关键。遗传学诊断方法既可以对出现症状的患者进行诊断，也可以对未出现症状的和出生前的患者进行诊断。遗传病的诊断是遗传咨询和开展防治工作的基础。

第一节　遗传病的临床诊断

一、病史、症状、体征

你作为一名遗传咨询工作者，如何对受试者进行相应的诊断并提供意见和建议？

（一）病史

由于遗传病多有家族聚集现象，因此采集病史的准确性极为重要。除一般病史外，还应注重以下几个方面。

1. 家族史　采集家族史时，应特别注意患者和代述人由于文化程度、记忆能力、精神状态、思维能力、判断能力等因素，对症状、体征的描述不够准确或不全面；还应注意患者或代述人是否提供了假材料等。

2. 婚姻史　着重了解婚龄、次数、配偶健康状况及是否为近亲婚配。

3. 生育史　着重询问生育年龄、子女数目及健康状况，有无流产、死产和早产。如有新生儿死亡或患儿，除询问父母及家庭成员上述情况外，还应了解患儿有无产伤、窒息，孕早期有无患病毒性疾病和接触过致畸物质等。

（二）症状和体征

遗传病和其他疾病既有相同的症状和体征，又有其本身特异的综合征，这是进行初步诊断的重要线索。例如:智力发育障碍,汗液、尿液有特殊腐臭味,提示苯丙酮尿症;智力发育障碍伴白内障、肝硬化等,提示半乳糖血症;智力低下、生长发育迟缓并伴眼间距宽、眼裂小、鼻根低平、张口伸舌等,可考虑先天愚型;下肢无力、走路呈鸭步形态、上楼梯困难,提示进行性假肥大性肌营养不良。

由于许多遗传病可表现相同或相似的表现型特征,如有124种遗传病表现为先天性聋哑;有17种遗传病表现为短肢畸形;许多先天性代谢缺陷病和染色体病都有智力发育障碍。而且同一疾病在不同个体表现也不尽相同,单凭症状和体征做出诊断是很困难的,因此必须结合实验室检查和辅助检查等遗传病特殊诊断手段,才能提高遗传病的诊断水平。

二、系谱分析

系谱分析是诊断遗传病的重要步骤。系谱分析的目的:①判断遗传病与非遗传病,若为遗传病,患者亲属发病率明显高于一般人群,血缘越近发病率越高;②判断单基因遗传病与多基因遗传病,单基因遗传病为质量性状,而多基因遗传病为数量性状;③确定该病的遗传方式,比如是显性遗传还是隐性遗传,是常染色体遗传还是性染色体遗传。

系谱采集过程中的注意事项:①了解被调查对象的文化程度、家庭成员的分散程度、年龄、记忆和判断能力等因素;②不要遗漏家庭成员的隐私问题,如非婚子女、养子养女、同父异母、异父同母等,应细心劝说被调查者积极配合,避免影响调查结果的真实性;③重点记录家族史、婚姻史和生育史;④注意收养、过继、近亲婚配和非婚生育等情况。

系谱分析时的注意事项:①某些遗传病表现异质性,或某些显性遗传病外显不全而呈现"隔代"现象;②可供分析的家庭成员过少,或某些关键性的家庭成员的资料无法获得;③由于某些遗传病迟发表现,导致系谱的遗传方式不够典型;④由于产生新的突变基因,缺乏子代材料可供分析而得不出正确的判断。

三、实验室检查

实验室检查主要是进行细胞遗传学检查、生化检查和基因诊断。

(一)细胞遗传学检查

1. 染色体检查　染色体检查又称为核型分析,是确认染色体病的主要方法。主要适用于染色体异常综合征的诊断,它可以从形态学的角度直接观察染色体数目和结构是否出现异常。实际应用时应结合临床表现进行分析才能得出正确诊断。其标本可取自胎儿的脐带血、羊水脱落细胞、绒毛细胞、外周血等组织。

一般认为出现下列情况时进行染色体检查:①有明显的智力发育障碍、生长迟缓或伴有其他先天畸形者;②夫妇之一有染色体异常,如嵌合体;③多发性流产妇女及丈夫;④家族中已有染色体异常或先天畸形的个体;⑤原发闭经和女性不孕症患者;⑥无精子症男子和男性不育症;⑦两性内外生殖器畸形者;⑧疑为先天愚型的患儿及其父母;⑨性腺发育障碍和先天性睾丸发育不全者;⑩智力低下伴大耳、大睾丸或多动症患者。

2. 性染色质检查　性染色质检查主要用于疑为两性畸形或性染色体数目异常的疾病诊断或产前诊断,但确诊仍需依靠染色体检查。检查材料主要是发根鞘细胞、皮肤或口腔上皮细胞、女性的阴道上皮细胞,也可取绒毛和羊水中的胎儿脱落细胞等。

笔记栏

(二)生化检查

基因突变引起的单基因遗传病表现在酶和蛋白质的质和量的改变。因此,酶和蛋白质的定性和定量分析是诊断单基因遗传病或分子代谢病的主要方法。

1.代谢产物的检测　酶缺陷导致一系列生化代谢紊乱,从而使代谢中间产物、底物、终产物或旁路代谢发生变化。因此,检测某些代谢产物的质和量的改变,可间接反映酶的变化,借以诊断某些遗传性酶病。如疑为苯丙酮尿症患者,可检测血清中苯丙氨酸或尿中苯丙酮酸浓度而做出诊断。

2.酶和蛋白质的分析　基因突变引起的单基因遗传病主要是特定的酶、蛋白质的质和量改变的结果。对酶活性的改变和蛋白质含量测定,是确认某些单基因遗传病的主要方法。

检测酶和蛋白质的标本主要是血液和特定的组织、细胞,如肾组织、肝细胞、皮肤成纤维细胞、肠黏膜细胞等。应注意,一种酶缺乏不一定在所有组织中都能检出,如苯丙氨酸羟化酶只在肝细胞中表达,必须用肝活检,而在血细胞中无法得到。

(三)基因诊断

基因诊断又称为分子诊断,是利用 DNA 分析技术,直接从基因水平(DNA 或 RNA)检测遗传病的基因缺陷而做出诊断。基因诊断能明确指出个体是否发病、存在的基因缺陷并揭示其基因状态。它和传统的诊断方法主要差异是直接从基因型推断表型,即越过基因产物直接检查基因的结构而做出产前或发病前的早期诊断。

基因诊断的特点:①不受材料来源影响,不论是淋巴细胞、羊水脱落细胞还是绒毛细胞,只要取到一小部分组织或胚胎细胞,提取 DNA 进行结构分析即可做出诊断,而且对各种遗传病的检测方法一致,便于实际应用;②症状前诊断,尤其对于一些延迟显性疾病如亨廷顿病;③产前诊断,避免患儿出生,提高人口质量。

基因诊断的方法主要包括分子杂交、DNA 体外扩增(聚合酶链反应)、DNA 单链构象多态性分析法等。

第二节　产前诊断

产前诊断又称为宫内诊断,是对胚胎或胎儿在出生前是否患有某种遗传病或先天畸形做出准确的诊断,从而防止有严重遗传病、智力障碍及先天畸形的患儿出生。产前诊断对减少患儿出生、提高人口素质有重要意义。

一、产前诊断的对象

其一,夫妇一方有染色体数目或结构异常,或者为染色体平衡易位携带者。

其二,夫妇一方为单基因遗传病患者。

其三,生育过单基因遗传病患儿或先天性神经管畸形儿的孕妇。

其四,夫妇一方有神经管畸形。

其五,具有两次以上不明原因流产的孕妇或生育过多发性畸形儿的孕妇。

其六,具有遗传病家族史,以及近亲婚配的孕妇。

其七，已知为 X 连锁隐性遗传病携带者的孕妇。

其八，早期服用过致畸药物或夫妇之一有明显致畸因子接触史的孕妇。

二、产前诊断技术

产前诊断技术分为 4 类：直接观察胎儿的表型改变、染色体检查、生化检查和基因诊断。直接观察胎儿可用胎儿镜或 B 型超声波扫描等；染色体检查、生化检查和基因诊断都需要通过绒毛取样和羊膜穿刺取样后再完成。

（一）产前诊断的观察技术

1. 超声波检查　有 A、B、M 型超声仪和超声多普勒仪，常用的是 B 型超声。B 型超声仪是一种对胎儿和母体均无伤害的产前检查方法，其优点是图像清晰、分辨力强，现已被广泛使用。据统计，有 280 多种先天畸形可通过超声仪检出，包括胎儿水肿、羊水过多、葡萄胎、无脑儿、脑膨出、脑积水、先天性心脏病、肺发育不全、腹腔畸形等多种异常；还可做胎盘定位，以及选择羊膜穿刺的进针部位和绒毛吸取术的部位。

2. 胎儿镜检查　胎儿镜是一种带有羊膜穿刺的双套管的光导纤维内镜。可在妊娠 15 ~21 周进行操作。直接插入羊膜腔中观察胎儿的外形，如五官、四肢、手指和脚趾及各个器官等是否正常、有无畸形等；也可用于抽取羊水或胎儿血样，对某些遗传病进行宫内治疗。由于 B 型超声的应用，此方法已少用。

3. X 射线检查　主要用于检查 18 周以后胎儿骨骼发育情况。可诊断胎儿的先天畸形，尤其是骨骼畸形，如无脑儿、四肢畸形等，但由于 X 射线对胎儿有一定影响，现已极少使用。

（二）产前诊断的取材技术

1. 绒毛吸取术　绒毛取样一般于妊娠 5 ~11 周时进行（图 13-1）。绒毛经处理或以短期培养后进行染色体分析、酶和蛋白质检测和直接抽取 DNA 进行基因分析。该方法适用于遗传性酶病和分子病的产前诊断。

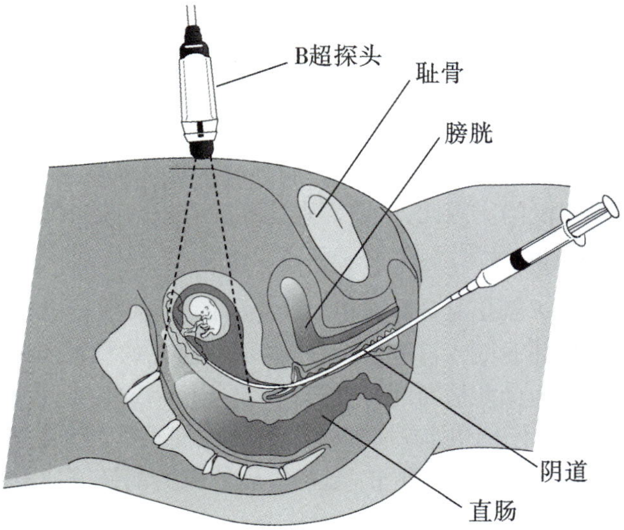

图 13-1　超声引导下经阴道绒毛取样

笔记栏

2. 羊膜穿刺术　羊膜穿刺抽取羊水最佳时间是妊娠 16～20 周(此时羊水量多、胎儿浮动,穿刺时进针容易,且不易伤及胎儿)。羊水中有胎儿脱落细胞,体外培养后可进行染色体分析、酶和蛋白质检测、性染色质检查和提取 DNA 做基因分析(图 13-2)。

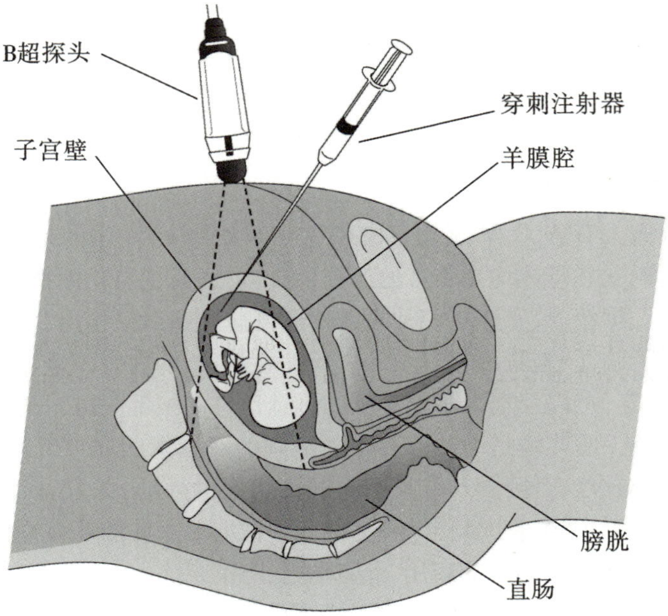

图 13-2　超声引导下羊膜穿刺取样

3. 脐带穿刺术　经母腹抽取胎儿脐静脉血,在 B 超指导下于孕中期、孕晚期(17～32 周)进行。脐血可做染色体或血液学各种检查,也可用于因羊水细胞培养失败,DNA 分析无法诊断而只能用胎儿血浆或血细胞进行生化检测的疾病。在一些情况下,可代替基因分析。例如:α-地中海贫血可直接测定 Hb Bart's;血友病可直接测定凝血因子Ⅷ。

(三)产前诊断的分析技术

产前诊断的分析技术有染色体检查、生化检查、基因诊断等。中国首个染色体病基因芯片开放式检测研究平台已建成。今后,只需取 10 mL 羊水或 2 mL 脐血就能进行全基因扫描,一次性检测 90 多种遗传病。我国每年新增 100 万出生缺陷人口,其中 25% 是由遗传病引起的。因此,产前筛查诊断能有效地减少出生人口缺陷。

(四)植入前诊断

植入前遗传学诊断是对具有遗传风险患者的胚胎进行种植前活检和遗传学分析,以选择无遗传病的胚胎植入宫腔,从而获得正常胎儿的诊断方法,可有效地防止遗传病患儿的出生。作为产前诊断的一种形式,它不仅用于诊断单基因疾病、X 连锁性疾病和染色体异常,还用于诊断有遗传倾向的迟发性疾病、母婴血型不合、HLA 配型和某些酶缺乏性疾病。其技术主要包括胚胎活检、聚合酶链反应及荧光原位杂交。

第三节　基因诊断

基因诊断(gene diagnosis)是以 DNA 或 RNA 为诊断材料,应用分子生物学技术,通过检查基因的结构及其表达功能来检测基因缺陷的方法。DNA 用于分析基因的结构,RNA 和蛋白质用于分析基因的功能。目前基因诊断的原理和技术不仅适用于遗传病,而且广泛应用于感染性疾病、法医、肿瘤等方面。这一技术还可以从基因水平了解遗传病异质性,有效地检出携带者。因此已成为遗传病诊断中的主要手段。

一、限制性内切酶片段长度多态性

限制性内切酶片段长度多态性(restriction fragment length polymorphism,RFLP)可用 Southern 印迹杂交法或聚合酶链反应扩增产物酶解法检出。碱基的变异可能导致限制性内切酶切位点的增加或消失,使得不同个体的 DNA 用同一种限制性内切酶切割时会出现长度差异,这种内切酶切点变化所导致的 DNA 片段长度的差异称为限制性内切酶片段长度多态性。这种限制性内切酶片段长度多态性反映了个体间 DNA 核苷酸可遗传的变异,其遗传遵循孟德尔定律,如镰状细胞贫血突变基因的限制性内切酶片段长度多态性基因诊断(图 13-3)。

二、聚合酶链反应

聚合酶链反应(polymerase chain reaction,PCR)是体外扩增 DNA 的常用技术,可以使特定的基因或 DNA 片段在短短的 2～3 h 内,在体外扩增几十万甚至几百万倍,扩增的片段可以用于直接电泳观察,也可以进一步深入分析。由于 PCR 灵敏度高、特异性好、操作方便,在我国发展很快。

三、DNA 测序

DNA 测序就是测定 DNA 的一级结构中碱基的顺序。扩增特定位点的 PCR 产物再做 DNA 测序,比较正常基因与突变基因的序列,可检测出突变的碱基类型和位点。

四、基因芯片技术

基因芯片技术是近年来发展十分迅速的大规模、高通量分子检测技术。其基本原理是核酸杂交,其基本过程是将许多特定的寡核苷酸片段或基因片段作为探针,有规律地排列固定于支持物上,形成矩阵点。利用基因芯片技术,不仅可以在 DNA 水平上寻找检测与疾病相关的内源基因和外源基因,而且可以在 RNA 水平上检测致病基因的表达异常,在遗传病和肿瘤的基因诊断中得到广泛的应用。

笔记栏

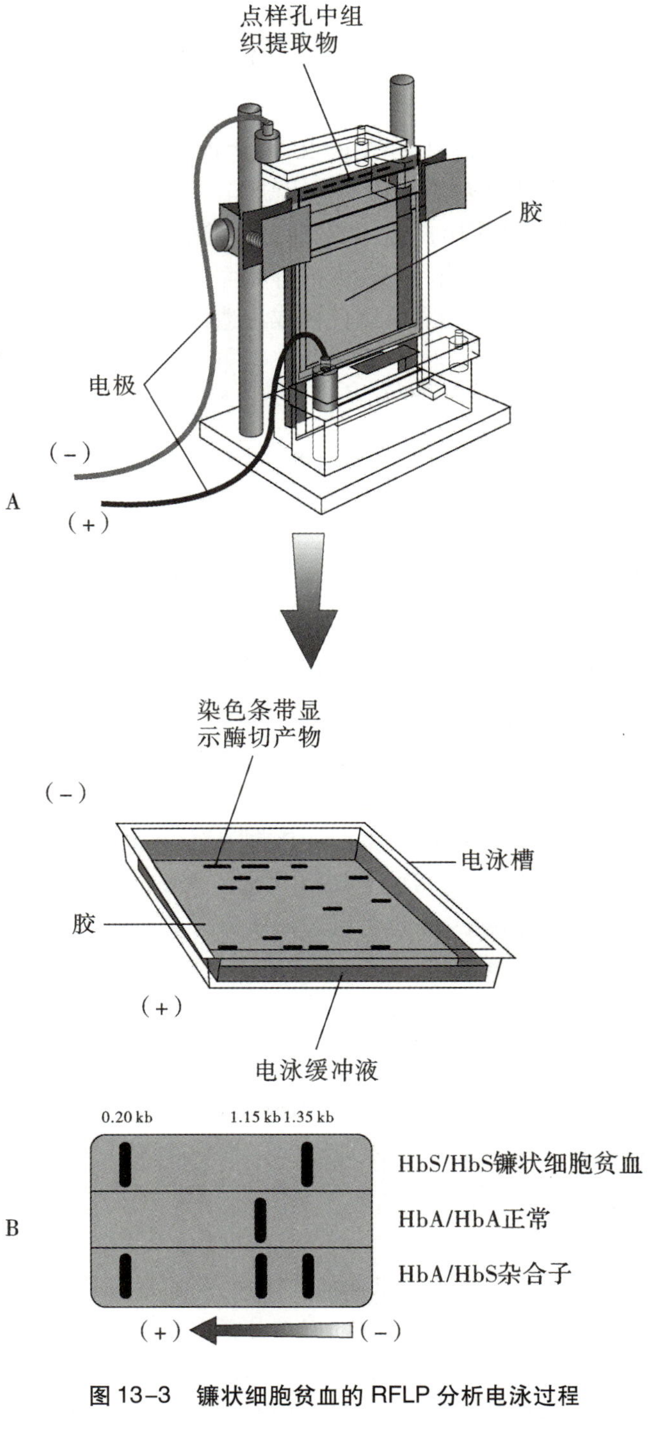

图 13-3　镰状细胞贫血的 RFLP 分析电泳过程

笔记栏

复习知识要点

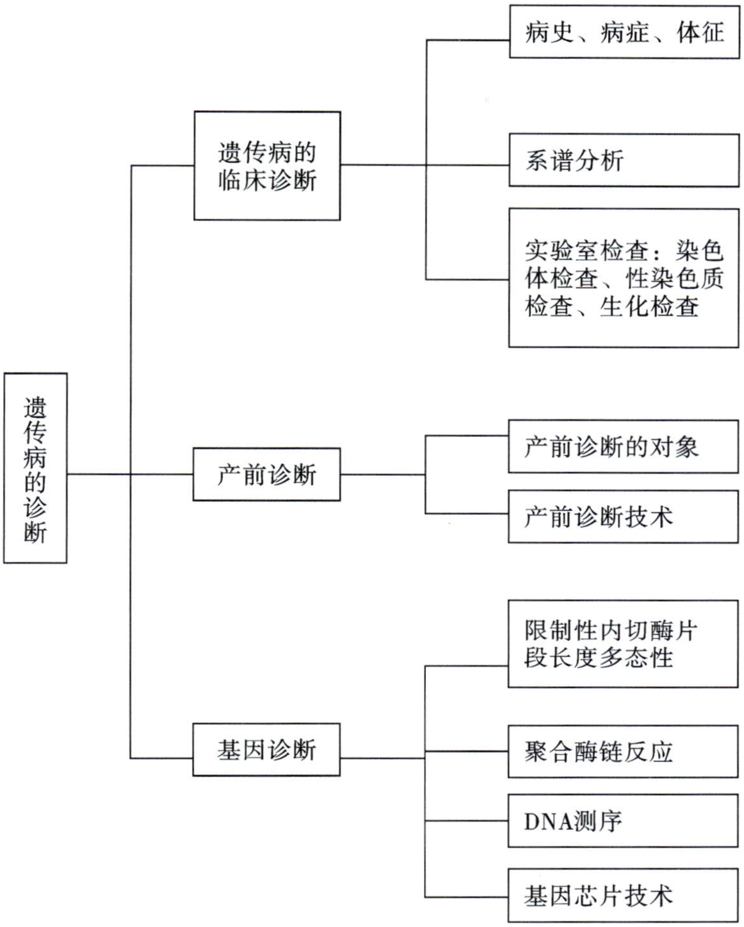

问题分析与能力提升

患儿，男性，6岁，有反复自发性或轻微损伤后出血不止的现象，父母均正常，家长怀疑是血友病。

问题：①对该患儿应做如何诊断以确定是否为血友病？②如果确诊为血友病，怎样指导患儿日常生活？③其父母若欲再生育后代，你会给予什么样的指导？

同步练习

一、单项选择题

1. 性染色质检查可以对(　　)进行辅助诊断？

A. 特纳综合征　　B. 21三体综合征　　C. 18三体综合征

D. 苯丙酮尿症　　E. 地中海贫血

笔记栏

2. 临床上诊断苯丙酮尿症患儿的首选方法是(　　)
A. 染色体检查　B. 生化检查　C. 系谱分析
D. 性染色质检查　E. 基因诊断
3. 进行产前诊断的指征不包括(　　)
A. 夫妇任一方有染色体异常　B. 曾生育过染色体病患儿的孕妇
C. 夫妇任一方为单基因遗传病患者　D. 曾生育过单基因遗传病患儿的孕妇
E. 年龄小于35岁的孕妇
4. 对孕妇及胎儿损伤最小的产前诊断方法是(　　)
A. 羊膜穿刺术　B. 胎儿镜检查　C. 绒毛取样
D. B超检查　E. X射线检查
5. 下列疾病应进行染色体检查的是(　　)
A. 21三体综合征　B. α-地中海贫血　C. 苯丙酮尿症
D. 进行性假肥大型肌营养不良　E. 白化病
6. 性染色质检查常辅助诊断(　　)
A. 常染色体数目畸变　B. 常染色体结构畸变　C. 性染色体数目畸变
D. 性染色体结构畸变　E. 性染色体数目畸变和结构畸变

二、简答题

1. 遗传病诊断中,哪些对象可接受染色体检查?
2. 基因诊断的基本原理是什么?

(周玉金)

第十四章

遗传病的治疗

学习目标

1. 掌握　遗传病药物治疗、饮食治疗原则，基因治疗的概念。
2. 熟悉　遗传病的传统治疗方法，基因治疗的策略。
3. 了解　遗传病基因治疗存在的问题。

现代医学遗传学的发展、人们对遗传病的认识逐渐深入，以及诊断水平的不断提高，给遗传病防治水平的提高奠定了基础。目前大多数遗传病尚缺乏根治的手段，主要采取对症治疗。随着分子遗传学的不断发展，越来越多的遗传病的发病机制得以阐明，使得遗传病的治疗有了长足的进展，在传统的手术治疗、药物治疗、饮食治疗等的基础上，又加入基因治疗，并逐步应用于临床，为遗传病的治疗开辟了光明的前景。

第一节　手术治疗

如果遗传病已经发展到出现明显的临床症状，特别是器官、组织已出现了各种损伤、畸形，可采用手术治疗的方法。手术治疗是指应用外科手术的方法对遗传病中的病损器官进行矫正、修补、切除、移植，从而有效地缓解或改善患者症状的方法。手术治疗主要包括手术矫正和器官移植。

手术治疗能否根治遗传病？为什么？

(一)手术矫正

外科手术矫正是手术治疗的主要手段。对遗传病所造成的畸形可用手术进行矫正或修补。例如，修补和缝合唇裂、腭裂，矫正先天性心脏畸形及两性畸形，切除多发性结肠息肉等。

对某些先天性代谢病，可以用手术的方法调整体内某物质的生化水平。例如，高脂蛋白血症Ⅱa型患者进行回肠空肠旁路手术后，肠道中胆固醇吸收减少，使患者体内胆固醇水平下降。

(二)器官或组织移植

根据遗传病患者受累组织和器官的不同情况，结合免疫学研究与技术的不断深

笔记栏

入，免疫排斥问题得到控制，有针对性地进行组织或器官的移植是治疗某些遗传病的有效方法。例如，对家族性多囊肾、遗传性肾炎等进行肾移植；对珠蛋白生成障碍性贫血和某些遗传性免疫缺陷患者施行骨髓移植术；对胰岛素依赖性糖尿病进行胰岛细胞移植术；对遗传性角膜萎缩症患者施行角膜移植术等。

第二节　药物治疗

若在出生以后，当遗传病发展到各种症状已经出现时，已造成机体器官的一定损害，此时的治疗就仅限于对症治疗，此类治疗主要是针对分子病和遗传代谢病。

（一）药物治疗的原则

家族性高胆固醇血症患者口服考来烯胺降低血胆固醇浓度，依据的治疗原则是什么？

药物在遗传病的治疗中往往起一定的辅助作用，从而改善患者的病情，减少痛苦。药物治疗的原则是“去其所余，补其所缺”。

1. 去其所余　去其所余主要针对一些遗传性代谢障碍的遗传病。遗传性酶促反应障碍，导致体内贮积过多的“毒物”，使用各种物理、化学方法将过多的毒物排除或抑制其生成，从而使患者的症状得到减轻或明显的改善，称为去其所余。常用的方法有应用螯合剂、促排泄剂、代谢抑制剂，血浆置换或血浆过滤，平衡清除法等。

2. 补其所缺　补其所缺主要针对某些生化代谢性疾病，这类遗传病是遗传物质变化造成蛋白质、酶或其他物质缺乏，引起新陈代谢紊乱等疾病。如果缺乏物质得到补充，可使症状得到减轻或明显的改善，达到治疗目的。

某些分子病及遗传代谢病多数是蛋白质或酶的缺乏引起，故补充缺乏的蛋白质、酶或它们的终产物，可收到较好的效果，但这种补充一般是终生性的。例如，对血友病 A 患者给予抗血友病球蛋白；对垂体性侏儒症患者给予生长激素；对家族性甲状腺肿患者给予甲状腺制剂；对免疫缺陷患者输注免疫球蛋白等。

（二）药物治疗的方法

1. 应用螯合剂　肝豆状核变性是一种铜代谢障碍性疾病，应用青霉胺与铜离子能形成螯合物的原理，给患者服用青霉胺，可除去患者体内细胞中堆积的铜离子。地中海贫血患者因长期输血，易发生含铁血黄素沉积症，使用去铁胺 B，与铁蛋白形成螯合物可去除多余的铁。

2. 应用促排泄剂　家族性高胆固醇血症患者可口服考来烯胺（消胆胺）治疗。考来烯胺是一种不被肠道吸收的阴离子交换树脂，可结合肠道中的胆酸排出体外，从而阻止了胆酸的再吸收，并可促使胆固醇更多地转化为胆酸排出体外，使患者血中胆固醇水平降低。

3. 利用代谢抑制剂　酶活性过高所造成的生产过剩病，可用代谢抑制剂抑制酶活性，以降低代谢率。例如，用别嘌呤醇抑制黄嘌呤氧化酶，可减少体内尿酸的形成，可用于治疗原发性痛风和莱施-奈恩综合征。

4. 血浆置换或血浆过滤　血浆置换可除去大量含有毒物的血液，此法已成功应用于重型高胆固醇血症的治疗。溶酶体贮积病及某些遗传性溶血性贫血的患者，亦可通过血浆置换的方法得到治疗。血浆过滤是将患者的血液引入含有特定的亲合剂容器内,由于亲和剂与血浆中“毒物”选择性结合后不能通过回输滤器,而使患者的血液得到清理,再将血液重新输入患者体内后,获得治疗效果。例如,治疗家族性高胆固醇血症,将患者的血液引入含肝素-琼脂糖小球和氯化钙的输血瓶内混匀,使患者血中的低密度脂蛋白与肝素等形成难以通过滤器的不溶性复合物,当回输时不能通过滤器进入患者体内,可使家族性高胆固醇血症患者血中胆固醇水平下降50%,疗效显著。

5.平衡清除法　对于某些溶酶体贮积病,由于其沉积物可弥散入血,并保持血与组织之间的动态平衡。如果把一定的酶制剂注入血液以清除底物,则平衡被打破,组织中沉积物可不断进入血液而被清除,周而复始,以达到逐渐去除“毒物”的目的。

6.酶诱导治疗　在某些情况下,酶活性不足不是结构基因的缺失,而是其表达功能“关闭”,可使用药物、激素和营养物质使其“开启”,诱导其合成相应的酶。例如,新生儿非溶血性高胆红素Ⅰ型(吉尔伯特综合征)是常染色体显性遗传病,患者因肝细胞内缺乏葡萄糖醛酸尿苷转移酶,胆红素在血中滞留而导致黄疸、消化不良等症状,苯巴比妥能诱导肝细胞滑面内质网合成该酶,所以给予患者苯巴比妥治疗,即可使症状消失。

7.酶补充疗法　给患者体内输入纯化酶制剂是酶补充疗法的重要途径。例如:给脑苷脂病(戈谢病)患者注射β-葡萄糖苷酶制剂,可使患者肝和血液中的脑苷脂含量降低,使症状缓解;对严重的α_1-抗胰蛋白酶缺乏症患者每周用4 g强化的α_1-抗胰蛋白酶静脉注射,连用4周后便可获得满意的效果。用从人胎盘提取的α-半乳糖苷酶A治疗法布里病也可取得一定的治疗疗效。

8.维生素疗法　有些遗传代谢病是酶反应辅助因子(如维生素)合成不足,或者是缺乏的酶与维生素辅助因子的亲和力降低,因此,给予相应的维生素可以纠正代谢异常。例如:叶酸可以治疗先天性叶酸吸收不良和同型胱氨酸尿症;生物素可以用于治疗混合型羧化酶缺乏症和丙酸血症等。近年来,在临床上应用维生素C治疗线粒体基因突变引起的心肌病有一定的疗效。

第三节　饮食治疗

饮食治疗是对酶缺乏而造成的底物或中间产物堆积的患者,制订特殊的食谱或配以药物,以控制底物或中间产物的摄入,减少代谢产物的堆积,从而达到治疗遗传病的目的。饮食治疗的原则是“禁其所忌”。

(一)饮食治疗的原则

“禁其所忌”实际上是一项预防性治疗措施。“禁其所忌”是针对患者机体由于酶缺乏不能对某些物质进行正常代谢,可通过限制底物的摄入量,减少对机体的危害,以达到治疗的目的。例如:葡萄糖-6-磷酸脱氢酶(G-6-PD)缺乏者应禁食蚕豆及其制品;苯丙酮尿症患者因不能正常代谢苯丙氨酸,采取低苯丙氨酸饮食对于婴幼儿苯丙酮尿症的治疗至关重要。

(二)产前饮食治疗

有些遗传病可以在其母亲妊娠期进行饮食治疗,使患儿的病症得到改善。例如:

笔记栏

患有半乳糖血症的胎儿，在孕妇饮食中限制乳糖和半乳糖的摄入量，而代以其他水解蛋白，胎儿出生后禁用人乳和牛乳喂养，患儿病症会得到明显的改善。

（三）现症患者饮食治疗

苯丙酮尿症患儿饮食控制为什么越早越好？

1953年，Bickle等首次用低苯丙氨酸饮食方法治疗苯丙酮尿症患儿，患儿体内苯丙氨酸明显减少，症状得以缓解，是第一个遗传病治疗成功的例子，现在已有改良的低苯丙氨酸奶粉出售。如果在出生后立即给苯丙酮尿症患儿食用低苯丙氨酸奶粉，患儿将不会出现智力障碍等症状；随着患儿年龄的增大，饮食治疗的效果就越来越差，所以应早诊断、早治疗。目前，针对不同的代谢病已设计出100多种奶粉和食谱供氨基酸代谢病患儿治疗用。

减少患者对所忌物质的吸收是饮食治疗的另一种途径，不仅可减轻症状的出现，而且也容易被接受。例如：家族性高胆固醇血症患者服用糠麸，可减少肠内胆固醇的吸收，延缓和减轻动脉粥样硬化等症状的发展。

第四节　基因治疗

人类疾病分子生物学研究的深入及DNA重组和基因转移技术的发展，导致了基因治疗技术的诞生，并从理论上使某些遗传病特别是单基因遗传病得以根治。

（一）基因治疗的概念

基因治疗是治疗遗传病的理想方法，即利用重组DNA技术，将正常的基因导入有缺陷基因的患者细胞中，设法使细胞恢复正常功能，以纠正或补偿基因缺陷和异常引起的疾病，从而达到治疗遗传病的目的。

为什么说基因治疗是治疗遗传病的最理想方法？

目前实施过的人类基因治疗方案基本上是体细胞基因治疗。将目的基因安全而有效地转移到靶细胞中，是实现基因治疗的关键步骤，但迄今没有一种公认的安全而有效的方法。

干细胞治疗是继基因治疗的概念提出后，用于遗传病治疗的新手段。主要通过定向分化多潜能的干细胞，获得某种特定的组织或器官，用于替换病变的组织或器官。干细胞治疗中的关键是获得干细胞并进行定向分化。有利用体细胞核移植得到的胚胎来获取干细胞，然后进行基因纠正和定向分化，即诞生“治疗性克隆”的新技术，有望在遗传病的治疗上获得突破，并解决移植排斥问题。

（二）基因治疗的策略

基因是具有遗传效应的DNA片段，表达特异蛋白质，发挥正常的生理功能，从而来维持正常的生命现象。遗传病的根源在于基因异常，若对异常基因给予纠正，就可以使疾病获得根治。基因治疗正是基于这种思考而产生。

根据基因操作的方式，基因治疗的策略概括起来有以下几种。

1. 基因修复　基因修复是用一个正常基因去纠正突变基因，即原位修复有缺陷的基因而正常部分予以保留，使其在质和量上均能得到正常表达，这是最理想的基因治疗策略。但目前在技术上尚存在多种困难，离临床应用还有一定距离，只能作为基因治疗的远期目标。该方法的必要条件是，对导入的基因及其产物有详尽的了解，导入的外源基因能有效地导入靶细胞并在其中长期驻守发挥功能，同时对宿主细胞无害。

2. 基因代替　基因代替是指去除整个变异基因，用有功能的正常基因取代之，使致病基因得到永久的更正。这一策略的实验研究已经有了一些进展。

3. 基因增补　基因增补是将目的基因转移到疾病细胞或个体基因组的某个部位上，代替缺陷基因发挥作用，目的基因的表达产物可以补偿缺陷细胞的功能或使原有的功能得到加强。这一方案最适宜隐性单基因遗传病的治疗，目前所做的基因治疗均属于此。

4. 基因调控　基因调控是指调节打开已关闭基因的转录，促使有类似功能的基因表达，以超过或代替异常基因的表达，或者调节关闭有害基因的转录，抑制有害基因表达。例如：通过去甲基化使已关闭的γ-珠蛋白基因重新开放，合成 HbF（$\alpha_2\gamma_2$），以代替 HbA（$\alpha_2\beta_2$），用以治疗β-地中海贫血；用反义 RNA 封闭 mRNA，抑制基因的表达，是近年来发展的新技术，这一新技术已被广泛用于肿瘤和病毒性疾病（如艾滋病）等的基因治疗研究中。

知识链接

基因编辑改写人类的未来

基因编辑技术是指能够让人类对目标基因进行“编辑”，实现对特定 DNA 片段的敲除、加入等。基因编辑的历史可以追溯到 30 多年前，人们经历过第一次编辑生物的欣喜，也遭遇过基因疗法受挫停摆的危机。目前 *ZFN*、*TALEN*、*CRISPR-Cas9* 等基因编辑技术的问世让基因疗法的研发进入了快车道。据统计，目前美国注册的基因疗法临床试验约有 3 000 项，日本与中国注册的基因疗法分别有将近 1 000 项，未来有望看到基因疗法的爆炸式成长。

对生命源代码的改造是人类历史上的里程碑，基因编辑和改造对人们产生的影响要远远超过其他任何事件。在这个基因疗法的新纪元，人类的命运牢牢掌握在自己手中。从根本上治疗癌症和罕见遗传病的方法，或许就在不远方。

（三）基因治疗的分类

根据受体细胞不同，基因治疗又分为生殖细胞基因治疗和体细胞基因治疗。

1. 生殖细胞基因治疗　生殖细胞基因治疗是将正常基因转移到患者的生殖细胞（或早期胚胎），使其发育为正常个体。显然这是最理想的方法，实际上，这种靶细胞的遗传修饰尚无实质性进展。

2. 体细胞基因治疗　体细胞基因治疗是指以体细胞为受体细胞，将目的基因转移到体细胞，使之发挥作用以达到治疗的目的。这种方法的理想措施是将目的基因导入靶体细胞内染色体上特定基因座位，进行遗传病的治疗。但目前，对特定基因座位基因转移还有很大难度。目前实施过的人类基因治疗方案基本上是体细胞的基因治疗。

笔记栏

将目的基因整合到受体细胞特定位点,用的哪种基因转移方法?

(四)基因转移的方法

基因转移是基因治疗的关键和基础。基因转移的途径有两类:一类是 invivo,称为直接活体转移;另一类为 exvivo,称为载体转移。对于遗传病而言,理想的基因治疗是将遗传物质高效率转移到个体细胞中,并且能整合到细胞基因组中,在细胞中长期表达。但是目前的基因转移方法很难满足理想基因转移方法的全部要求,因此探索理想的基因转移方法是基因治疗的一项重要内容。基因转移方法可分为物理、化学和生物等方法。

1. 物理方法

(1)直接注射法　在显微镜直视下,离体向靶细胞核内注射外源基因,并使其在靶细胞内得以表达。在小鼠、兔、猪、鱼等转基因动物已有成功的例子。但一次只能注射 1 个细胞,工作量大。

(2)电穿孔法　将靶细胞置于高压脉冲电场中,通过电击使细胞产生可逆性的穿孔,周围基质中的 DNA 可渗进细胞。

(3)微粒子轰击法　亚微粒的钨和金能吸附 DNA 并将它包裹起来形成微粒,通过物理途径(一般应用可调电压产生的轰击波)使它获得很高的速度即基因枪技术,微粒瞬间即可进入靶细胞,达到了转移基因的目的,而且不损伤靶细胞原有的结构。

2. 化学方法　应用磷酸钙沉淀法改变细胞膜通透性,以加强细胞从培养液中摄取外源 DNA。但此法转移效率低,其成功率在 1/1 000 ~ 1/1 00。

3. 生物方法

(1)膜融合法　利用人工脂质体或红细胞影泡、微细胞、原生质球等,通过与靶细胞融合或直接注射到病灶区,令其内含的外源基因表达,可达到基因治疗的目的。

(2)受体载体转移法　将含有目的基因的重组质粒和某些细胞表面受体能识别的特异性多肽(配体)形成复合物,可通过细胞内吞途径达到转移基因的目的,这种方法可使外源基因在活体内导向特异类型的细胞,如可将目的基因和去唾液酸糖蛋白偶联起来,使肝细胞能特异性地吸入,并在肝细胞中表达。

(3)同源重组法　将外源性目的基因定位或原位修补,导入的外源基因和染色体上的基因在同源顺序间发生重组而插入染色体,这样外源基因不是随机而是专一地整合到靶细胞的特定位点,取代原位点上的缺陷基因。

(4)病毒介导转移法　通过转换方式完成基因转移,即以病毒为载体,将外源目的基因通过基因重组技术,组装于病毒上,让这种重组病毒去感染受体宿主细胞,这种病毒称为病毒运载体。

基因治疗是治疗遗传病的一种崭新手段,它正逐渐被人们所接受。基因治疗所蕴藏的巨大潜力有力地证明,遗传病一定是可以治疗的。科学家们建议,今后要加强基础研究,解决目前基因治疗遗传病的一些问题,再进行大规模的临床试验。目前,基因治疗在血友病、囊性纤维化、腺苷脱氨酶缺乏症、黑色素瘤等疾病的应用方面已获得了显著疗效。

复习知识要点

- 遗传病的治疗
  - 手术治疗
    - 方法：采用外科手术切除或修补病损器官，或用器官移植的方法治疗遗传病
    - 分类：手术矫正、器官或组织移植
  - 药物治疗
    - 原则：去其所余，补其所缺
    - 方法：螯合剂、促排泄剂、代谢抑制剂、血浆置换等
  - 饮食治疗
    - 原则：禁其所忌
    - 方法：产前饮食治疗，现症患者饮食治疗
  - 基因治疗
    - 概念：利用DNA重组技术，将正常基因导入有缺陷基因患者细胞中
    - 分类：生殖细胞基因治疗、体细胞基因治疗
    - 策略：基因修复、基因代替、基因增补、基因调控

问题分析与能力提升

李家的小儿媳妇生了1个儿子，全家人终日沉浸在幸福之中，在全家人的精心呵护下，小孙子反而越长越不聪明了，他们想方设法给孩子增加营养，鸡蛋、牛奶等高蛋白食品从不间断，可越吃效果越差，孩子渐渐出现了痉挛，皮肤、头发颜色变淡，尿液有鼠臭味。

问题：①孩子患了哪种疾病？②孩子病情加重的原因是什么？③如何治疗才能控制该病的发展？

同步练习

一、单项选择题

1. 肝豆状核变性是一种铜代谢障碍性疾病，应用一些药物与铜离子能形成螯合物的原理，给患者服用(　　)

   A. 青霉素　　B. 青霉胺　　C. 维生素 B_{12}

   D. 硫酸镁　　E. 去铁胺 B

笔记栏

2. 家族性高胆固醇血症患者血清中胆固醇过多,可采用下列哪种药物治疗(　　)

A. 尿酸　　B. 雌激素　　C. 葡萄糖

D. 考来烯胺　　E. 消炎利胆片

3. 对患有半乳糖血症风险的胎儿,在孕妇的饮食中限制摄入量的成分是(　　)

A. 水解蛋白　　B. 乳糖和半乳糖　　C. 葡萄糖

D. 淀粉　　E. 蔗糖

4. 将正常基因转移到患者的生殖细胞中而使之发育成1个正常的个体称为(　　)

A. 体细胞基因治疗　　B. 生殖细胞基因治疗　　C. 胚胎细胞的基因治疗

D. 胚胎组织细胞基因治疗　　E. 胎儿的基因治疗

5. 目前对蚕豆病的治疗原则是(　　)

A. 补其所缺　　B. 去其所余　　C. 禁其所忌

D. 少吃多餐　　E. 少吃少餐

二、简答题

1. 遗传病的传统治疗方法有哪些?

2. 简述遗传病药物治疗的原则和方法。

3. 简述基因治疗的概念和主要策略。

(田廷科　尚喜雨)

第十五章 遗传咨询与优生

学习目标

1. 掌握　遗传咨询的概念和主要步骤，单基因遗传病再发风险的评估方法。
2. 熟悉　携带者筛查、产前筛查、新生儿疾病筛查的方法。
3. 了解　遗传病群体筛查的目的和意义，优生学概念、研究范围和措施。

遗传病具有早发性和终生性的特点，且大多数难以治疗或目前尚无有效、易于实施的治疗措施，因此，开展遗传咨询，实施优生措施，对于减少和控制遗传病的发生、提高全民族的遗传素质显得非常重要。

第一节　遗传咨询

遗传咨询(genetic counseling)又称为遗传商谈，是咨询医师利用遗传学和临床医学的基本原理和技术，与咨询者就某种遗传病的发病原因、遗传方式、诊断、治疗、预防、再发风险等问题进行一系列的讨论和商谈，在权衡个人、家庭、社会利弊的基础上，寻求最佳对策，给予婚姻、生育、防治等方面的医学指导。遗传咨询的目的是确定遗传病患者和携带者，对其后代进行发病风险预测，以便商谈采取必要的措施，减少遗传病患儿的出生，降低遗传病的发生率，提高人口遗传素质。

一、遗传咨询的对象与指征

(一) 遗传咨询的对象

其一，罹患单基因遗传病、多基因遗传病、染色体病、出生缺陷病、线粒体病或肿瘤等受累于遗传物质异常的疾病患者及其家系成员。

其二，年龄大于35岁的高龄孕妇。

其三，近亲结婚者及其家系成员。

其四，产前筛查高风险的孕妇。

笔记栏

（二）遗传咨询的指征

遗传咨询涉及的疾病及其表型构成了遗传咨询的指征。遗传咨询的指征：智力障碍或发育迟滞；单一或多发性先天畸形及出生缺陷病；染色体平衡易位或有反复流产、死胎等不良妊娠史的孕妇；年龄达到或超过35岁的高龄孕妇；产前筛查、产前诊断或新生儿疾病筛查阳性；不明原因的不育不孕；原发性生精障碍、原发性闭经或性发育异常；遗传病家系的患者或其他成员；家系中存在近亲婚配情况，或近亲婚配的夫妇；欲做产前诊断的夫妇；欲做症状前诊断的高风险家系成员；有环境致畸因子接触史或暴露史；对任何其他疾病遗传因素存疑的，尤其是遗传率较高的家族聚集的肿瘤与常见病。

二、遗传咨询的主要步骤

（一）建立诊断

建立诊断是正确遗传咨询的前提条件，当面对咨询者时，首先考虑的问题是疾病诊断是否明确。疾病的诊断包括临床诊断和病因诊断。

1. 临床诊断　建立临床诊断需收集患者的如下信息：①病史，如患者的体检情况、出生史、发育史、发病年龄、先天异常或出生缺陷、住院与外科手术情况、用药史、致畸因子接触史、生育史及相关疾病专科检查结果；②家族史，应详细询问种族、近亲婚配情况、患病人数及亲缘关系、先证者及家系患者的年龄及临床表现等。如果是单基因遗传病，还要利用标准的系谱符号构建完整的系谱图。

已知基因突变的遗传病，如何进行遗传学检查？

2. 病因诊断　在医学实践中，临床诊断是疾病诊断的基础，而病因诊断是验证临床诊断的方式。遗传病的病因诊断，主要通过遗传学检查得以明确。在诊断的过程中，首先确定咨询者家系中最适合进行遗传学检查的对象。通常对家系中患者和先证者进行检查，更有利于证实基因型与表型的关系。其次选择合适的检查方法或策略。如对标准型、易位型21三体综合征患者，外周血染色体核型分析即可诊断；对于新生儿遗传性耳聋可采用耳聋基因芯片检测技术，检测 *GJB2*、*SLC26A4*、*12SrRNA*、*GJB3* 耳聋基因中的相关突变位点，以明确耳聋病因诊断。最后，遵循知情同意原则。在检查前应告知遗传学检查的目的和作用，分析检查的可能结果，讨论检查技术的局限性即受检者可能面临的潜在风险等。在获得检查结果后，应告知检查结果的临床意义，检测的灵敏性与特异性，对于后续应做的检查提出建议。需要注意的是，在单基因遗传病的基因诊断中，检测技术与策略对病因诊断的结果及解释影响较大，如对于已知突变，直接分析靶基因中已知的热点突变，但阴性结果不能排除基因内存在其他少见突变的可能。

在疾病诊断阶段，遗传咨询的重点是帮助咨询者了解遗传因素在疾病发生中的作用、自然病程、诊断、治疗及预后等知识与信息；理解各种检查，尤其是患者及家系成员遗传学检查的必要性，并对临床检查结果的意义做出解释。

再发风险值高低是不是采取干预措施的唯一因素？

（二）再发风险评估

再发风险是指一个家系中已有某种遗传病患者，再出生同种遗传病患儿的风险或概率。再发风险评估是遗传咨询的核心内容之一，是遗传咨询师或临床遗传学家根据咨询者家系情况与疾病诊断，利用遗传学基本原理对咨询者及其家系成员的疾病再发风险进行分析和计算的过程。

笔记栏

不同类型遗传病再发风险估计方式不同。染色体病的再发风险根据染色体异常的类型(三体型、嵌合型、易位型)做出具体分析,高龄孕妇后代的染色体病风险评估,孕妇年龄应作为1个重要因素加以考虑。单基因遗传病再发风险评估的前提条件是已知家系所患疾病的遗传方式,根据家系分析计算再发风险。多基因病不符合孟德尔遗传,难以推定确切的再发风险,但可采用 Edwards 公式和经验风险率对再发风险进行估计。出生缺陷风险不仅与各种病因的性质有关,而且与致病因素作用于胚胎或胎儿所处的发育阶段关系密切。

这一阶段主要帮助咨询者了解所患遗传病的基本传递规律,理解再发风险的含义,引导咨询者结合自身情况判断再发风险的可接受程度。

(三)商讨和选择对策

对于致死、致愚的 AD 遗传病患者,应给予什么风险管理措施?

与咨询者商讨是达成遗传咨询目标的关键。首先向咨询者给出风险管理措施选项及各自的优势与缺陷,以便咨询者做出最适合自己的决定。这些风险管理措施包括:当咨询者未婚,则需要予以婚姻指导,如强调近亲不宜结婚,同种严重多基因遗传病不宜结婚等;当咨询者已婚,则需要给予生育指导,如夫妇一方患常染色体显性遗传病,或双方同为严重隐性遗传病,且疾病发生后难以干预与治疗,病因不明难以产前诊断,可以采取不再生育、过继或认领、供精受精及供卵怀胎等措施。若病因诊断明确,可采取产前诊断,进行选择性生育。

这一阶段遗传咨询的工作重点主要包括:向咨询者说明遗传异常自然发生的非可控性与传递的非选择性,以舒缓心理压力;帮助咨询者理解各种可能的风险管理措施及各自的优缺点;对咨询者自主选择的风险干预措施,进一步提示所面临的其他风险。

(四)持续的交流和支持

无论咨询者最终是否采取风险干预措施,都存在持续交流的问题。如咨询者未采取风险干预措施,后代出生后,也急于了解其是否会患病。这时咨询者应注意保护未成年人利益,尤其是对一些迟发型遗传病,不宜过早进行症状前诊断,以免未成年人遭受到家庭和社会的歧视。对于采取了诸如产前诊断干预措施的咨询者,一旦得知胎儿获得致病突变时,往往感到仅存的一丝希望破灭而进一步加重心理负担,如果再次寻求帮助,咨询医师结合疾病的严重程度、可治性、自然病程及各种实际情况,再次耐心地对咨询者进行心理疏导,协助咨询者做出最后决定。

在遗传咨询中,根据实际情况还需要为咨询者提供一些医疗救治信息。如介绍到经验丰富的专科医生处进行治疗,以及提供遗传病治疗的社会医疗保险信息。同时,推荐合适的社会自助团体也是遗传咨询的重要内容。一般都能为遗传病家庭带来帮助,或提供有用的信息。通过联系相同的家庭并与之交流,能够为存在相同遗传问题的家庭提供巨大的精神支持和心理慰藉。

第二节　遗传病再发风险评估

遗传病再发风险率是遗传咨询的核心内容,也是遗传咨询门诊区别于一般门诊的主要特点。再发风险又称为复发风险,是指在1个家系中已有1个或几个某种遗传病

笔记栏

患者，再出生患同种遗传病患儿的风险。再发风险一般用百分率(%)或比例(1/2、1/4等)来表示，风险率高低是相对的，一般认为10%以上属于高风险，5%~10%为中度风险，5%以下为低风险。遗传病再发风险的估计一般遵循下列原则：单基因病根据孟德尔规律做出再发风险的估计，而染色体病和多基因遗传病以其群体发病率为经验风险率，只有少数例外。

一、单基因遗传病再发风险评估

(一)基因型确定者的后代再发风险评估

1. 常染色体显性遗传病　因绝大多数患者是显性基因的杂合子，再发风险率为1/2(或50%)，已生育一胎患儿后，再生弟妹发病的风险率也为50%，没有发病的子女其后代通常不发病。在进行遗传咨询时，应充分考虑外显率和突变的问题。

2. 常染色体隐性遗传病　如果父母双方均为携带者，那么子女有25%的概率患病，如已生育1个或几个患儿，再发风险仍为25%。一般在小家系中，呈散发性，大家系中可见到同时患病的同胞，患者的子女一般不发病，在少数情况下可能发病，取决于患者的配偶。患者的配偶如有正常的纯合子，则子女均为杂合子，为外表正常的隐性致病基因的携带者；患者的配偶如果为杂合子，则子女有50%的再发风险率，杂合子由于临床上不呈现疾病，因此与正常人很难区别。如果杂合子频率较高，在遗传咨询时若不予考虑，则可能造成推算再发风险率的错误。人群中杂合子的频率可根据群体患病率算出。大多数常染色体隐性遗传杂合子目前还不能检出，人们只能通过家系分析来评估某个杂合子的概率；患者配偶如为同类疾病患者，则其子代通常均会发病。在医学遗传学文献中，曾有2个常染色体隐性遗传病的同病患者结婚，但有子代不发病的报道，如白化病、先天性聋哑等。主要原因是这些疾病具有遗传异质性，因此2个病理基因的纯合子，如在不同基因座上，则其子代在每个基因座上均为杂合子，故不会呈现疾病。近亲婚配，患常染色体隐性遗传病的风险将明显增大。

X连锁隐性遗传男性患者的后代再发风险如何?

3. X连锁隐性遗传病　临床上X连锁隐性遗传病常见的情况为正常女性与男性患者婚配，后代中男孩均不患病，女孩均为携带者；杂合子女性与正常男性婚配，后代中男孩有1/2可能患病，女孩不发病，但有1/2为携带者。女性杂合子是患者致病基因的主要来源，因此检出杂合子，对于预防遗传病的发生具有重要意义。某些X连锁隐性遗传病已有杂合子检出方法。此外，家系分析也可提供线索。严重的X连锁隐性遗传病一般仅见于男性，因此再生男孩时的再发风险率如果较高，可在妊娠时做产前诊断，判断性别，如胎儿为女性，一般不会发病，可以生育，如胎儿为男性，有1/2机会发病，可中止妊娠。对于可以做基因诊断的疾病，即使是男性胎儿，如产前诊断结果显示患儿的基因型正常，仍可让胎儿出生。

4. X连锁显性遗传病　X连锁显性遗传病较少见，女性发病率高于男性，但女性患者症状轻，女性患者与正常男性婚配所生子女各有1/2可能发病；男性患者与正常女性婚配所生子女中，男孩都正常，女孩都发病。

(二)基因型不确定者的后代再发风险评估

对于单基因遗传病，如果夫妇双方或双亲之一的基因型不能确定，而家系中又提供了其他信息，如正常孩子数、年龄等家系资料和其他实验室检查的有关数据，用逆概率定律(Bayes 定律)来推算。

1. 逆概率定律　设事件 X 与 k 个 Y 事件中的某一个事件 Y_j 有关,则 Y_j(j=1,2,3…k),关于 X 的条件概率为 $P(Y_j/X) = P(Y_j)P(X/Y_j)/\sum[P(Y_j)P(X/Y_j)]$。

前概率 $P(Y_j)$:是按照单基因遗传规律和家系分析得出有关成员可能的基因型及产生这种基因型的可能性,此分离概率是根据孟德尔定律得出的理论概率。

条件概率 $P(X/Y_j)$:是由已知家庭成员的健康状况、群体的调查资料、正常子女或患病子女数、实验室检查的阴性或阳性结果,列出上述几种遗传假设下产生这种特定基因型的概率。

联合概率 $P(Y_j)P(X/Y_j)$:是在某一基因型前提下,前概率和条件概率所说明的 2 个事件同时发生的概率,即两概率的乘积。

后概率 $P(Y_j/X)$:是假设特定条件下的联合概率除以所有假设条件下联合概率的总和,也就是分概率在总概率中所占的比例,即联合概率的相对概率。

2. 逆概率定律的应用

例 1:亨廷顿病的发病率受年龄的制约,一位女性($Ⅱ_2$)的母亲($Ⅰ_1$)患亨廷顿病(图 15-1),这位女性已近 40 岁而尚未发病,她与正常男性婚后生有一儿一女($Ⅲ_1$),现该女已 20 岁,将来患病风险如何(此病为常染色体显性遗传病,40 岁时外显率为 70%,20 岁时外显率为 10%)?

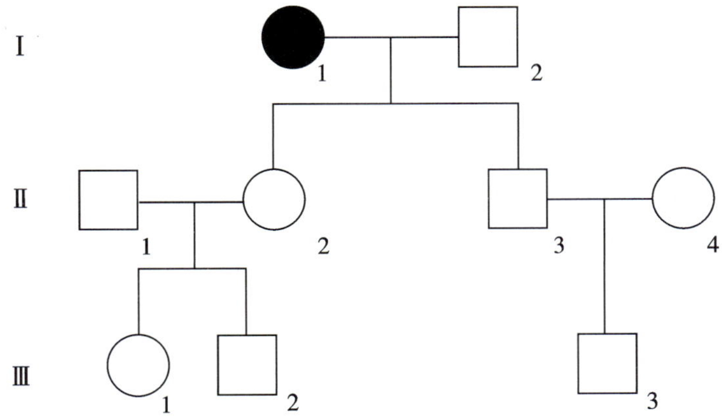

图 15-1　亨廷顿病系谱

先计算 $Ⅱ_2$ 为杂合子而不发病的概率(表 15-1)。

表 15-1　$Ⅱ_2$ 为杂合子而不发病的概率的计算

$Ⅱ_2$	*Aa*	*aa*
前概率	1/2=50%	1/2=50%
条件概率	1-70% =30%	100%
联合概率	1/2×30% =15%	1/2×1=50%
后概率	15%/(15% +50%)=3/13	50%/(15% +50%)=10/13

可见 $Ⅱ_2$ 为杂合子而不发病的概率为 3/13=0.23。

笔记栏

然后计算II_2的女儿III_1为杂合子而不发病的概率(表15-2)。

表15-2　III_1为杂合子而不发病的概率的计算

II_2	Aa	aa
前概率	1/2×3/13=3/26	1-(3/26)= 23/26
条件概率	1-10% =90%	100%
联合概率	3/26×90% =27/260	(23/26)×(100/100)=230/260
后概率	27/257≈0.105	230/257≈0.895

II_2的女儿III_1为杂合子而不发病的概率为0.105,她将来发病的概率就为0.105。如果按照遗传规律计算,II_2将来发病风险为1/2,III_1将来发病风险为1/4,这比逆概率法计算的风险高得多。

例2:进行性假肥大性肌营养不良(DMD)为X连锁隐性遗传病。当II_3的2个哥哥均患DMD,她婚后所生的3个儿子(III_3、III_4、III_5)、1个女儿(III_2)均无病(图15-2)。问这女儿(III_2)将来婚后所生儿子(IV_1)患DMD风险如何?

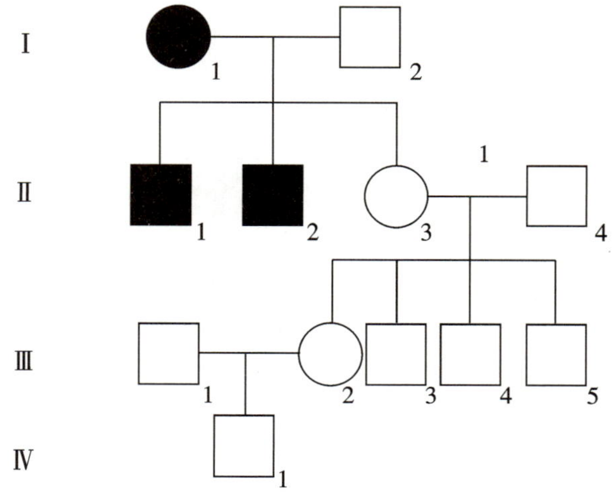

图15-2　进行性假肥大性肌营养不良系谱

按逆概率法,先计算II_3是携带者的概率(表15-3)。

表15-3　II_3为携带者的概率的计算

II_2	X^AX^a	X^AX^A
前概率	1/2	1/2
条件概率(生出3个正常儿子)	$(1/2)^3=1/8$	1
联合概率	1/2×1/8=1/16	1/2×1=1/2=8/16
后概率	(1/16)/(1/16+8/16)=1/9	(8/16)/(1/16+8/16)=8/9

可见$Ⅱ_3$是携带者的概率为1/9，不是携带者的概率为8/9。

再计算$Ⅲ_2$是携带者的概率为1/2×1/9=1/18，最后计算$Ⅳ_1$患DMD风险为1/2×1/18=1/36。

二、染色体病再发风险评估

染色体是遗传物质的载体，其数目和结构的相对稳定是个体基因组的完整、结构和功能表达正常的保证，更是维持生物遗传性状相对稳定的基础。染色体病一般为散发性，其畸变主要发生在生殖细胞的形成过程中，因此再发风险就是群体的发病率。但如果双亲之一为染色体的平衡易位、倒位携带者或嵌合体，子代就有较高的发病风险。下面以易位型唐氏综合征为例说明这个问题。例如，父亲或母亲的染色体核型是45，XX(XY)，-14，-21，+t(14q21q)，由这种核型所产生的生殖细胞与正常生殖细胞形成受精卵时，可产生6种不同的核型。其中21单体型和14单体型是致死的；14/21易位型14三体综合征也很少能成活；剩下的要么是平衡易位携带者，要么是正常个体，且理论上各占1/3。但实际上14/21易位型21三体型综合征的出生率要低于上述理论值，原因可能在于自然流产，另外，母亲是平衡易位携带者，其子代风险要高于父亲是平衡易位携带者，原因可能在于母亲每月只排出1个卵细胞，不像精子存在机遇。

另外，大多数三体综合征的发生与母亲年龄有关，即随着母亲年龄增大，三体综合征的再发风险增加。可能为35岁以上的妇女的卵巢开始退化，卵细胞形成过程中高发染色体不分离之故。

三、多基因遗传病再发风险评估

多基因遗传病是遗传因素和环境因素共同作用所致，不能像单基因遗传病那样直接通过孟德尔定律来计算再发风险。而只能通过群体发病率和家系中发病情况来估计。这种经验概率可用Edward公式和图表法来评估。

第三节　遗传筛查

遗传筛查是预防严重遗传病患儿出生和降低群体发病率的有效手段。通过遗传筛查发现遗传病患者或致病基因、异常染色体携带者，有利于遗传咨询及遗传病产前诊断的开展。遗传筛查包括群体筛查、携带者筛查、产前筛查、新生儿疾病筛查、症状前筛查及配子供体筛查。

遗传筛查的目的是预防遗传病的发生。从研究方面来说，通过人群普查，可了解人群突变基因型的频率、分布和意义，揭示基因频率、多态性和相对于临床特征的遗传异质性。从临床上说，遗传筛查一方面能早期确诊遗传病，医生能对遗传病患者及早采取治疗措施，避免疾病进一步发展；另一方面还可为夫妇提供生育咨询，避免患儿出生。

笔记栏

一、群体筛查

群体筛查是指对某一地区(或人群)进行遗传病的普查,以了解该地区(或人群)中存在的遗传病的病种、发病率、遗传方式、遗传异质性等情况,对发病率高、危害性大的遗传病进行群体筛查是症状出现前预防的重要手段,可以有效控制遗传病在该地区的流行。

(一)群体筛查的目的

群体筛查的目的是查清人群中遗传病的病种、危害程度、分布、各种致病基因的频率、杂合子频率和影响基因频率的因素,查找病因,了解各种遗传病对人群的危害程度,为制订预防措施提供科学依据。遗传病的群体筛查是一项多学科的综合性调查研究,应由医学遗传学工作者和临床各科医师共同参与进行。通过调查,可及时发现患者,便于尽早进行相应的治疗。

(二)遗传病的群体结构特点

遗传病的发病年龄变化很大,有的在出生时发病,有的在儿童期发病,有的在成年期发病。因此,遗传病对人类危害的程度必须在3个水平上估计,即新生儿期、14岁以下儿童期和大群体中。①新生儿期:绝大多数是外部形态残伤或有明显的内脏器官残伤。这些患儿有些在新生儿期即死亡,如无脑儿和某些多发畸形。②14岁以下儿童期:许多遗传病在新生儿期不表现出来,而在儿童期才发病。如智力低下一般在3岁多才发病而被发现,轻度智力低下直到学龄前才能被发现。肝豆状核变性一般在10~25岁发病。进行性假肥大性肌营养不良(DMD)一般在3~5岁发病。许多遗传病患者在儿童期死亡。③大群体:大群体是指整个人群,包括各年龄段的个体。大群体中,许多迟发性精神病要到一定的年龄才发病。慢性进行性舞蹈症发病年龄一般在25~55岁;精神分裂症在15岁后发病;成年型多囊肾在30岁以后才能表现出来。

在遗传病筛查的基础上,对检出的病例应及时进行登记,以便进一步观察和研究。为了获得全面的信息,所登记的内容应尽可能详细,主要包括:①个人的病情资料,如病名、发病年龄、现受累的器官和程度等;②检出的主要依据,如面貌和体格的改变、语言障碍、智力水平、感觉和运动功能改变、染色体改变、皮纹改变等;③个人发育史资料,如出生体重、身长、第几胎、出生时父母年龄等;④婚姻和生育史资料,如结婚年龄、生育次数、自发和人工流产次数、配偶和子女有关情况等;⑤亲属的人数及发病情况等相关资料。

二、携带者筛查

(一)携带者的概念

遗传病携带者包括哪些类型?

携带者是指表型正常但携带致病基因或异常染色体的个体。与单基因隐性遗传中的携带者相比,这里的携带者概念已经扩大,一般包括如下几种。①具有隐性致病基因的携带者:本人表现正常的个体,这样相同的2个携带者婚配即能出生患儿或致病基因的携带者,如苯丙酮尿症基因携带者的基因型为*Pp*,表型正常,对这些个体应建议他们不要生育或对胎儿进行产前诊断。②外显不全的显性遗传病个体:是指携带

笔记栏

显性致病基因,但没有外显的个体。如视网膜母细胞瘤,杂合体的基因型为 Rr,有些个体表型正常,但可以将该致病基因传给子女而使子女发病。③迟发性显性遗传病的无临床症状表现者:如慢性进行性舞蹈症个体,基因型为 Hh。④染色体平衡易位或倒位的携带者:如 D/G 平衡易位,核型为 45,XX(XY),-14,-21,+t(14q21q)个体。由于这类易位基本上没有遗传物质的丢失,故对携带者的个体发育无严重的影响,但携带者与正常人婚配,便可能将这条染色体传给其子女,造成某个易位节段的部分三体或单体型,从而破坏基因间的平衡,引起染色体病。故在人群中,特别是高危人群中筛查出携带者十分必要。

在临床上一般常见具有隐性致病基因的携带者和染色体平衡易位或倒位的携带者,在人群中检出这些携带者并给予他们婚育指导,可以有效地预防遗传病患儿的出生。

(二)携带者检出的意义

在遗传病预防上,遗传携带者检出有着非常重要的意义。虽然许多隐性遗传病的发病率并不高,但在正常人群中携带者的频率却相当高,因为正常人群中隐性遗传病发病率为隐性致病基因频率 q 的平方(q^2),携带者频率为 $2pq$。例如,某种遗传病的群体发病率为 1/10 000,即 $q^2=1/10\ 000$,$q=0.01$,$p=1-q=0.99$,杂合体频率为 $2pq=2\times0.99\times0.01=0.0198\approx0.02$,即人群中每 50 个人中就有 1 个人是此种遗传病基因的携带者。显性遗传病不完全外显的杂合体带有致病基因而本人不表现,他们完全有生育能力,可以将致病基因传给后代,使子女患病。例如:成年型多囊肾一般在 30 岁后才有临床症状出现,30 岁以前症状不表现,可以结婚生育。X 连锁隐性遗传病的携带者为女性,致病基因携带者不表现症状,若将致病基因传给儿子,儿子则可发病,传给女儿,女儿则为携带者。因此,这些携带者的检出对于预防遗传病很重要,尤其是对于显性遗传病的不完全外显、迟发性及 X 连锁隐性遗传病等更为重要。

(三)携带者检出的方法

1. 临床水平的检查　临床的检查只能提供线索,不能确诊。例如:部分血友病基因的杂合子具有损伤后轻度出血倾向;有些红细胞酶缺陷的携带者具有轻度溶血性贫血表现。

2. 系谱分析　首先确定遗传病的遗传方式,然后根据遗传规律,分析该家系中每个成员的基因型。在系谱分析时,有些成员的基因型容易确定,有些则不易,他们可能有两种基因型,故为可疑携带者,必须进行必要的实验室检查和风险估计。

3. 风险估计　系谱分析只是根据遗传规律确定每个成员的基因型,但对可疑携带者应进一步做风险估计,尤其是目前尚无实验室方法检出携带者的遗传病,对可疑携带者的风险估计就更重要。

4. 实验室检查　实验室检查包括细胞水平的检测、生化检查、分子生物学检查等。细胞水平的检测有染色体和性染色质的检查,可检查出异常染色体的携带者;生化检查主要是检测酶和蛋白质的量及活性是否改变,继而找出携带者;分子生物学的方法是直接在 DNA 水平上检测致病基因。

三、产前筛查

产前筛查是指采用简便、可行、无创的检查方法,对发病率高、病情严重的遗传病

笔记栏

或先天畸形对孕妇进行广泛的检测，检出子代具有出生缺陷高风险的人群。产前筛查包括产前血清学筛查和产前无创筛查。

（一）产前血清学筛查

35 岁以下孕妇均为产前血清学筛查的对象，该说法正确吗？

产前血清学筛查是指对血清中生化标记物进行检测，结合孕妇年龄、孕周等情况，评价胎儿患染色体病及神经管缺陷的风险率。筛查对象为自然受孕、单胎且无侵入性产前诊断指征的孕妇。筛查的目标疾病为唐氏综合征、18 三体综合征和开放性神经管缺陷。

血清学产前筛查的标记物包括甲胎蛋白（alpha-fetal protein，AFP）、游离 β-人绒毛膜促性腺激素（beta-human chorionic gonadotropin，β-hCG）、妊娠相关血浆蛋白 A（pregnancy-associated plasma protein A，PAPP-A）、非结合雌三醇（unconjugated estriol，uE_3）和胎儿颈后透明带。这些生化标记物在怀有唐氏综合征或其他染色体病胎儿孕妇血清中可能会有不同程度的升高或降低。根据选用血清标记物的数量不同，分别称其为二联、三联、四联筛查。根据不同的筛查策略选用不同的标记物。

血清学筛查分别在孕早期、孕中期进行，并可通过早中期联合筛查，进一步提高对风险的预测能力。①孕早期筛查：采集 8～13^{+6} 孕周孕妇血，检测血清中 PAPP-A 及游离 β-hCG，并结合彩超测定颈后透明带厚度。根据检测结果，评价胎儿患唐氏综合征及 18 三体综合征等的风险。②孕中期筛查：采集 15～21^{+6} 孕周孕妇血，检测血清中 AFP、游离 β-hCG 及 uE_3，并结合孕妇年龄、孕周等情况，评价胎儿患唐氏综合征、18 三体综合征、开放性神经管缺陷等的风险。

产前唐氏综合征筛查高风险孕妇，是否应给予终止妊娠的建议？

筛查结果分为高风险和低风险，筛查结果大于阳性切割值为高风险。唐氏综合征、18 三体综合征阳性切割值分别为 1/270、1/350，开放性神经管缺陷一般以孕妇血清 AFP≥2.0 MOM 为阳性切割值。对于高风险孕妇，应向其详细说明风险值的含义及筛查与确诊的区别，并建议其进行产前诊断。

（二）无创产前筛查

无创产前筛查是利用孕妇外周血中胎儿的 DNA、RNA 或胎儿细胞，进行胎儿遗传病检测的非侵入性产前诊断。筛查的胎儿疾病为唐氏综合征、18 三体综合征和 13 三体综合征。

1. 筛查时间　筛查最佳时间为孕 12～26^{+6} 周，小于 12 周胎儿游离 DNA 浓度太低，影响分析。27 周以后做无创筛查，有可能没有时间做产前诊断。

2. 适用人群　无创产前筛查的适用人群：①影像学筛查（颈后透明带、鼻梁高度）异常的孕妇；②血清学筛查显示为常见染色体非整倍体临界高风险的孕妇；③有介入性产前诊断禁忌证者，如 Rh 阴性血型，乙型肝炎病毒、人类免疫缺陷病毒等病毒携带者，胎盘前置或低置，羊水过多或过少，有流产史、先兆流产史、珍贵儿等；④患者为孕 20^{+6} 以上，错过血清学筛查最佳时间，而又无产前诊断的指征的孕妇。

产前无创筛查可替代产前血清学筛查吗？

3. 筛查方法　孕妇静脉血中存在大量游离 DNA（cell free fetal DNA，cffDNA），其中胎儿游离 DNA 占 5%～30%。胎儿如为 21 三体综合征，其中来自 21 号染色体的片段数量相对于正常二倍体会上升。如果能够计数 21 号染色体游离 DNA 量，并与正常个体的 21 号染色体游离 DNA 量进行比较，理论上就能发现其中差异。利用高通量测序技术，测定血浆中游离 DNA 片段的序列，并与基因组比对，可以发现每条片段来自

笔记栏

哪条染色体，通过大量的生物信息学数据分析，计算胎儿为21三体综合征的风险率。该技术属于高精度产前筛查，如果发现阳性结果，还需进行羊水染色体检测以确诊。由于孕12周即可检查，极大地减轻了孕妇及家属的心理负担，配合经典的产前诊断，尽早为家庭提供医学建议，尽早采取措施。cffDNA的无创筛查对于其他染色体数目异常，如性染色体数目异常等尚不能有较高的检出率，因此，其适用范围不应被夸大。同时，由于不能检出开放性神经管缺陷，因此，传统的血清学筛查及产前超声检查也是暂时不能被取代的。

四、新生儿疾病筛查

新生儿疾病筛查是指在新生儿群体中，用快速、简便、敏感的检测方法，对一些危及儿童生命或生长发育，导致儿童智力障碍或残疾的先天性疾病、遗传病进行筛查，从而使患儿在出现不可逆损伤之前得到有效治疗，防止或减缓临床症状的出现。新生儿疾病筛查是提高出生人口素质的有效方法，一些国家已将新生儿疾病筛查列为优生的常规检查。我国在《中华人民共和国母婴保健法》中规定："医疗保健机构应当开展新生儿先天性甲状腺功能低下、苯丙酮尿症等疾病的筛查，并提出治疗意见。"

（一）新生儿代谢性疾病筛查

新生儿代谢性疾病筛查的方法采用足跟血筛查法。血标本的采集对象是医疗机构或卫生院降生的全部活产婴儿。

采血时间为新生儿出生72 h后至7 d之内，在充分哺乳（吃足6次奶）之后。血标本的采集采用血滤纸片法，从婴儿足跟1/3处内侧或外侧穿刺采血，将滤纸片接触血滴，使血液自然渗透至滤纸背面，至少采集3个血斑，自然晾干，置于密封袋内，2～8 ℃冰箱保存，在3 d内递送至新生儿筛查中心检测。

新生儿疾病筛查领域最经典的病种是什么？

目前，各地广泛采用高通量液相串联质谱技术对新生儿足跟血中氨基酸和肉碱/酰基肉碱进行分析，能同时检测出包括氨基酸代谢病、有机酸代谢病、脂肪酸氧化代谢病在内的40多种遗传代谢病。一般滤纸干血片经串联质谱仪和指标分析后5个工作日即可出结果。对于筛查出的阳性病例，要进行实验室检查确诊，确诊者给予相应的支持和对症治疗。例如：苯丙酮尿症在我国的发病率是1/16 500，临床表现为严重的智力低下。患儿在新生儿期和婴儿早期多无任何异常，这给早期诊断带来困难。如果在新生儿疾病筛查时发现并在症状出现前治疗者，智力发育可达正常。

（二）新生儿听力筛查

新生儿听力筛查是早期发现新生儿听力障碍，开展早期诊断和早期干预的有效措施。筛查的方法是严格按照技术操作要求，采用筛查型耳声发射仪或自动听性脑干反应仪进行测试。正常出生新生儿实行初筛和复筛两阶段筛查法，即出生后48 h至出院前完成初筛，未通过者及漏筛者于42 d内再进行双耳复筛。复筛仍未通过者都应在3月龄接受听力学和医学评估，确保在6月龄内确定是否存在先天性或永久性听力损失，以便实施干预。新生儿重症监护病房婴儿出院前进行自动听性脑干反应筛查，未通过者直接转诊至听力障碍诊治机构。确诊为永久性听力障碍的患儿，应当在出生后6个月内进行相应的临床医学和听力学干预。使用人工听觉装置的儿童，应当进行专业的听觉及言语康复训练。

笔记栏

第四节　优　生

优生是对人类的生育质量而言，它以改进人类的遗传素质，使人类能够获得体质健康、智力优秀的后代为目的。开展优生工作，减少和控制某些遗传病或先天性缺陷儿的出生，提高人口素质，是关系中华民族兴旺发达和各个家庭幸福的大事，因此，学习优生学的基本理论，对医学院校的学生有着十分重要的意义。

一、优生学的概念

1883 年，英国科学家高尔顿（Galton）在《对人类才能及其发展的调查研究》一文中，首次为优生学（eugenics）下的定义是“在社会控制下，能够从体力和智力等方面改善或损害后代的种族素质的各种动因的研究。”他的优生概念就是促使具有优良或健全素质人口的增加，并防止具有不良素质人口的增加。

现代优生学是指以医学遗传学、医学等为基础，应用遗传学的原理和方法，研究和改善人类遗传素质，防止出生缺陷的科学，以人类能够获得体质健康、智力优秀的后代为目的。出生缺陷包括遗传性、先天性和产伤性三大类方面的疾病。这里所指的遗传素质是从亲代传递到子代体格上和智力上遗传性状的总和。随着科学的发展，优生的概念也有所扩展，除了改善遗传素质外，现代的优生科学还包括通过改善后天环境的各种措施，使优秀的遗传素质得到充分发挥，以确保人们能够得到优秀的后代，这也就是人们通常所说的优育。

二、优生学的研究范围

目前优生工作主要以正优生学为主，还是以负优生学为主？

（一）优生学的分类

1960 年，美国人类遗传学家斯特恩（Stern）将优生学分为两方面，即负优生学和正优生学。负优生学又称为预防优生学，重点研究如何降低产生不利表型的等位基因频率，防止出生缺陷。具体方法是从选择配偶、结婚、受孕到分娩整个过程进行科学的优生监护乃至应用优生法规限制某些婚姻或生育。近年来人们在药物致畸、辐射致畸、病毒感染致畸、产伤致呆等方面的研究，为预防优生学开辟了新的领域。预防优生学具有现实价值，是我们当今开展优生工作的主要途径。正优生学又称为演进优生学，重点研究如何增加优良表型的等位基因频率，利用分子生物学方法修饰和改造遗传物质，控制个体的发育方向，按照人类的意愿使之更加完美。虽然尚需相当长的时间去努力奋斗，但分子生物学技术的发展日新月异，按照人类的意愿改造人群遗传物质的理想必将变为现实。

（二）优生学的主要内容

优生学是一门多学科相互渗透的综合性学科，其内容与临床医学、基础医学、社会学及法学等都有密切联系。随着科学的发展，现代优生学的研究范围越来越广，现代优生学分为基础优生学、临床优生学、环境优生学及社会优生学 4 个领域。

笔记栏

1. 基础优生学　主要从生物科学和基础医学方面从事优生理论和技术的基础研究，探索导致出生缺陷的遗传因素、发病机制、诊断方法和预防措施，以达到降低遗传病发病率，提高人口素质的目的。诸如人类遗传学、医学遗传学、畸胎学、毒理学、出生缺陷流行病学等学科的有关研究，都属于基础优生学研究范畴。

2. 临床优生学　主要是从临床医学的角度研究优生的医疗保健措施，包括优生咨询、婚前检查、产前诊断、选择流产，围产期及新生儿保健及遗传病的诊断、治疗和预防等。

3. 环境优生学　主要研究环境与优生的关系，包括环境污染对生殖细胞和胚胎发育的影响、劳动环境条件与优生的关系等，以及如何采取措施消除有害物质对母体、胎儿及人类生殖健康的影响。

产前筛查预防唐氏综合征属于优生学的哪个领域？

4. 社会优生学　主要从社会科学的角度，把优生作为一项社会运动，进而研究人类实现优生的社会措施。在全社会范围内进行优生宣传教育，推进优生法规的建立，使优生工作群众化、社会化，也是达到提高全民族遗传素质的重要手段。

三、影响优生的因素

影响是否生育优良后代的因素有很多，主要包括遗传因素和环境因素。根据现代优生学的概念，要想达到优生的目的，除了改善遗传因素外，还应该改善后天的环境，从而使优良的遗传素质得到充分的表现，以确保得到优秀的后代。环境因素主要包括化学、营养、药物、环境污染、感染、辐射、孕妇疾病和心理因素等。

（一）化学物质对胎儿的影响

化学工业物质中的汞及其化合物、铅及其化合物、二硫化碳、汽油、多氯联苯等均可通过胎盘进入胎儿体内。人们接触农药或食入食物中残存的农药，也会对机体产生影响，霉变的花生、玉米、稻谷中产生的黄曲霉毒素及食品添加剂中的 *N*-亚硝基化合物等都是强烈的致畸物、致畸剂。

（二）孕期营养

孕妇在孕早期缺乏叶酸是哪种畸形的发病原因？

孕期良好的营养是胎儿正常生长发育的物质基础，胎儿营养供给的唯一途径来自母体。妊娠营养不良能影响胎儿脑的发育，出生时营养不良的儿童，30% 具有神经和智力发育障碍。在孕期要注意：①坚持合理的营养，平衡膳食；②避免摄入变质有毒物质，孕期最好能进食瘦肉、鱼、蛋、奶及豆类制品，以利于蛋白质的互补作用。

（三）孕期用药对胎儿的危害

药物对胎儿直接影响主要是在孕早期，其危害是引起胎儿畸形和胎儿死亡；在孕中期、孕晚期的不良影响主要是使胎儿发生功能障碍，导致生长发育迟缓和智力减退。对胎儿可能有不良影响的药物有抗癌药、激素、抗生素等十大类药物，妊娠期要慎重用药。现在认为基本上所有药物都可以不同程度地通过胎盘，况且有些药物对孕妇起治疗作用，而对胎儿可能中毒或致畸。一般说来，胎龄越小，所受危害就越大，尤为妊娠前 3 个月对药物更为敏感。因为这一阶段正处于器官形成期，各系统尚未具有解毒功能，所以用药不当易形成畸形。此外，胚胎各器官分化形成的时间不同，药物引起的畸形也不相同，如孕 21～40 d，心脏最易受影响，随后为四肢及眼睛，神经系统的易感期最长，为受精后第 20 天至胎儿娩出。因此为确保后代的健康，妊娠期间特别妊娠前

笔记栏

3 个月的孕妇，务必谨慎用药。

(四)吸烟对胎儿的危害

现已证明，吸烟烟雾中的许多致癌物质能引起体细胞的遗传物质改变，是基因突变的诱变剂。这些诱变剂还能经血液循环进入生殖系统，引起生殖细胞遗传物质改变，从而影响后代。妇女吸烟、吸毒会导致胎儿发育迟缓、体重减轻、早产，甚至流产。有人研究吸烟 1 年以上的男子的精液，发现畸形精子的比例与每天的吸烟量有直接关系。研究表明，孕妇的丈夫如果每天吸烟 10 支以上，则胎儿产前死亡率增加，先天畸形儿的出生比例也增高。

(五)饮酒对胎儿的危害

饮酒对胎儿的影响已逐渐被人们重视，研究表明，酒是一种危险的致畸因素，孕妇饮酒过多可发生胎儿酒精症候群，其症状为发育迟缓、智力发育不良、胎儿体重较轻，有时会有面部畸形，因此，孕妇不应饮酒。男性摄入酒精后使生殖细胞在成熟过程中受到影响或酒精成分进入精液损伤精子，使后代出现畸形。

(六)感染性疾病对胎儿的危害

已知病毒感染和寄生虫感染可引起妊娠中止、胎儿先天畸形和智力发育障碍。特别是病毒感染，应引起人们的高度重视，风疹病毒、流感病毒、乙型肝炎病毒、麻疹病毒、人类免疫缺陷病毒等均可通过胎盘危害胎儿。如孕早期感染风疹病毒后，器官发育将受到严重影响。患儿常见的是白内障、耳聋和心血管系统缺损等，另外，流感、乙型病毒性肝炎、麻疹等均可导致胎儿畸形，且感染愈早，对胎儿损伤也愈严重。除病毒外，寄生虫感染也是影响优生的原因之一，如弓形虫病是一种人畜共患病，特别是感染弓形虫的猫和猫科动物的粪便中会有大量感染性卵囊，在传播本病上有重要意义。若孕早期感染，可能导致流产或严重畸形，感染发生在孕晚期，则可能出现死胎或畸形胎儿。因此，孕期避免感染病原菌是优生的措施之一。

(七)放射线对胎儿的危害

有资料表明，在孕早期接受 X 射线照射易导致流产、早产和胚胎死亡，有的则发生小头、脑水肿、小眼等畸形，也可导致智力低下或痴呆。X 射线对胚胎有很强的致畸作用，致畸效应与 X 射线的剂量和照射时间成正比。因此，在妊娠一个半月内绝对禁止 X 射线照射，即使孕中后期也尽可能避免 X 射线照射。

(八)孕妇疾病、心理因素与优生

妊娠合并症(如妊娠合并高血压、妊娠合并贫血、妊娠合并糖尿病等)可造成胎儿流产、早产、死产或先天畸形；产科并发症(如妊娠和分娩过程中发生的产前出血、早产、过期妊娠、胎儿窘迫、脐带脱垂、产程延长等)会对胎儿或母体产生不同程度的影响；孕妇的心理状态也可影响胎儿的健康和生长发育，孕妇情绪的极度不安会造成胎儿精神发育障碍。

四、实现优生的措施

出生缺陷，即通俗所言之先天畸形，是指婴儿出生前发生的身体结构、功能或代谢异常。出生缺陷可由染色体畸变、基因突变等遗传因素或环境因素引起，也可由这两种因素交互作用或其他不明原因所致，通常包括先天畸形、染色体异常、遗传代谢病、功能异常（如盲、聋和智力障碍等）。出生缺陷是导致早期流产、死胎、围产儿死亡、婴幼儿死亡和先天残疾的主要原因，不但严重危害儿童生存和生活质量，影响家庭幸福和谐，也会造成巨大的潜在寿命损失和社会经济负担。开展出生缺陷防治工作，是实现优生的重要措施。

（一）一级预防——防止出生缺陷发生

一级预防又称为病因预防，主要针对可能导致出生缺陷的各种病因，在孕前、孕早期采取有效措施，是预防出生缺陷的关键环节，也是最有效的手段。具体措施包括开展出生缺陷预防教育，提高育龄群众优生意识；推广免费婚前医学检查，开展婚前保健和咨询指导；妊娠前做好充分准备，选择最佳生育年龄；做好孕前、孕早期保健，合理营养、预防感染、谨慎用药、戒烟戒酒、避免接触放射线和有毒有害物质、避免接触高温环境等，并根据需要增补叶酸、注射疫苗等。

（二）二级预防——减少出生缺陷儿出生

二级预防是指减少出生缺陷儿的发生，主要是通过早发现、早诊断和早处理，以及遗传咨询、产前筛查、产前诊断和选择性流产等方法，减少出生缺陷儿的出生。二级预防是对一级预防的补充，一般是对孕妇进行干预，通过孕期检查、产前筛查和产前诊断，如果发现异常情况，提出合理化的医学建议，让孕妇和家庭做出比较合理的抉择。

（三）三级预防——出生缺陷儿的治疗

三级预防是指出生缺陷儿出生后采取及时、有效的诊断、治疗和康复，以提高患儿的生活质量，防止伤残，促进健康。采取的措施：新生儿疾病筛查、早期诊断和及时的内外科治疗等；开展先天性甲状腺功能低下、苯丙酮尿症、先天性听力障碍等疾病的筛查和治疗；开展新生儿保健，即通过规范的体检及早发现畸形缺陷和功能缺陷，对出生缺陷儿及早诊断，选择最佳的手术矫正和治疗时机；有条件的医疗单位，产前检查诊断出畸形，也可进行宫内治疗。出生缺陷干预要实行一、二、三级预防整合在一起的综合预防，但要重点突出一级预防和二级预防，即孕前和孕期干预。

五、应用于优生学的辅助生殖技术

辅助生殖技术，又称为医学助孕，是指采用医疗辅助手段使不育夫妇妊娠的技术，包括人工授精、试管婴儿、卵质内单精子注射、胚胎植入前遗传学诊断/筛查、卵子赠送与代孕等。

（一）人工授精

人工授精（artificial insemination，AI）是指通过非性交方式将精液输入女性生殖道内，以达到受孕目的的一种技术。根据所选用精液来源不同，分为夫精人工授精和供精人工授精。

这项工作在遗传学和优生学上有极其重要的理论意义，用这种方法可用于男性不育症，也可使丈夫是遗传病的患者或杂合体的家庭获得健康的孩子。目前，随着技术水平的提高，还可以对精子进行优选，使后代的遗传素质更好，这使人工授精在优生领域发挥着重要作用。人工授精必须建立精子库，配备各种可供选择的、确保无遗传病

笔记栏

的优秀精子，以便必要时进行人工授精。

（二）试管婴儿

体外受精胚胎移植术（in vitro fertilization and embryo transfer，IVF-ET），又称为试管婴儿，是指应用腹腔镜将已成熟的卵子从腹腔取出，在体外与精子受精，当卵裂进行到4～8个细胞时，将幼胚移植到子宫内，让其着床发育成胎儿。世界上第一例试管婴儿于1978年7月在英国降生。我国第一例试管婴儿于1988年3月在北京大学第三医院诞生。试管婴儿主要适用于输卵管性不孕、排卵障碍、部分子宫内膜异位症患者、男性因素（男方少精子症、弱精子症）、免疫性因素不孕及不明原因不孕等患者。有遗传缺陷的育龄夫妇，不论是否不育，都可采用人类辅助生殖技术的供精、供卵、供胚或胚胎移植前遗传学诊断等方法，切断导致遗传病发生的有缺陷基因与异常染色体向后代传递，保证生育健康婴儿。

（三）卵质内单精子注射

卵质内单精子注射（intracytoplasmic sperm injection，ICSI）是试管婴儿治疗的一部分技术，是使用显微操作技术将精子注射到卵细胞胞质内，使卵子受精，体外培养到早期胚胎，再放回母体子宫内发育着床。这一技术在1992年首次使用，并视为治疗男性原因引起不孕不育的一个突破，主要适用于严重少精子症、弱畸精症、输精管阻塞、先天性双侧输精管缺如，以及输精管结扎后子女伤亡且吻合失败者或无法吻合者。

（四）胚胎植入前遗传学诊断/筛查

胚胎植入前遗传学诊断/筛查（preimplantation genetic diagnosis/screening，PGD/PGS），又称为第三代试管婴儿技术，是指在胚胎移植前，取胚胎的遗传物质进行分析，诊断胚胎是否有异常，然后筛选健康胚胎移植。该技术把遗传病控制在胚胎发育的最早阶段，避免了孕早期或孕中期产前诊断结果阳性时，非意愿性流产给孕妇带来的生理和心理上的创伤。

第三代试管婴儿技术主要分为胚胎植入前遗传学诊断（PGD）和胚胎植入前染色体筛查（PGS）2个方向。①PGD技术：侧重于胚胎着床前的遗传诊断，主要应用于单基因遗传病、X染色体连锁遗传病和已知的染色体异常检测，以及一些其他疾病等，其多应用于具有明确遗传缺陷的患者。检测用单细胞DNA分析法，一种是聚合酶链反应（PCR），检测男女性别和单基因遗传病；另一种是荧光原位杂交，检测性别和染色体病。②PGS技术：是通过一系列的分子技术手段，针对胚胎染色体的数目和结构异常进行检测，通过检测胚胎23对染色体的结构和数目，分析是否存在染色体数目异常（三体、单体和多体）及结构异常（染色体缺失或重复），从中筛选出在染色体水平正常的胚胎植入子宫，以期提高胚胎植入的成功率。

（五）卵子赠送与代孕

随着胚胎移植技术的发展，卵子赠送与代孕（代理母亲）成为一项新的辅助生殖技术。卵子赠送是指有正常生育能力的夫妇将卵子赠予不育夫妇，使缺乏正常卵子的患者获得生育的机会。一般为赠卵人的卵细胞与不育夫妇一方的丈夫的精子体外受精后，再将胚胎移植到后者女方的子宫内培育成胎儿。因此，卵子赠送主要适用于女方不能产生正常卵子的情况，例如：女性卵巢功能衰竭或无卵巢；女方患有遗传病或染色体异常；绝经后孩子死亡。目前，卵子赠送已广泛应用于临床不育症的治疗，成为缺乏正常卵子妇女获得妊娠的首选方法。卵子赠送不仅给卵巢早衰的患者带来了福音，也给遗传病夫妇及高龄不育夫妇带来了希望。

代孕俗称“借腹生子”，是指在女方完全丧失生育能力的前提下，将其卵子（或代孕志愿方卵子）与丈夫的精子结合成受精卵，植入代孕方子宫完成整个孕育过程，并顺利生产的行为。由于某种原因，妻子进行子宫切除而保留了卵巢，则可取出妻子的卵子和丈夫的精子进行体外授精，将受精卵培养到早期胚胎后再移植到代孕妈妈的子宫内，直至娩出婴儿。对于高龄妇女而言，如已经绝经无卵子或患有不能耐受妊娠的疾病（如严重心脏病、高血压等），但又期望获得自己丈夫的孩子，可选择代孕。需要提醒的是，有的国家允许代孕，首先必须要有医学指征，但我国目前禁止代孕。

复习知识要点

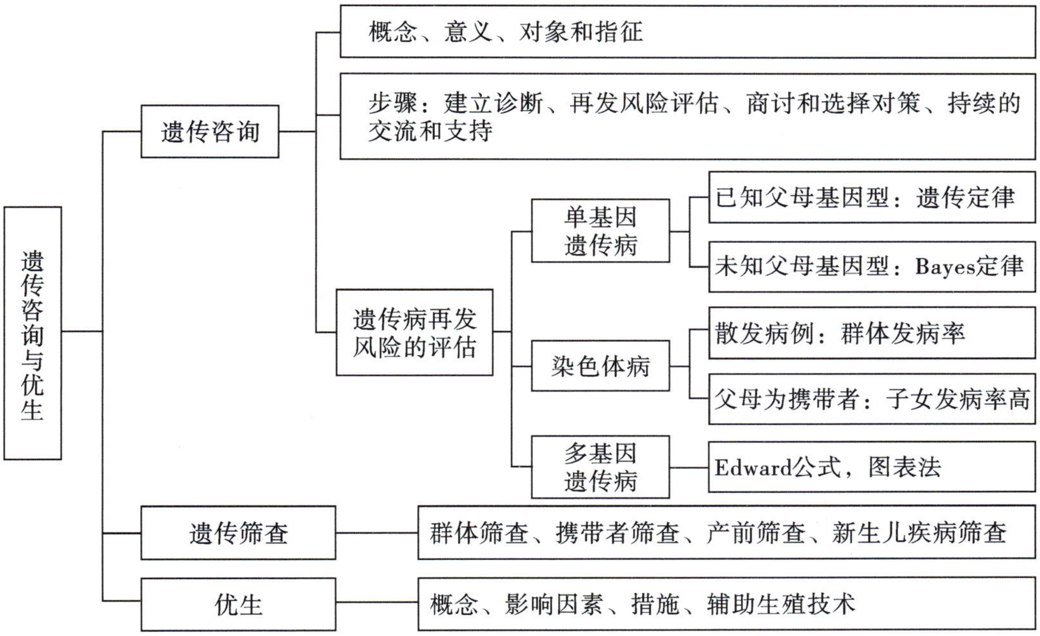

问题分析与能力提升

刘某，女，25岁，现已妊娠9周，她的丈夫听说产前筛查可防止唐氏综合征患儿的出生，要求刘某去医院做产前筛查。刘某从书上了解到高龄孕妇生出唐氏综合征患儿的风险较高，认为自己年轻，同时，又担心产前筛查会对胎儿造成影响，不愿接受产前筛查。

问题：①刘某需要做产前筛查吗？②产前筛查是否会对胎儿造成影响？③刘某产前筛查结果为唐氏综合征高风险孕妇，是否立即建议终止妊娠？

同步练习

一、单项选择题

1. 在遗传病的预防工作中最有意义的是(　　)

A. 产前诊断　　B. 症状前诊断　　C. 现症患者诊断
D. 基因诊断　　E. 临床诊断

2. 一些危害严重、致残的遗传病，目前尚无有效疗法，也不能进行产前诊断，再次生育时再发风险很高，宜采取的对策是(　　)

A. 不再生育　　B. 产前诊断　　C. 冒险再次生育
D. 人工授精　　E. 借卵怀胎

3. 下列需要进行遗传咨询的是(　　)

A. 亲属中有生过先天畸形的待婚青年　　B. 得过肝炎的夫妇
C. 父母中有残疾的待婚青年　　D. 得过乙型脑炎的夫妇
E. 得过流行性感冒的夫妇

4. 研究防止出生缺陷，改善人类素质的科学是(　　)

A. 生物学　　B. 遗传学　　C. 进化论
D. 优生学　　E. 临床医学

5. 下列属于正优生学措施的是(　　)

A. 婚前检查　　B. 孕产期保健　　C. 试管婴儿
D. 选择性流产　　E. 遗传咨询

二、简答题

1. 遗传咨询的对象有哪些？遗传咨询程序是什么？
2. 影响优生的环境因素有哪些？具体是如何影响？

（南阳医学高等专科学校　李　旻）

实　验

实验一　有丝分裂的观察

【实验目的】

1. 学会　动植物细胞有丝分裂装片的制作。

2. 掌握　动植物细胞有丝分裂过程和各期动态特点。

【实验原理】

有丝分裂是动植物细胞增殖的主要方式，通过有丝分裂，细胞核内的遗传物质以染色体的形式准确地复制，并规律地均匀分配到 2 个子细胞中去，使子细胞的遗传物质组分与母细胞完全一致。有丝分裂对生物的生长发育和保持生物种属稳定性意义重大。

高等植物（常选用洋葱、大蒜、小麦等）细胞有丝分裂主要发生在根尖、幼叶等部位的分生组织；其中根尖取材容易，制片和观察方便，是经典的研究有丝分裂的素材（实验图 1-1）。通过对根尖的培养、预处理、固定、制片、染色、镜检，可观察到大量处于有丝分裂各个时期的典型细胞，能很好地展示细胞有丝分裂各期形态特征和动态变化。

高等动物胚胎期不同阶段可取绒毛细胞直接制片、羊水脱落细胞经短期培养后制片；出生后多用骨髓直接制片（短期培养效果尤佳）；成人选用外周血淋巴细胞培养法更加便捷。

【实验器材和试剂】

1. 器材　超净工作台、冰箱、隔水式恒温培养箱、恒温水浴箱、带照相装置的显微镜、分析天平（1/10 000）、电子天平、扭力天平、水平式离心机、定时钟、电炉、温度计、剪刀、镊子、手术刀、10 mL 细胞培养瓶、10 mL 锥形刻度离心管、玻璃试管、玻璃滴管、试管架、注射器、量筒、量杯、烧杯、三角烧瓶、漏斗、培养皿、滴瓶、酒精灯、载玻片、盖玻片、染色缸、滤纸、标签纸、胶水等。

2. 试剂　无水乙醇、95% 乙醇、70% 乙醇、45% 乙醇、冰醋酸、45% 醋酸钠、氯化钾、甲醇、地衣红染液、4% 吉姆萨染液、pH 6.8 磷酸盐缓冲液、三蒸馏水、秋水仙胺、1 mol/L 盐酸、卡诺液等。

笔记栏

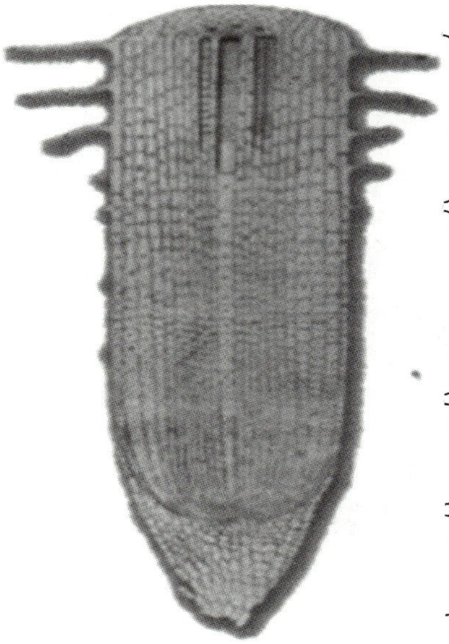

实验图 1-1　植物根尖纵切面结构

3. 实验材料　未经辐照处理的大蒜或洋葱、小白鼠、人类外周血。

【实验步骤】

以洋葱根尖细胞为例。

1. 预处理　剪下部分根尖进行有效的预处理，以改变细胞质的黏度，抑制、破坏纺锤丝的形成，缩短分散染色体；便于细致观察有丝分裂中染色体的形态和准确计数。对检材的预处理包括低温预处理和药物预处理两种方法。

（1）低温预处理　将取下的根尖浸入盛有三蒸水的烧杯内，置 4 ℃冰箱 24 h。此法处理对染色体基本无破坏，单体缩短均匀，效果良好，简便易行。

（2）药物预处理　常用 0.05%～0.2% 的秋水仙胺溶液室温下预处理 2～4 h。秋水仙胺溶液对纺锤体抑制效果明显，容易获得较多中期分裂象细胞，染色体收缩平直，是研究染色体形态结构和计数最常用的方法。

2. 固定　在设定条件下用特定的化学药剂对检材进行特殊处理，使化学药剂迅速渗入组织和细胞内将之瞬间杀死；使组织细胞的形态结构和所有组成成分尽可能保持在其生活时的状态和位置；增加组织中的各种物质对染料产生不同的亲和力和折光率，便于染色、观察。固定时，先将预处理过的根尖用三蒸水冲洗两遍，每遍 3 min，随即放置于 4～15 ℃卡诺液中固定 24 h，用 70% 乙醇冲洗两次后转入 70% 乙醇中备用（密封 4 ℃冰箱可保存 60 d）。使用前换新鲜固定液再处理 5 min。

3. 解离　为使分生组织细胞间的果胶成分分解、细胞壁软化或达到部分分解，使细胞和染色体容易分散，常用 1 mol/L 盐酸进行处理，这种方法又称为酸解。酸解时，将根尖从固定液中取出，用三蒸水漂洗两遍，然后放入经 60 ℃水浴箱预热的 1 mol/L 盐酸中，60 ℃恒温条件下解离 10～15 min，根尖呈米黄色透明状态时取出，三蒸水漂洗 3 遍。

4. 低渗　低渗的目的是使细胞适度膨胀，有利于染色体铺平，便于观察。低渗时，将解离后的根尖用三蒸水漂洗后，换新的三蒸水浸泡约 10 min。低渗后移入 70% 乙醇待用。

5. 染色　根尖细胞常用染色方法有醋酸地衣红染色、醋酸洋红染色、铁明矾-苏木精染色等，其中铁明矾-苏木精染色法对植物细胞染色体着色较深，分色清晰，不易褪色，有利于制片长期保存，但耗时太长。醋酸洋红染色着色不强，分色效果也不理想。醋酸地衣红染色效果介于上述二者之间，耗时较短，故被许多实验室选用。染色前，先把材料从保存液中取出充分洗净后投入 45% 醋酸中处理片刻，以消除乙醇对染色的不良影响。染色时，将根尖置于一玻璃试管中，加入含盐酸的 2% 地衣红染液浸没根尖，在酒精灯上加热 3 ~ 5 s，静置 30 ~ 40 min，取出根尖置载玻片上，加一滴不含盐酸的 1% 醋酸地衣红染液进行压片制作。

6. 压片　将染好的根尖置于清洁载玻片中间部位，用手术刀将根尖分生组织切下并尽可能切碎，加盖玻片于组织上，盖玻片上覆以吸水纸，左手固定载玻片，右手拇指从吸水纸上面垂直按压根尖组织部位，压力要适当，避免移动盖玻片，使细胞均匀分散平铺在玻片上，从盖玻片的一侧用吸水纸吸去多余染液即可。

7. 镜检　制片完成后先在低倍镜下浏览观察，了解有丝分裂过程中不同时期细胞在制片当中的分布位置，转换高倍镜和油镜仔细观察不同分裂时期的典型细胞，重点关注细胞核、染色体、纺锤体等的动态变化。

【实验作业】

1. 制作一张合格的有丝分裂玻片。

2. 绘制一张洋葱根尖细胞有丝分裂间期、前期、中期、后期、末期示意图。

实验二　人类染色体非显带核型分析

【实验目的】

1. 学会　人类外周血淋巴细胞培养及染色体标本制备技术。

2. 掌握　人类染色体的数目、形态特征和分组方法。

3. 掌握　正常人体细胞染色体非显带核型的分析方法。

【实验原理】

人体内天然具有有丝分裂能力的细胞，或者经过体外人工培养能旺盛分裂的细胞，都能用来进行细胞遗传学研究；选择合适的材料、制备合格的染色体标本进行核型分析是遗传研究的基础工作。常用的材料包括外周血淋巴细胞、骨髓细胞、羊水脱落细胞、绒毛细胞及胸腔积液、腹腔积液的脱落细胞等，其中外周血淋巴细胞取材容易、操作方便、痛苦小、成功率高，是优良的遗传学研究材料。

正常情况下，淋巴细胞在体内外都是不分裂的。体外培养时，在培养基中加入一定量的植物血凝素（phytohemagglutinin，PHA），PHA 能刺激小淋巴细胞转化为淋巴母细胞而进行有丝分裂。短期培养并用秋水仙胺适时阻断，可使大量分裂细胞停滞于中期，获得满意的中期有丝分裂象，制备合格的染色体标本用于遗传学分析研究。

笔记栏

【实验器材和试剂】

1. 器材　超净工作台、冰箱、隔水式恒温培养箱、恒温水浴箱、带照相装置的显微镜、分析天平(1/10 000)、电子天平、扭力天平、水平式离心机、定时钟、温度计、10 mL细胞培养瓶、10 mL锥形刻度离心管、玻璃吸管、试管架、注射器、量筒、量杯、烧杯、酒精灯、载玻片、染色缸、滤纸、标签纸等、小剪刀、小镊子、胶水等。

2. 试剂　RPMI-1640 培养基(含 10%~20% 小牛血清、青链霉素各 100 U/mL)、肝素、PHA、秋水仙胺、pH 6.8 磷酸盐缓冲液、0.075 mol/L 氯化钾溶液、冰醋酸、甲醇、吉姆萨染液等。

3. 实验材料　人静脉血。

【实验步骤】

染色体标本制备

1. 采血　以 5 mL 无菌注射器抽取肝素(500 U/mL)约 0.2 mL,抽动针栓使肝素湿润针筒至 3 mL 刻度处,然后将多余肝素推出。常规消毒,抽取静脉血 2 mL,转动注射器使血液与肝素充分混匀。

2. 接种和培养　在超净工作台上严格消毒并在酒精灯火焰上方:把 RPMI-1640 培养基(含 10%~20% 小牛血清、青霉素、链霉素各 100 U/mL)5 mL 加入灭菌的 10 mL 细胞培养瓶中;再加入 PHA 溶液 0.2 mL 使培养基内的终浓度达到 200 mg/L;注射器针头过火焰将抗凝血注入培养瓶 30~45 滴(0.5~0.6 mL),轻轻摇匀,静置37 ℃隔水式恒温培养箱培养 72 h。

3. 秋水仙胺阻断处理　人类淋巴细胞体外培养时分裂高峰在培养 60~72 h,为了抑制纺锤体的形成,使细胞分裂停滞在中期,并使染色体缩短、铺平变成平直的棒状,培养到 68~70 h,用 1 mL 注射器 5 号针头加入浓度为 5 mg/L 的秋水仙胺溶液 2 滴,在培养液里终浓度为 0.05 mg/L,轻轻摇匀继续培养至 72 h。

4. 制片

(1)收获细胞　取出培养瓶,将培养物摇匀(有贴壁细胞者需用玻璃吸管轻刮剥离)后倾入 10 mL 锥形刻度离心管中,以 1 500 r/min 离心 10 min,弃上清液,管底保留 0.5 mL细胞悬液。

(2)低渗处理　低渗的作用是破坏残留的红细胞,使淋巴细胞膨胀,染色体更易分散。低渗时,往离心管加入预温至 37 ℃的 0.075 mol/L 氯化钾溶液 8 mL,用玻璃吸管轻轻吹打混匀,置 37 ℃恒温水浴箱低渗 20~30 min。

(3)预固定　低渗完成后,加入新鲜配制的 3∶1 固定液(3 份甲醇、1 份冰醋酸)1 mL,混匀,以 1 000 r/min 离心 10 min,弃上清液。

(4)固定　加入固定液 8 mL,用玻璃吸管混匀成细胞悬液,以 1 000 r/min 离心 10 min,弃上清液。如此重复共 3 遍。

(5)制片　最后一次固定弃上清液后观察离心管底部细胞的数量,依细胞多少加入新鲜固定液 0.2~0.4 mL,轻轻混匀成乳白色细胞悬液;立即用吸管吸取细胞悬液从 30~40 cm 高处滴到预先冷冻至 0 ℃的清洁载玻片上,每片 3 滴,滴完立即从载玻片一端吹气帮助细胞散开,紧接着轻快地在酒精灯火焰上经过 3 次,注意勿使固定液干燥甚至烧着,这样在极短时间内冷热交替,有利于细胞“炸开”,使染色体更加分散。

笔记栏

制片在空气中自然晾干(又称为气干)备用。

(6)染色　晾干的制片用吉姆萨染液染色、晾干镜检。

5. 镜检　在低倍镜下挑选有大量分散良好分裂象的制片(实验图2-1),换高倍镜寻找若干个长度适中、分散好、染色体平直、数目为46条的分裂象,记录载物台坐标,用油镜仔细观察、识别、分组、照相(实验图2-2)。

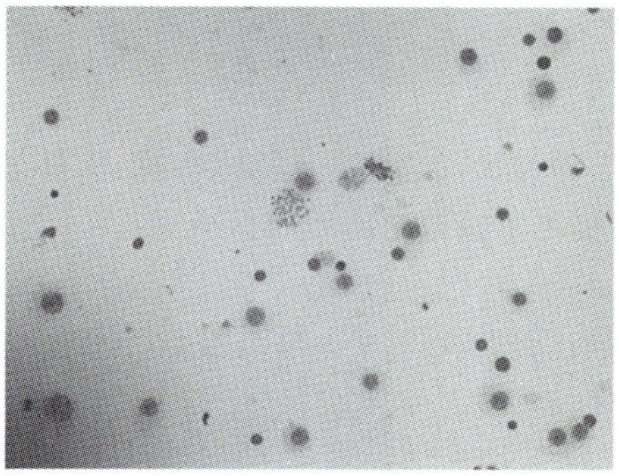

实验图2-1　低倍镜人类染色体制片镜下观(400倍)

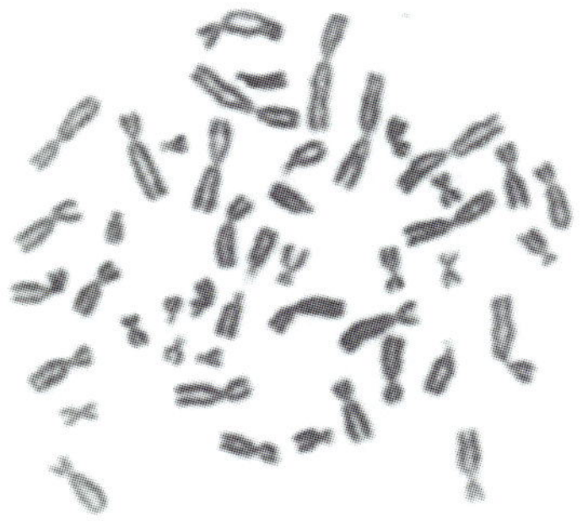

实验图2-2　油镜下正常人体细胞分裂中期非显带染色体(1 600倍)

非显带核型分析

人类非显带染色体核型分析是染色体研究中的一项基本内容。1个体细胞中的全部染色体构成了该细胞的核型。根据1960年丹佛会议提出的标准(主要使用了3个数据:①每条染色体的相对长度——每条染色单体的长度与该细胞22条常染色体加上1条X染色体长度总和之比,用百分数表示。②染色体臂率——染色体长臂长度与短臂长度的比值。③着丝粒指数——染色体短臂长度占该染色体总长度的百分数),把人类分裂中期的染色体按照长度递减顺序和着丝粒位置特点,分为23对7个组(A、B、C、D、E、F、G)。

1. 计数　按照前面记录的载物台坐标在油镜下选取分散良好、染色体不重叠、单体平直的分裂象,仔细观察计数染色体总数,判断染色体数目有无异常。

2. 分组　用吉姆萨染液染色的人类染色体非显带分组特点如下。

(1)A组　包括1~3号3对染色体。

1号染色体:是23对染色体中最大的中央着丝粒染色体。相对长度为8.4%~9.1%,臂率约为1.1,着丝粒指数为48%~49%,长臂有时可见次缢痕。

2号染色体:最大的亚中着丝粒染色体。相对长度为8.0%~8.6%,臂率为1.5~1.6,着丝粒指数为38%~39%。

3号染色体:第二大的中央着丝粒染色体,约比1号短20%,容易与之区别。相对长度为6.8%~7.0%,臂率为1.2,着丝粒指数为46%~48%。

(2)B组　包括4~5号2对染色体。

4号染色体:较大的亚中着丝粒染色体。相对长度为6.0%~6.6%,臂率为2.6~2.9,着丝粒指数为25%~28%。

5号染色体:较大的亚中着丝粒染色体。相对长度为5.7%~6.3%,臂率为2.4~

笔记栏

3.0,着丝粒指数为24%~30%。

(3)C组　包括6~12号7对染色体和X染色体。

6~12号染色体是一组中等大小、亚中着丝粒染色体。其中6、7、8、11号短臂较长,9、10、12号短臂较短,9号长臂常出现次缢痕。非显带的制片上相互之间很难清楚区分,常常依其长度的细微差别排序。X染色体的大小在6号和7号之间。女性细胞有2条X染色体,所以C组有16条染色体;男性细胞中只有1条X染色体,C组为15条染色体。

(4)D组　包括13~15号3对染色体。

13、14、15号均为典型的近端着丝粒染色体,中等大小,短臂上随体常见,随体着色较深,但随体与短臂之间几乎不着色。非显带标本上彼此之间很难区分。

(5)E组　包括16~18号3对染色体。

16号染色体:为中央或近中央着丝粒染色体。臂率为1.4~1.8,着丝粒指数为40%,长臂近着丝粒处常有次缢痕是它的特征性标志。

17号染色体:是亚中着丝粒染色体。臂率为1.8~3.1,着丝粒指数为31%~33%,短臂清楚。

18号染色体:亚中着丝粒染色体,本组最小,短臂很短,臂率为2.4~4.0,着丝粒指数在26%左右。本组3条染色体很容易区分。

(6)F组　包括19、20号2对染色体。

这是2对次小的中央着丝粒染色体,形似"小梅花",很容易与其他组区别,相互之间难以区分。19号相对长度为22%~26%,臂率为1.2~1.8,着丝粒指数为35%~45%。20号相对长度为19%~25%,臂率为1.2~1.3,着丝粒指数为40%~46%。

(7)G组　包括21~22 2对和Y染色体。

本组是最小的近端着丝粒染色体,21、22号短臂可见随体。22号比21号略长略大,缘于临床上很早以前就把先天愚型称作21三体综合征,1971年巴黎会议建议把最小的1对命名为21号,把稍大的1对命名为22号。

Y染色体比21、22号稍大,无随体,长短臂之间着丝粒不明显,吉姆萨染色比所有染色体着色都深,镜下观察异常突出。

3.判别性别　非显带染色体核型判别性别有两种方法。第一,从C组染色体的数目判断:女性细胞有2条X染色体,所以C组有16条染色体;男性细胞中只有1条X染色体,C组为15条染色体。第二,从G组染色体的数目判断:Y染色体属于G组,如果G组有5条染色体判为男性,G组有4条判为女性。

4.剪贴配对　把照片或者实验图2-3上的染色体轮廓逐一剪下,按照上述的染色体分组特征进行配对。

5.粘贴　将剪下配对的同源染色体按照短臂朝上、长臂朝下、着丝粒在一条直线上的要求,依次顺序粘贴在"人类非显带染色体核型分析报告表"上。

6.分析结果　分析该核型是否存在染色体数目异常;鉴别该核型是男性核型还是女性核型;写上核型。

【实验作业】

完成人类非显带染色体核型分析报告表。

笔记栏

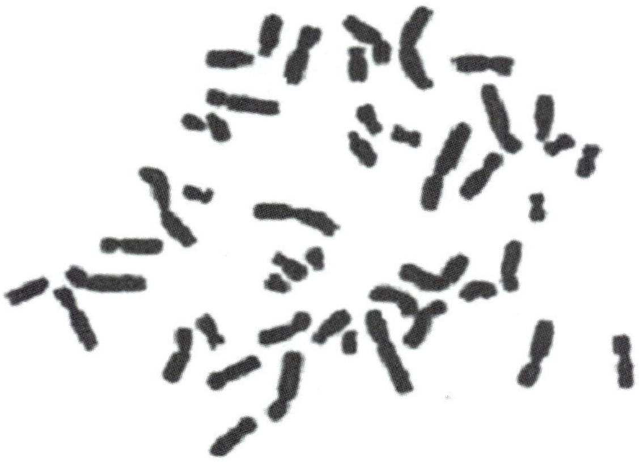

实验图 2-3　正常人体非显带染色体（供剪贴用）

人类非显带染色体核型分析报告

核型描述：

姓名
班级
学号

1　2　3　4　5

A 组　B 组

6　7　8　9　10　11　12

C 组

13　14　15　16　17　18

D 组　E 组

19　20　21　22　XX(XY)

F 组　G 组　性染色体

日　期：　　年　　月　　日

笔记栏

实验三 X染色质标本的制备和观察

【实验目的】

1. 学会 X染色质标本的制备方法;识别人类间期细胞X染色质的位置、数目和形态特征。

2. 了解 X染色质检查的临床意义。

【实验原理】

X染色质是出现在正常女性间期体细胞核膜边缘的1个可被碱性染料深染的颗粒状小体。是由女性细胞2条X染色体中的1条在间期“失活”并发生异固缩形成的,又称为X小体或者巴氏小体。X染色质的数目是X染色体的数目减1。正常女性有2条X染色体,所以可查出1个X染色质;如果具有3条X染色体的不正常女性,则可查出2个X染色质;正常男性只有1条X染色体,不发生异固缩,没有X染色质;性染色体为XXY核型的男性也可以查到1个X染色质。因此,根据X染色质的有无和数目来鉴定胎儿性别和性别畸形。

【实验器材和试剂】

1. 器材 显微镜、离心机、锥形玻璃离心管、恒温水浴箱、玻璃吸管、玻璃培养皿、小烧杯、小量筒、压舌板、牙签、注射器等。

2. 试剂 生理盐水、甲醇、冰醋酸、乙醇、乙醚、盐酸(5 mol/L)、硫堇染液、二甲苯、蒸馏水、中性树胶等。

3. 实验材料 女性口腔黏膜细胞、孕妇羊水脱落细胞。

【实验步骤】

1. 取材

(1)口腔黏膜细胞 让受检者刷牙、漱口数次,尽可能除去口腔内的细菌、杂物等,用灭菌竹质压舌板从口腔颊部刮取黏膜细胞2~3次,第一次刮取的细胞多为退化衰老的表层细胞,应弃去。第二次和第三次刮取的细胞相对比较饱满,可直接涂片或装入盛有生理盐水的离心管内待用。

(2)羊水脱落细胞 对需要做产前诊断的孕妇,按照妇科常规穿刺抽取羊水15 mL,置离心管内备检。

2. 固定、制片

(1)直接涂片的标本 涂片气干后滴加1∶1固定液(95%乙醇、乙醚各1份)覆盖细胞,放置于玻璃培养皿加盖固定1 h后空气干燥。

(2)置于离心管的检材(羊水脱落细胞、口腔黏膜细胞) 先以2 000 r/min离心15 min,弃上清液,加入3∶1固定液,混匀放入37 ℃恒温水浴箱固定30 min,再以1 000 r/min离心10 min后,弃上清液,加入新鲜固定液0.5 mL,混匀后制成细胞悬液滴片气干待检。

笔记栏

3. 染色

(1)把气干的制片放入蒸馏水中漂洗 3 min。

(2)用 5 mol/L 的盐酸水解 10 min。

(3)蒸馏水漂洗 3 遍,每遍 2 min。

(4)制片置于硫堇染液浸染 30 min。

(5)蒸馏水漂洗后气干。

(6)50% 乙醇漂洗 1 min。

(7)70% 乙醇分色 30 s。

(8)95% 乙醇、无水乙醇各脱水 2 min。

(9)二甲苯Ⅰ、二甲苯Ⅱ各透明 2 min。

(10)趁二甲苯未干,滴加中性树胶,以洁净盖玻片封片。

4. 镜检　低倍镜下挑选孤立、饱满、无核固缩、核膜完整、背景清洁、着色良好的细胞 100 个,记录载物台坐标。换油镜仔细观察:位于核膜内侧缘、唯一的、浓染的、轮廓清晰的、直径约 1 μm 的圆形、三角形、馒头形或扁平形小体即为 X 染色质,统计含有 X 染色质的细胞所占百分率。正常值:女性>40%,男性<10%。正常女性体细胞 X 染色质见实验图 3-1。

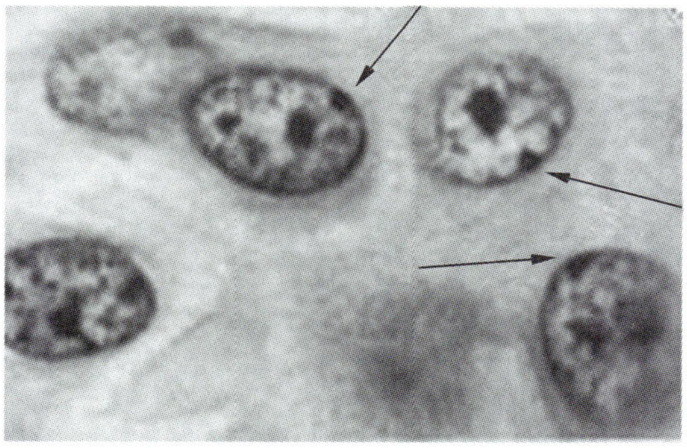

实验图 3-1　正常女性体细胞 X 染色质(1 600 倍)

【实验作业】

1. 绘制 2 ~ 3 个 X 染色质阳性的口腔黏膜细胞,标注 X 染色质的部位。

2. 镜检 100 个女性细胞,计算 X 染色质的百分率。

实验四　人类正常皮肤纹理的观察和分析

【实验目的】

1. 掌握　人类常见皮肤纹理类型。

2. 熟悉　人类皮肤纹理分析的一般方法。

3. 熟悉　常见异常皮肤纹理与某些遗传病的关系。

笔记栏

【实验原理】

人类的皮肤由表皮和真皮构成,真皮乳头向表皮突起,形成许多排列规律的乳头线,汗腺开口其上称嵴纹、嵴线或皮嵴;嵴纹间凹陷的部分称沟,由这些皮嵴和沟在皮肤上形成的凸凹相间的结构称皮肤纹理。某些特殊部位如掌(跖)、指(趾)表面的皮肤纹理与某些先天性疾病和遗传病有一定的内在联系;观察分析这些皮肤纹理,可以辅助诊断某些遗传病,这种方法也广泛应用于人类学和法医学研究。指、掌纹见实验图 4-1。

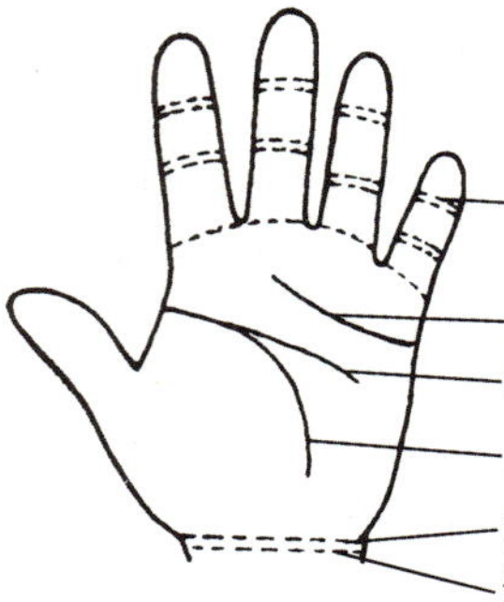

实验图 4-1　指、掌纹

【实验器材和材料】

1. 实验器材　放大镜、直尺、量角器、铅笔、搪瓷盘、海绵垫、白纸、印油等。

2. 实验材料　实验者双手。

【实验步骤】

1. 初步观察皮纹　借助放大镜仔细观察双掌、十指皮肤纹理有无异常;印取皮纹时对有伤病和瘢痕的掌、指应注明。

2. 印取皮纹

(1)先在白纸顶部填写被检查者姓名、性别、年龄、民族等信息。

(2)再将白纸平铺在光滑的桌面上。把适量印油倒在置于搪瓷盘内的海绵垫上,涂抹均匀。

(3)受检者洗净晾干双手后轻轻按压在海绵垫上,使掌、指、腕均匀粘取印油。印取时先将掌腕线轻放在白纸上,依次从后向前放下掌、指根、指干、指尖,手指自然分开,适当轻压手背、掌心和指根部位,使印痕清晰。抬起时先将指尖翘起,然后是手掌和掌腕。

(4)把印好的左、右掌纹纸放在桌边,再把十指指尖皮纹分别顺序印在相应的掌印下方。

3. 皮纹分析

(1)指纹的类型　指尖腹面的纹理称为指纹。根据纹理走向和三叉点的数目将指纹分为弓形纹、箕形纹和斗形纹 3 种类型,如实验图 4-2 所示。

1)弓形纹:是最简单的指纹形式,纹线从一侧至另一侧,呈弓形,没有中心点和三叉点。依其弓形嵴线的弯度分为简弓和帐弓 2 个类型。

笔记栏

2）箕形纹：俗称簸箕，其纹线从指尖一侧发出，斜向上弯曲后再回归起始侧，形似簸箕状。此型有 1 个三叉点，根据箕口朝向不同分为两种：箕口朝向尺侧的称尺箕或正箕；箕口朝向桡侧的称桡箕或反箕。

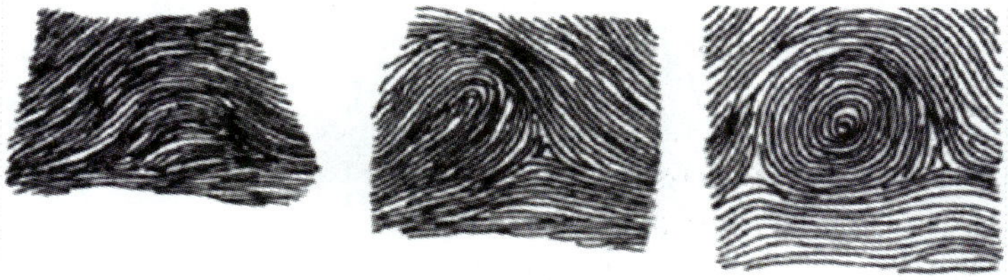

弓形纹　　箕形纹　　斗形纹

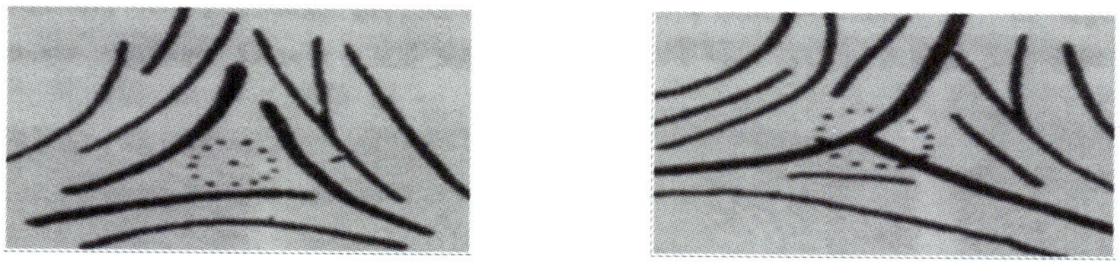

中心点　　三叉点

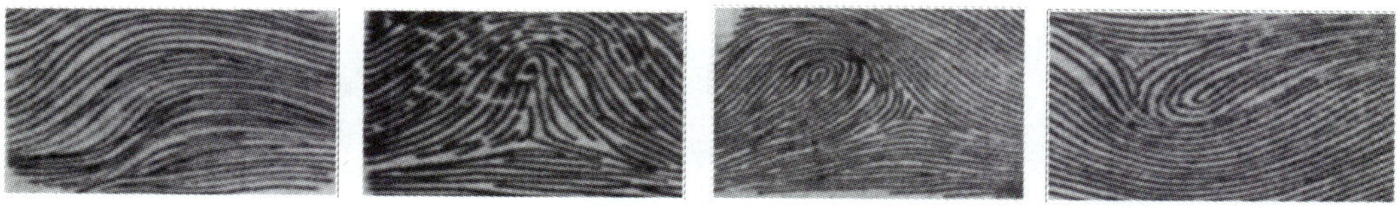

简弓　　帐弓　　尺箕　　桡箕

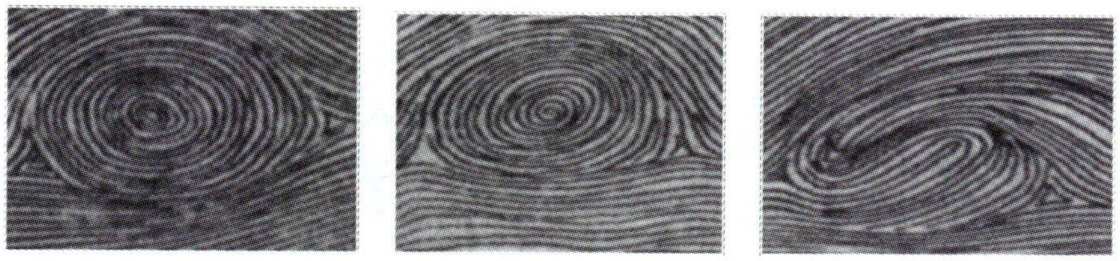

环形斗　　螺形斗　　绞形斗（双箕斗）

实验图 4-2　正常人体指纹

3）斗形纹：纹线多呈同心圆状或螺纹状，整体呈多态性。共同特点是具有 2 个或 2 个以上的三叉点，按照其形状和纹线走向分为环形斗、螺形斗、绞形斗和囊形斗。

（2）指嵴纹计数　弓形纹没有纹心和三叉点，计数为零。箕形纹和斗形纹的计数是从指纹中心到三叉点的中心用铅笔连一条直线，计算直线通过的嵴纹数目（起、止点处的纹线不计算在内）。斗形纹有 2 个三叉点，须从 2 个三叉点分别与指纹中心连线，各自计数，计算指嵴纹总数时取其数值大者。绞形斗计数时，先分别计算 2 个纹心与各自三叉点连线的嵴纹数，再计算 2 个纹心连线所通过的嵴纹数，三数之和除以 2，即为该指纹的嵴纹数（实验图 4-3）。

（3）指嵴纹总数　10 个手指指嵴纹数目之和即指嵴纹总数。我国男性平均值为 148 条，女性平均值为 138 条。

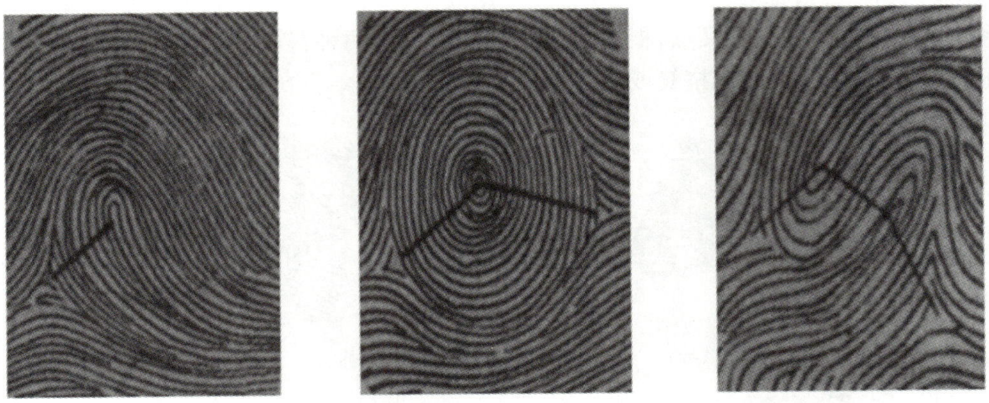

箕形纹　　　　斗形纹　　　　绞形斗（双箕斗）

实验图 4-3　指嵴纹计数

(4)掌纹的观察

1)掌纹的构型:包括 3 个构型区。

大鱼际区:位于拇指下方,沿拇指基部微微弯曲,无实际纹嵴线。

小鱼际区:位于小指下方,有少许纹嵴线。

指间区:从拇指到小指的指根部间的 4 个区域。在示指、中指、无名指和小指根部的掌面上各有 1 个三叉点,称指三叉点,分别以 a、b、c、d 表示,又称为指三角。由指三角发出的掌纹线相应地分别称为 A、B、C、D 线(实验图 4-4)。

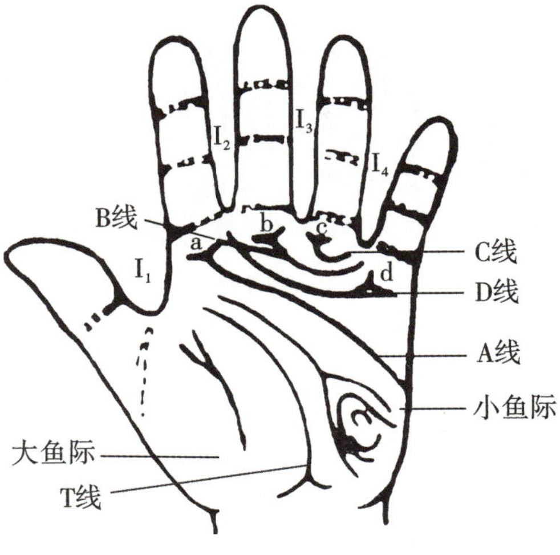

实验图 4-4　正常人体掌纹

2)a-b 嵴线计数:计数 a、b 2 个三叉点连线上通过的嵴纹数。我国男女平均值为 38.05。

3)atd 角的测量:手掌大、小鱼际之间靠近腕部,有 1 个三叉点称轴三叉或 t 三叉(实验图 4-5 左图)。从三叉点 a 和 d 的顶点分别画线与 t 三叉的顶点相连,构成的夹角即为 atd 角。用量角器测量其角度并记录。我国正常人 atd 角为 45°~50°。

笔记栏

4）t 距比的测量：为避免因年龄增长造成的皮肤萎缩导致 atd 角度测量产生误差，常用 t 距比来表示 t 三叉点的准确位置。t 距比是指由 t 三叉点顶点到远端腕关节第一个褶纹的距离占掌距的百分比。掌距是指中指掌面基部褶纹线至远端腕关节褶纹线的距离（实验图 4–5 右图）。计算方法：t 距比 = t 距/掌距×100%。我国正常人 t 距比为 14% 左右。

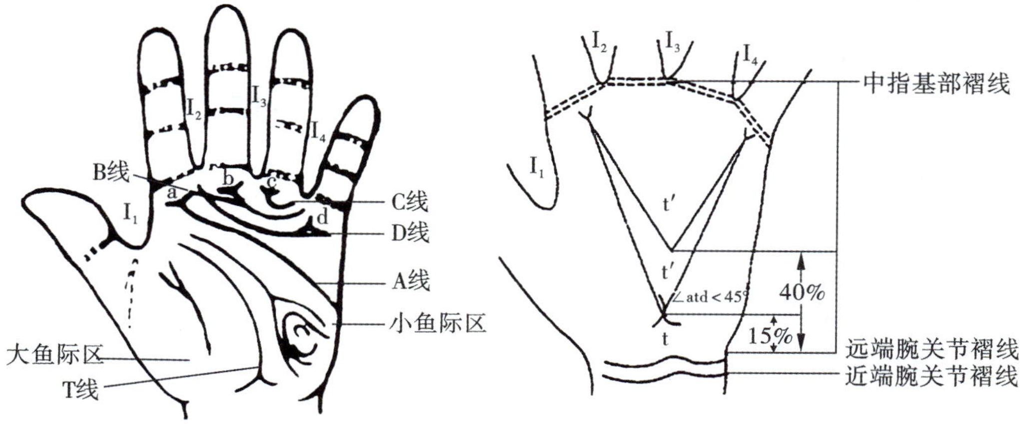

实验图 4–5　atd 角及 t 距、掌距

（5）指褶纹和掌褶纹的观察　指褶纹和掌褶纹是掌、指关节弯曲时显示的皱褶纹理，严格来讲不属于皮肤纹理，但某些遗传病患者的褶纹特别是掌褶纹会出现一些特征性的改变，故把掌褶纹列入皮纹分析的范畴。掌褶纹的类型主要有以下 5 种。

1）普通型：为正常人的掌褶纹，主要由 3 条褶纹构成：远侧横褶纹、近侧横褶纹和大鱼际横褶纹（实验图 4–6）。

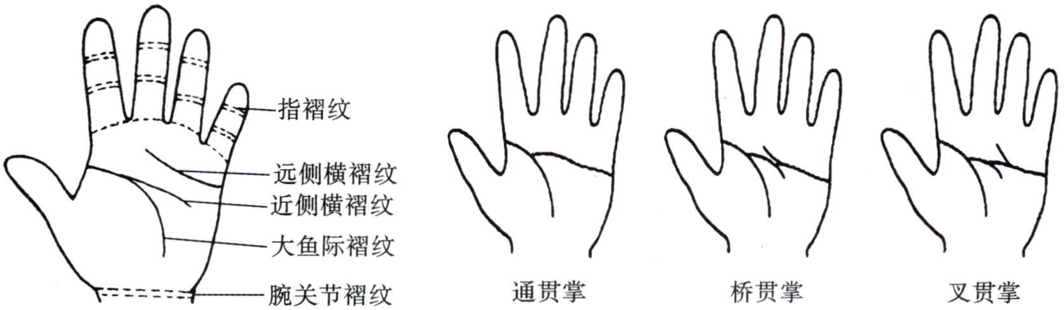

实验图 4–6　指褶纹、掌褶纹类型

2）通贯掌：又称为猿线，特点是远侧横褶纹与近侧横褶纹融合成一条直线横贯全掌（实验图 4–6）。

3）过渡Ⅰ型：又称为桥贯掌，特点是远侧横褶纹和近侧横褶纹未直接贯通，中间借助 1 个短褶纹连接（实验图 4–6）。

4）过渡Ⅱ型：又称为叉贯掌，特点是贯穿全掌的褶纹在掌中部发出 2 个小分叉（实验图 4–6）。

笔记栏

5)悉尼掌:近侧横褶纹贯穿全掌,远侧横褶纹走向正常。因多见于澳大利亚正常悉尼人群,故名悉尼掌。

【实验作业】

1. 观察自己的指纹、掌纹、掌褶纹类型。

2. 计算自己的指嵴纹总数。

3. 测量双手的 atd 角。

实验五　遗传咨询与系谱分析

【实验目的】

1. 掌握　遗传咨询的内容、过程和步骤。

2. 掌握　系谱分析的一般方法。

3. 熟悉　遗传病再发风险的评估方法。

【实验原理】

遗传病是遗传物质发生改变所引起的疾病,其特点是病种繁多、发病率高、不能治愈、可传递给后代;是一类严重危害人们身体健康的常见病、多发病。临床上主要通过遗传咨询和必要的实验检查确定某病是否属于遗传病;系谱分析能明确致病等位基因的显隐关系和非等位基因之间的重组关系及疾病和性别的连锁关系,从而确定该病的遗传方式,对遗传病的诊治和预防具有指导意义。

【实验步骤】

1. 询问咨询者的家族史　调查询问要尽可能详细周全,询问三代以上家族成员的患病情况、婚育情况、子女健康状况等。在询问调查的基础上做必要的体格检查、专科检查和特异性的实验室检查(如染色体分析、基因筛查等),以确定是否属于遗传病。特别注意区分一些与遗传因素无关而与遗传病症状相似的疾病,如产伤和后天因素引起的智力低下、脑瘫等。

2. 绘制咨询者家族系谱　本着“多代、全员”的原则询问情况,绘制尽可能详尽的家族系谱,以求分析结果准确可信。

3. 分析系谱　认真分析系谱特点,判断该遗传病的遗传方式和遗传规律;确定家系中每个成员的基因型,根据基因型初步判断后代的发病风险;对咨询者的诊、治、婚、育做出科学指导。

【实验作业】

写出以下 5 个系谱的遗传方式。

笔记栏

1. 下面系谱的遗传方式是(　　)。

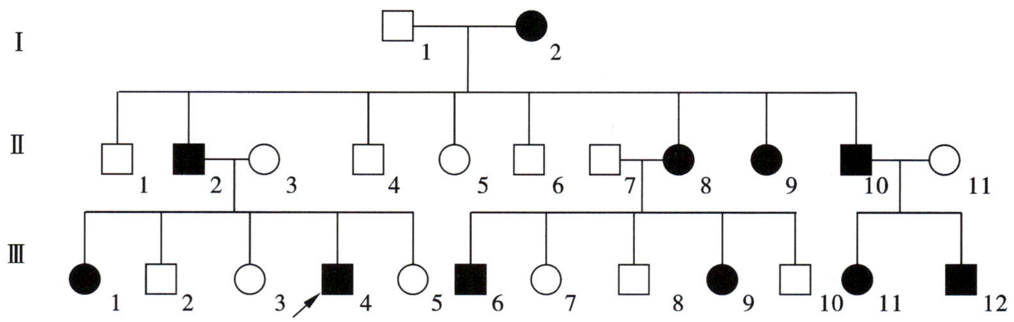

系谱一

2. 下面系谱的遗传方式是(　　)。

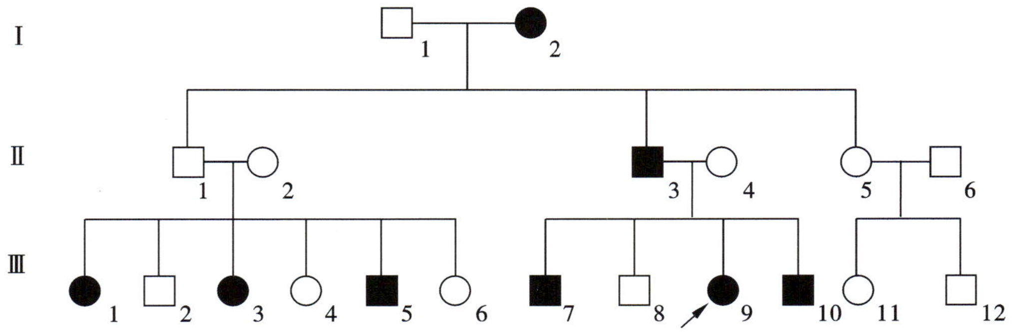

系谱二

3. 下面系谱的遗传方式是(　　)。

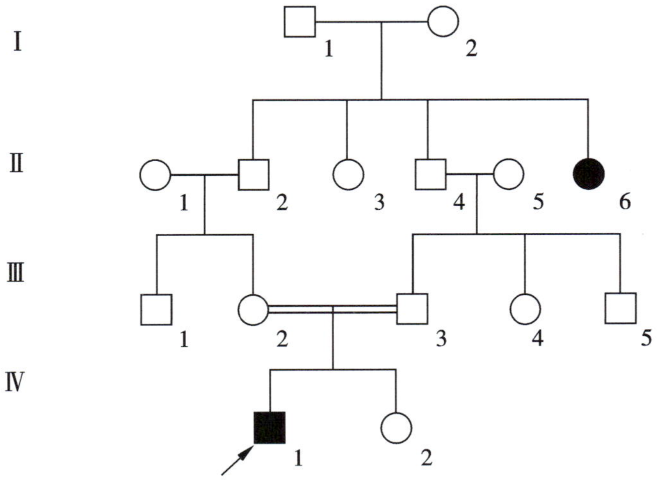

系谱三

笔记栏

4. 下面系谱的遗传方式是(　　)。

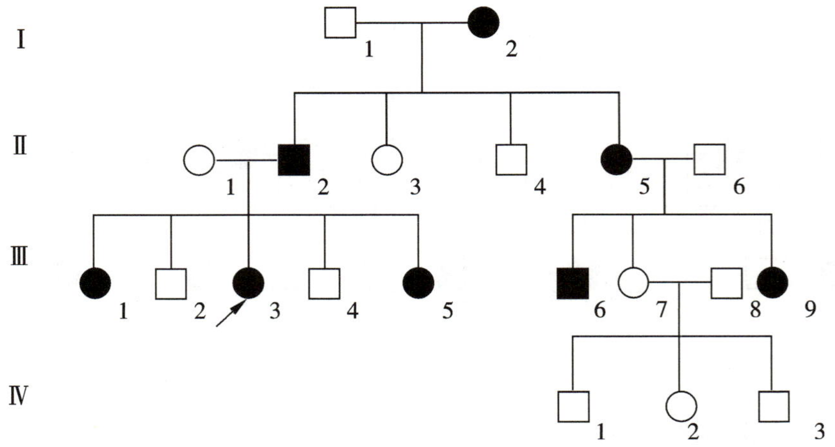

系谱四

5. 下面系谱的遗传方式是(　　)。

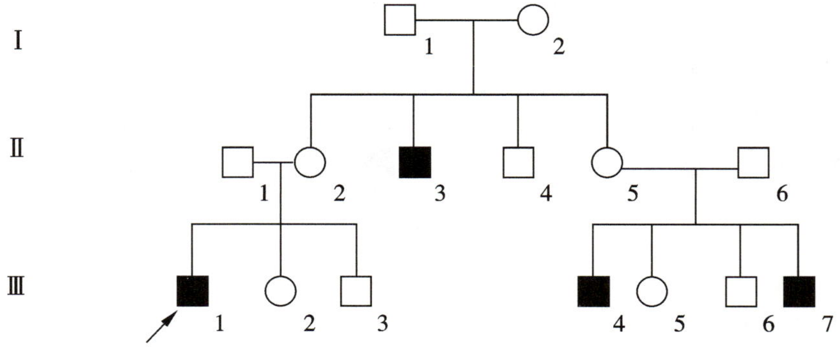

系谱五

（河南护理职业学院　冯志超）

附　录

常用溶液的配制

1. 卡诺液　无水乙醇 3 份，冰醋酸 1 份，二者混合。

2. 1 mol/L 盐酸　取浓盐酸（密度 1.19）82.5 mL，用蒸馏水定容至 1 000 mL。

3. 2% 枸橼酸钠　称取枸橼酸钠 2.0 g，加入蒸馏水至 100 mL。

4. 0.075 mol/L 氯化钾　准确称取氯化钾 5.6 g，加入蒸馏水至 1 000 mL。

5. pH 6.8 磷酸盐缓冲液　称取 KH_2PO_4 3 g、Na_2HPO_4 2 g，加入蒸馏水 500 mL。

6. PHA 工作液　取安瓿装粉剂 PHA 1 支（10 mg），溶于 2 mL 无菌生理盐水，使用时每 5 mL 培养基加入 0.2 ~0.3 mL。

7. 肝素工作液　取安瓿装肝素注射液 1 支（12 500 U），用无菌生理盐水稀释，使用时每支注射器抽取 0.2 mL。

8. 秋水仙胺工作液　准确称取秋水仙胺粉 5 mg，溶于 100 mL 生理盐水中，即为 50 mg/L 的原液，使用时再用生理盐水稀释 10 倍即为工作液，每 5 mL 培养基用 5 号针头滴加 2 滴。

9. 地衣红染液　购买商品装。

10. 吉姆萨染液　购买商品装。

11. RPMI-1640 培养基　购买商品装。

单项选择题参考答案

绪论:1. A　2. A　3. C　4. D　5. A
第一章:1. A　2. A　3. D　4. A　5. B　6. B　7. E　8. C　9. C　10. B
第二章:1. E　2. D　3. B　4. C
第三章:1. D　2. D　3. C　4. B　5. D　6. A　7. A　8. B　9. B　10. D
第四章:1. B　2. A　3. D　4. C　5. B　6. D　7. E　8. B　9. C　10. A
第五章:1. C　2. C　3. A　4. C　5. A
第六章:1. B　2. A　3. A　4. B　5. C　6. B　7. B　8. D　9. D　10. B
第七章:1. A　2. A　3. A
第八章:1. A　2. C
第九章:1. A　2. B　3. C
第十章:1. A　2. B　3. B　4. D　5. C
第十一章:1. E　2. A　3. C　4. C　5. D　6. E　7. A　8. D
第十二章:1. A　2. C　3. D　4. A　5. E　6. A
第十三章:1. A　2. B　3. E　4. C　5. A　6. C
第十四章:1. B　2. D　3. B　4. B　5. C
第十五章:1. A　2. A　3. A　4. D　5. C

参考文献

[1]田廷科. 医学遗传学[M]. 北京:科学技术文献出版社,2017.

[2]王培林,傅松滨. 医学遗传学[M]. 4 版. 北京:科学出版社,2016.

[3]李弋,祝继英. 医学遗传学[M]. 西安:第四军医大学出版社,2015.

[4]陈竺. 医学遗传学[M]. 3 版. 北京:人民卫生出版社,2015.

[5]王敬红,代凤兰. 医学遗传学[M]. 北京:化学工业出版社,2014.

[6]王洪波,张明亮. 细胞学和医学遗传学[M]. 北京:人民卫生出版社,2014.

[7]杨保胜,李刚. 医学遗传学[M]. 北京:高等教育出版社,2014.

[8]杜传书. 医学遗传学[M]. 3 版. 北京:人民卫生出版社,2014.

[9]胡华麟. 医学遗传学[M]. 苏州:苏州大学出版社,2014.

[10]边旭明. 胎儿遗传性疾病[M]. 北京:人民卫生出版社,2014.

[11]杨保胜. 医学遗传学[M]. 北京:人民军医出版社,2013.

[12]陈金中,汪旭,薛京伦. 医学分子遗传学[M]. 4 版. 北京:科学出版社,2013.

[13]左伋. 医学遗传学[M]. 6 版. 北京:人民卫生出版社,2013.

[14]贺林,马端,段涛. 临床遗传学[M]. 上海:上海科学技术出版社,2013.

[15]杨保胜. 遗传病分子生物学[M]. 北京:科学出版社,2012.

[16]高江原,贲亚丽. 医学遗传与优生[M]. 北京:人民军医出版社,2012.

[17]税青林. 医学遗传学(案例版)[M]. 2 版. 北京:科学出版社,2012.

[18]KLUG W S, CUMMINGS M R, SPENCER C A, et al. Essential of genetics[M]. London: Pearson Education Limited, 2016.

[19]HARTL D L. Essential genetics and genomics[M]. Seventh edition. Burlington: Jones & Bartlett Learning, LLC, 2018.

[20]JORDE L B, CAREY J C, BAMSHAD M J. Medical genetics[M]. Fifth edition. Philadelphia: Elsevier, Inc, 2016.

[21]SCHAEFER G B, THOMPSON J N. Medical genetics[M]. New York: McGraw-Hill Education, 2014.

学习的记忆

小事拾遗：

学习感想：

学习的过程是知识积累的过程，也是提升能力、稳步成长的阶梯，大家的注释、理解汇集成无限的缘分、友情和牵挂，请简单手记这一过程中的某些“小事”，再回首时定会有所发现、有所感悟！

学习的记忆

姓名：______________

本人于20____年____月至20____年____月参加了本课程的学习

此处粘贴照片

任课老师：__________ __________ 班主任：____________

班长或学生干部：__________ __________ __________

我的教室（请手写同学的名字，标记我的座位以及前后左右相邻同学的座位）